DIE
BLUTTRANSFUSION
IN THEORIE UND PRAXIS

VON

DR. MED. HANS WILDEGANS

A. O. PROFESSOR FÜR CHIRURGIE AN DER
UNIVERSITÄT BERLIN · DIREKTOR DES
KREISKRANKENHAUSES IN NOWAWES

MIT 36 ABBILDUNGEN

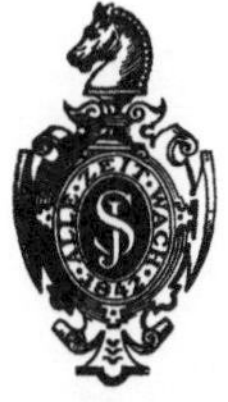

BERLIN
VERLAG VON JULIUS SPRINGER
1933

ISBN 978-3-642-50580-5   ISBN 978-3-642-50890-5 (eBook)
DOI 10.1007/978-3-642-50890-5

Vorwort.

Jeder, der Transfusionen ausführt oder anordnet, bedarf eingehender Kenntnisse und praktischer Erfahrungen.

Die Blutgruppenproben und die Beherrschung der Technik allein reichen nicht aus, um alle Heilfaktoren zu erschöpfen und etwaige Nachteile abzuwenden. Die Auswahl des Spenders ist mit wachsenden Schwierigkeiten verbunden, da manche bedeutsame serologische Fragen aufgetaucht sind und die Lehre von der Hämagglutination und Hämolyse, bzw. den vier Blutgruppen erheblich erweitert haben. Die Indikationen und Kontraindikationen bedürfen einer genauen Abgrenzung, damit die vielfach segensreiche Operation die drohende Gefahr vermeidet, eine Angelegenheit der Mode zu werden. Die Bluttransfusion ist keine Campherspritze. Auch in solchen Krankheitsfällen, wo von Seiten der Blutindividualität keine Bedenken gegen die Ausführung der Blutübertragung bestehen, sind mancherlei Regeln zu beachten.

Das vorliegende Buch ist aus der Praxis entstanden und für die Praxis bestimmt.

Berlin-Nowawes, im März 1933.

H. WILDEGANS.

Inhaltsverzeichnis.

I. Geschichtlicher Rückblick.

Der Gedanke der Blutübertragung findet sich schon in der Sage. Medea verjüngte den greisen Anchises dadurch, daß sie sein altes Blut aus den Halsgefäßen entleerte und ihm dafür jugendliches Blut einverleibte. In Ovids Verwandlungen spricht die Zauberin: Quid nunc dubitatis inertes?

Stringite gladios veteremque haurite crurorem.

Ut repleam vacuas juvenili sanguine venas.

Die lange Zeit gebräuchliche Bezeichnung der Blutübertragung als einer Cura medeana geht auf diese Dichtung zurück. Keilschriften aus Ninive und der Bibel berichten über ähnliche Versuche, Greise durch das Blut Jugendlicher aufzufrischen. In der Geschichte des Altertums und des Mittelalters findet sich jedoch nirgends ein sicherer Hinweis dafür, daß es je zu einer Einspritzung von Blut in die Gefäße eines Menschen gekommen ist. Die vielfach angeführte Krankheitsgeschichte des Papstes Innocens VIII. (gest. 1492), bei dem die erste Blutüberleitung gemacht sein soll, hat sich offenbar so abgespielt, daß man dem Papste das Blut von drei Knaben als Lebenssaft mit dem Erfolge reichte, daß Innocenz seinen Geist aushauchte und die jungen Menschen infolge des großen Blutverlustes ihr Leben um seinetwillen ließen. Nach SCHEEL ist die Transfusion zuerst im Anfang des 17. Jahrhunderts in Schriften von MAGNUS PEGELLIUS (1604, Rostock), ANDREAS LIBAVIUS (1615, Koburg) und JOHANNES COLLE (1628, Padua) erwähnt. Aus den Mitteilungen geht allerdings nicht hervor, ob der Plan der Transfusion wirklich zur Ausführung gekommen ist.

Erst nach der Entdeckung des Blutkreislaufes (WILLIAM HARVEY 1616) konnte der Gedanke der Übertragung von Blut in die Gefäße eines Tieres und des Menschen in die Tat umgesetzt werden. Es ist nicht verwunderlich, daß die Transfusion im Vaterlande HARVEYs geboren wurde, wo dieser operative Eingriff und seine Bezeichnung als Transfusion im Schoße der Gesellschaft der Ärzte und der Royal Society entstand. TH. CLARK und HENSHAW machten die ersten aufsehenerregenden Tierversuche. Die eigentlichen Vorkämpfer der Transfusion sind RICHARD LOWER aus Oxford und JEAN DENYS aus Montpellier. LOWER gelang die erste direkte Transfusion am Tiere. Er leitete das Blut aus der Arteria cervicalis eines Hundes in die Vena jugularis eines anderen. Die Engländer KING und BOYLE setzten die Versuche fort.

Zur Transfusion wurden Federkiele oder Hohlnadeln aus Silber oder Kupfer benutzt. Den Mut, den gewagten Eingriff am Menschen auszuführen, fanden zuerst DENYS und EMMEREZ in Paris, die am 17. Juni 1667 auf den Vorschlag des Chirurgen TARDY die erste direkte Transfusion durch Überleitung aus der Arteria carotis eines Lammes in die Armvene eines Mannes unternahmen. Den Anlaß dazu gab die hochgradige Anämie eines Jünglings von 16 Jahren, dem die Ärzte zur Entziehung des fieberüberhitzten Blutes 20 große Aderlässe gemacht hatten. Die Transfusion wurde gut vertragen und hatte einen günstigen Einfluß auf den Kräfte- und Ernährungszustand des Kranken. Bald darauf (23. November 1667) wurden auch von LOWER und KING zwei Lammblutübertragungen auf den Menschen vorgenommen, die ohne Schaden abliefen. Für LOWER galt als Anzeige für die Tierbluttransfusion: Anämie nach Blutverlust, Arthritis und Wahnsinn. Das Verfahren wurde mit großer Begeisterung aufgenommen und vielfach ausgeübt. In Italien nahmen sich MASSINI, MAGNANI, RIVA und MANFREDI, in Deutschland MAJOR, ELSHOLZ, ETT-MÜLLER, KAUFMANN und PURMANN der Behandlungsart an, in Holland betrieben R. DE GRAAF VAN HORNE, DE BILS und NUCK mehr experimentelle Studien. In zahlreichen Schriften wird besonders die Frage besprochen, wie weit fremdes Blut das seelische Verhalten beeinflussen kann. So wirft BOYLE die Frage auf, ob der Versuchshund nach der Operation seinen Herrn wiedererkennt. SIGISMUND ELSHOLZ regt an, den Melancholischen durch das Blut des Sanguinikers, den Phlegmatiker durch das Blut des Cholerikers günstig zu beeinflussen, ja die fehlende Harmonie der Ehegatten durch Blutaustausch wiederherzustellen. TARDY schlug schon 1667 die venöse Blutübertragung von Mensch zu Mensch vor. DENSY hielt im Gegensatz dazu das Tierblut für die Transfusion am Menschen besonders geeignet, weil das Fleisch der Säugetiere ja ohnehin als Nahrung für den Menschen dient und weil die Tiere ihr Blut nicht durch Ausschweifungen und Leidenschaften verderben. Der hohen Wertschätzung folgten bald Enttäuschungen. Neid, Mißgunst und Ränke brachten die Bluttransfusion in Frankreich in Mißkredit. In einem Gerichtsverfahren wegen eines Todesfalles, der 2 Monate nach der ersten Transfusion beim Versuche der Wiederholung des Eingriffes erfolgte, erließ der oberste Gerichtshof in Paris das Urteil (1668), daß in der Folge beim Menschen keine Transfusion mehr ohne Zustimmung eines Mitgliedes der Pariser Fakultät zur Ausführung gelangen dürfe. Da die medizinische Fakultät und die Akademie der Wissenschaften in Paris sich durchaus ablehnend verhielten, ja schließlich ein Verbot durch das Parlament erfolgte, so waren den Ärzten in Frankreich die Hände gebunden. Auch in Italien erstanden Eiferer wider die Transfusion. Es wird auf die Verbote des dritten Buches Moses hingewiesen, wonach das Blut weder mit der Nahrung aufgenommen, noch auf anderem Wege dem Körper einverleibt werden darf. Allmählich versank die Transfusion in tiefe Vergessenheit. Wohl weist JOHANN JUNKER in Halle (1721) noch einmal auf den Segen der Transfusion bei schweren Blutverlusten hin und DE LA CHAPELLE sucht in Frankreich um 1749 die staatlichen Behörden zur Änderung ihres Spruches zu bewegen. Männer wie NUCK (1696), RICHTER (1785), HEMMANN (1778), HUFELAND (1799) bringen ihr Bedauern über das Verschwinden der Transfusion zum Ausdruck, weil sie bei der Ansicht beharren, daß die Transfusion bei Blutverlusten erheblichen Nutzen stiften könne. Die Tierbluttransfusion wird schließlich als medizinische Kuriosität begraben. *Diese erste Epoche* der Transfusion hatte immerhin die Technik der Transfusion gefördert, der eigentliche Grund für den ausbleibenden Erfolg der Tierblutübertragung auf den Menschen blieb — ganz abgesehen von den Folgen der fehlenden Asepsis — in Dunkel gehüllt. TRENDELENBURG weist besonders darauf hin, daß die Fülle der Schriften über Transfusionen aus dem 17. Jahrhundert keineswegs der Zahl der am Menschen vorgenommenen Operationen entsprochen habe. Nach ihm sind bis 1700 nur 16, bis zum Erscheinen des Buches von GESELLIUS (1873) in summa nur 20 Tierbluttransfusionen bekannt geworden.

Am Anfang des 19. Jahrhunderts sehen wir neue Vorkämpfer am Werke. *Die zweite Stufe der Entwicklung* bringt genaue Forschungen über die Wirkung des eingebrachten Blutes. PRÉVOST und DUMAS (Paris 1821) machten die wichtige Entdeckung, daß auch das durch Quirlen entfaserte Blut hochgradig anämische Tiere zu beleben vermag. Sie zeigten ferner, daß Tiere nach großen Blutverlusten trotz Infusion artfremden Blutes zugrunde gehen, sich dagegen nach Transfusion von Blut derselben Art erholen können. Sie halten das entfaserte arteigene Blut dem artfremden für weit überlegen. Die Angaben der Genannten, daß das Blut einer Tierart wie Gift auf andere Tierarten wirke, führt zu leidenschaftlichem Widerspruch, der eine weitere Anregung für groß angelegte Tieruntersuchungen abgibt. BLUNDELL (London) war es, der nach fast $1\frac{1}{2}$ Jahrhunderten wieder den Mut fand, Transfusionen am Menschen auszuführen. Seine Studien haben gezeigt, daß sowohl arterielles, wie venöses Blut wiederbelebende Kraft besitzt, und daß nach großen Blutverlusten eine viel geringere Blutmenge, als verloren ging, genügt, um das Leben zu erhalten.

BLUNDELL (London) spritzte mit Erfolg menschliches Aderlaßblut in die Vene des Empfängers (Homoiotransfusion) und tat damit einen gewaltigen Schritt vorwärts. Seinem Vorbilde folgten eine Reihe englischer Ärzte, die vornehmlich bei schweren Blutungen Entbundener zur Transfusion griffen (CLINE, DAVIS, WALLER u. a.). Auch DIEFFENBACH (1828), der zahlreiche Blutübertragungen im Tierversuch vornimmt, erprobt sie am Menschen bei einem Manne mit Hundswut und bei Cholerakranken. Er empfiehlt, wie später BISCHOFF und JOHANNES MÜLLER, entfasertes und wieder erwärmtes Blut zu benutzen. Für JOHANNES MÜLLER ist maßgebend, daß die roten Blutkörperchen im geschlagenen Blute unverändert bleiben. Die belebende Kraft der Transfusion wird auf die roten Blutkörperchen zurückgeführt und das Fibrin für überflüssig gehalten, weil das Blut während des Überganges aus dem einen in den andern Körper allzuleicht gerinnt. Sehr lehrreich wurden die Untersuchungen von MAGENDIE und BROWN-SÉQUARD. MAGENDIE stellte fest, daß die Blutkörperchen vom Vogel und Frosch in die Vene eines Säugers eingespritzt, sofort verschwinden und daß umgekehrt die Blutzellen eines Säugetieres sich im Vogelblut nicht nachweisen lassen. BROWN-SÉQUARD konstatierte demgegenüber bei gleicher Versuchsanordnung, daß die R.K. sich im Kreislauf nur ganz kurze Zeit hielten, $^1/_4$ Stunde nach vollzogener Transfusion konnte er fast stets die ovalen Vogelzellen im Säugetierblut demonstrieren, in einzelnen Fällen auch noch nach Wochen. Er ist weiter der Ansicht, daß die Wirksamkeit des Transfusionsblutes von seinem Gasgehalt abhängt. Die R.K.[1] sind als die Träger des Sauerstoffes das belebende Prinzip. Andererseits vertritt er die Auffassung, daß mit Kohlensäure gesättigtes Blut unter Erstickungserscheinungen den Tod des Empfängers herbeiführen könne. Die ungünstigen Transfusionserfolge mit entfasertem Blute veranlaßten PANUM zu umfassenden Untersuchungen. Als deren wichtigstes Ergebnis ist festzustellen, daß nur gesundes gequirltes Menschenblut zur Transfusion beim Menschen zu verwenden ist. Er ist der Meinung, daß bei Verwendung von Tierblut die Zersetzung und Ausscheidung des fremden Blutes Gefahren bringen und den Tod herbeiführen kann. Um das Gefäßsystem nicht zu überfüllen, empfiehlt PANUM der Transfusion einen entlastenden Aderlaß vorauszuschicken. Für die Transfusion, die bis dahin meist nur bei Anämie angewendet wurde, eröffneten sich neue Wege. Man versuchte vergiftetes Blut durch gesundes zu ersetzen, z. B. bei Infektionskrankheiten, bei Kohlenoxyd- und anderen akuten Vergiftungen durch Chloroform, Äther, Morphium, Strychnin, Phosphor u. a. NEUDORF, ESMARCH und HÜTER transfundierten bei Septicämie, WEBER, BLASIUS und MOSER bei Leukämie.

In der Kriegschirurgie jener Jahre fand die Transfusion kaum Anwendung. 1866 wurde der Eingriff viermal ohne Besserung, im amerikanischen Kriege dreimal mit Erfolg, 1870/71 37mal mit befriedigendem Ergebnis benützt, und zwar 19mal bei Verwundeten und 14mal bei Kranken, 19mal ohne Erfolg (KOEHLER). ECKERT schlug vor, die Transfusion für das Schlachtfeld rechtzeitig vorzubereiten. Vor dem Kampf

---

[1] R.K = rote Blutkörperchen.

sollte die Halsschlagader eines Schafes, dessen Blut als ausreichend für vier Menschen angesehen wurde, freigelegt und das Lamm auf dem Tornister befördert werden.

Da nun auch bei Anwendung entfaserten Menschenblutes Zwischenfälle nicht ausblieben, Embolie, Hämoglobinurie und schwere Transfusionserscheinungen in ähnlicher Weise wie früher nach Tierblut auftraten, finden sich wiederum neue Anhänger der Tierbluttransfusion. MITTLER zieht das artfremde Blut vor. Besonders heftig tritt GESELLIUS erneut dafür ein. Statt der Verwendung defibrinierten Menschenblutes wird die direkte Lammbluttransfusion als das einzig Wahre hingestellt. Das Defibrinieren ist nach seiner Ansicht naturwidrig und alles Naturwidrige ist schon von vornherein verwerflich. In das gleiche Horn bläst laut tönend O. HASSE. Fieber, Hämoglobinurie und Atemnot werden von ihm als günstige Zeichen, ja als die Vorboten des Erfolges angesehen und von ihm absichtlich hervorgerufen. Die Lammbluttransfusion bei Lungenschwindsucht wird die große Mode, die zahlreiche Anhänger findet. Nach dem zeitgenössischen Bericht von LANDOIS setzte ein wahrer Transfusionstaumel ein. Das Blut der Lämmer ist in Strömen geflossen. 1874 beschäftigt sich auch der Deutsche Chirurgenkongreß mit der Tierbluttransfusion, ohne indes zu einheitlichen Richtlinien zu gelangen. HASSE sprach über sein Operationsverfahren der Hammelbluttransfusion. Es ging während der Tagung das Witzwort um, daß zu einer Transfusion drei Schafe gehören. In der Diskussion wird von KÜSTER, der eine Reihe von Hammelbluttransfusionen vorgenommen hatte, auch über zwei direkte Transfusionen von Mensch zu Mensch, von Arterie zu Arterie berichtet.

Gegenüber der Transfusionsbegeisterung folgt erneut eine Ernüchterung, die sich nicht allein auf das Tierblut bezieht, sondern nach dem HEGELschen Gesetz des Pendels über das Ziel hinausschießt und mit der Spreu auch den Weizen verschüttet. Nur HEYFELDER (Petersburg, 1874) macht noch Lammbluttransfusionen, die er einteilt in Transfusio demonstrativa, curativa und palliativa.

Es folgen eingehende Studien durch den Greifswalder Physiologen LANDOIS, der seine Ergebnisse in einem auch noch heute lesenswerten Buche (1875) niederlegt. Er bricht endgültig den Stab über die Tierbluttransfusion. „Die sicher erfolgende Auflösung der fremden (Tier-) Blutkörperchen macht die Annahme einer Funktion im Menschenleibe illusorisch. Das aus den eingeschmolzenen Zellen gebildete Material mit Inbegriff des Sauerstoffes ist zu unbedeutend, um nachhaltig die Ernährung heben zu können.“ Die Todesfälle nach Bluttransfusion werden als die Folge der Auflösung der R.K. betrachtet, welche zu Gerinnung und Verstopfung der Gefäße führen und auf diese Weise tödlich wirken. Freilich leugnet LANDOIS nicht, daß durch Lammblut eine bedeutende Umstimmung des Körpers herbeigeführt werden kann. PANUM beschreibt die hämorrhagische Diathese post transfusionem und erklärt die schon früher als „Blutpissen" beobachtete Hämoglobinurie. PONFICK bezeichnet als Todesursache die Suppressio urinae, welche infolge der Hämoglobinausscheidung in die Nieren eintritt. Es bricht sich die Überzeugung Bahn, daß sich die transfundierten R.K. in einem anderen Körper derselben Art eine Zeitlang lebens- und funktionsfähig erhalten können. Der entlastende Aderlaß erschien bisher fast allen Forschern und der Mehrzahl der Ärzte als notwendige Vorbedingung jeder Blutübertragung, bis WORM-MÜLLER lehrte, daß eine erhebliche Vermehrung der Blutmenge bis zu 80% und darüber gut vertragen wird, wenn nur langsam infundiert wird. Das Gefäßsystem kann sich innerhalb gewisser Grenzen anpassen, ohne daß eine erhebliche Druckänderung, abnorme Ausdehnung der Gefäßwände oder überhaupt irgendein krankhaftes Zeichen auftritt. Eine etwa eintretende Drucksteigerung ist nur vorübergehender Natur. So konnte der Aderlaß nunmehr unterbleiben. Die Meinungen darüber, ob defibriniertes oder undefibriniertes Blut vorzuziehen sei, blieben geteilt. In diese Zeit fallen die Arbeiten von ALEXANDER SCHMIDT und seiner Schule über das Wesen der Blutgerinnung, aus denen hervorgeht, daß auch das defibrinierte Blut noch Fibrinferment enthält und den Anlaß zu Gerinnungen innerhalb der Blutgefäße beim Empfänger geben kann. Das oft bedrohliche Krankheitsbild nach der Transfusion wird von A. KÖHLER als Fermentintoxikation aufgefaßt. Großen Eindruck machen die Beobachtungen von A. KÖHLER und ALEXANDER SCHMIDT, daß Kaninchen schon nach Einspritzung geringer Mengen frischen arteigenen, ja körpereigenen Blutes in die Venen rasch sterben. Sie fanden bei diesen Versuchstieren, wie später auch PONFICK und MOLDOWAN, ausgedehnte Gerinnungen, besonders in den Lungencapillaren, Erscheinungen, die gleichfalls auf Schädigungen durch Fibrinferment zurückgeführt wurden. Unter dem Einfluß dieser Beobachtungen und unter dem klinischen Eindruck sehr schwerer Transfusionsfolgeerscheinungen, wie Schüttelfrost, kollapsartiger Blutdrucksenkung, Atemnot, Angstzuständen, Hämoglobinurie, Ödemen, unwillkürlichem Abgang von Stuhl und Urin schon nach Übertragung von kleinen Mengen arteigenen defibrinierten Blutes und auch Todesfällen, finden sich eine Reihe von Ärzten, besonders A. KÖHLER, die von der Transfusion abraten. PONFICK will die Gefahren dadurch vermeiden, daß er im Hinblick auf die Aufsaugungskraft des Bauchfells das Blut intraperitoneal einverleibt. Dazu kamen Mitteilungen wie die Untersuchungsergebnisse von HAYEM, der erklärte, daß das transfundierte Blut im Empfänger sehr schnell zugrunde ginge. FORSTER und MÜLLER führen an, daß sie die dem eingeführten Serum entsprechenden N-Mengen quantitativ im Harn wiedergefunden hätten.

v. Ott lehnt das Fortleben der übergeleiteten R. K. schroff ab. 1883 bezeichnete v. Bergmann die Bluttransfusion als einen phantastisch der wissenschaftlichen Erforschung der Blutphysiologie vorausgeeilten Versuch. Er erklärte „nur eine Transfusion ließe sich vielleicht rechtfertigen: Die Überführung des Blutes aus der Arterie eines Menschen in die Vene eines andern", liess es aber dahingestellt, ob ein solcher Eingriff jemals allgemeine Verbreitung finden könnte.

Der Tatsache, daß die Transfusion beim Menschen nur in den seltensten Fällen frei von Nebenerscheinungen blieb, die zu schweren Zuständen, nicht selten zum Tode führten, standen Beobachtungen z. B. Quinckes gegenüber, daß gerade nach den schweren Erscheinungen sich der Zustand manchmal wesentlich besserte und eine günstige Wendung nahm. Die Größe der Gefahr war der Grund, daß die Transfusion in Europa meist nur in verzweifelten Krankheitsfällen, besonders bei perniziöser Anämie herangezogen wurde. Die Berichte darüber sind nicht sehr begeistert. Die Ursache für den ausbleibenden Erfolg suchte man teils in den technischen Fehlern, teils in der Verwendung defibrinierten Blutes. Man versuchte, das Blut durch chemische Stoffe ungerinnbar zu machen. Wright benutzte dazu oxalsauren Kalk, Landois Blutegelextrakt.

Die weitere Entwicklung der Transfusion wurde durch die Fortschritte auf dem Gebiete der Infusionen gehemmt. Nach der Lehre von Goltz vermag das Herz nach großem Blutverlust den Rest des Blutes nicht mehr im Körper kreisen zu lassen, weil das Stromgebiet nicht genügend gefüllt ist. Wird durch eine Kochsalzinfusion die Menge der in den Gefäßen vorhandenen Flüssigkeit wieder so aufgefüllt, daß eine genügende Blutbewegung durch die Herztätigkeit erfolgt, so kann das Leben erhalten bleiben. Man erzielte vielfach ausgezeichnete Erfolge mit Infusionen unter die Haut und in die Venen (Kochsalz-, Traubenzuckerlösungen u. a.), erkannte aber indes bald, daß alle Blutersatzflüssigkeiten den Flüssigkeitsverlust nur vorübergehend ersetzen, und daß sie versagen, wenn die Blutung einen so hohen Grad erreicht hat, daß eine erhebliche Verminderung der R. K. eingetreten ist. Die großen Schwierigkeiten und mannigfachen Gefahren standen der allgemeinen Anwendung der Bluttransfusion hindernd im Wege. So kam es, daß die Transfusion von neuem zwar nicht in Vergessenheit geriet, aber einen Tiefstand erreichte, der fast 25 Jahre anhielt.

Mit großem Interesse wurden daher die Mitteilungen von Crile (1906) und Carrel (1908) verfolgt, welche die direkte homoioplastische Bluttransfusion ausübten. Crile führte die erste direkte Transfusion von Arterie zu Vene in der Weise aus, daß er die Arterie des Spenders mit der Vene des Empfängers durch ein kleines Röhrchen verband. Die Crilesche Methode wurde vielfach verbessert (Hepburn, Göbell, Pogermann,

ELSBERG, JEGER). MORAWITZ, PLEHN blieben bei der Verwendung defibrinierten Blutes. 1910 führte ENDERLEN die direkte Gefäßnaht zwischen Art. radialis des Spenders und einer Armvene des Empfängers in drei Fällen von Hämophilie mit gutem Erfolge aus. PAYR benutzte zur Überleitung statt der komplizierten Gefäßnaht paraffingetränkte Kalbsarterien und Magnesiumringe, GÖBELL und POGERMANN die Kaninchenaorta, FRANK und BÄHR Hundekarotiden, TUFFIER Silberröhrchen. Die Gefäße wurden nach Härtung mit Formalin in Paraffinum liquidum aufbewahrt. SAUERBRUCH benutzte das Invaginationsverfahren, wobei die 6—7 cm freigelegte Art. radialis distal durchtrennt und in einen Schlitz der Vena mediana proximalwärts eingeführt und durch Haltefäden fixiert wurde. Die Opferung der Arterie des Spenders (Art. radialis, Art. brachialis) war für den Spender nicht angenehm, wenn auch nach HOTZ sich keine wesentliche Schädigung der Hand oder des Armes durch den Verlust der Arteria radialis oder brachialis nachweisen ließ. Um den Eingriff für den Spender zu erleichtern, ging man nun dazu über, von Vene zu Vene unter Benutzung von Schaltstücken zu transfundieren. Die Stauung des Spenderarmes lieferte den nötigen Druck für die Überleitung des Blutes. Die verschiedenen Methoden der arterio-venösen und veno-venösen Verbindung mit ihren weiteren Nachteilen der schwierigen Technik, der Gerinnungsgefahr, gestatteten vor allem nicht, die überfließende Blutmenge genau zu bestimmen und sie brachten auch eine Gefährdung des Spenders, z. B. bei Sepsis des Empfängers. Eine Kontrolle der überströmenden Blutmenge kann nur erfolgen, wenn zwischen Spender und Empfänger Apparate oder Instrumente geschaltet werden, die eine Messung des Blutes ermöglichen. Auf den Ausbau von Apparaten zur direkten und indirekten Bluttransfusion ist ungeheuer viel Arbeit und Erfindungsgeist verwendet worden. Viele Apparaturen sind mehrfach erfunden, manche etwas abgeändert aufs neue erschienen. Das Alte ist dem Neuen in vielen Fällen gar nicht so unähnlich, wie ein Blick in die Arbeit NEUDÖRFERs in der Dtsch. Z. Chir. 1875 lehrt. An einigermaßen brauchbaren Transfusionsapparaten hat es nach Überwindung der ersten technischen Schwierigkeiten zu keiner Zeit der Transfusionsgeschichte gefehlt, wenn auch nicht alle Anforderungen erfüllt wurden: Verhütung der Gerinnung, Messung der Blutmenge, Einfachheit der technischen Handgriffe, die ohne wesentlichen Schaden für den Spender ausgeführt werden können. Man suchte nach Mitteln, um das Blut ungerinnbar zu machen, resp. den Gerinnungsprozeß gar nicht erst eintreten zu lassen. Dazu wurde oxalsaures (HARTWIG), phosphorsaures (RAUTENBERG), kohlensaures Natron u. a., ferner Verdünnung des defibrinierten oder Vollblutes mit Kochsalzlösung usw., sowie Auskleidung der Hohlnadeln, Spritzen und Gefäße mit Paraffinstoffen empfohlen. Als ausgezeichnetes Mittel bewährte sich das citronensaure Natron.

Schon E. Freund hatte 1891 erkannt, daß Natr. citr. durch seine Affinität zu den Kalksalzen des Blutes die Gerinnung verzögert. Für die Zwecke der Bluttransfusion ist das Natr. citr. dann von dem Belgier Hustin 1914 eingeführt und unabhängig von ihm von Lewisohn in New York und Lewis d'Agote in Buenos Aires als ein Mittel empfohlen, das die Gerinnung des Blutes verhindert und dessen Anwendung bei der indirekten Transfusion sich in der Folge als besonders nützlich erwiesen hat. Die Möglichkeit, auf diesem Wege die Blutgerinnung zu verhindern, hat die Transfusion sehr gefördert. Es war ein eigenartiger Zufall, daß diese Autoren gerade im Oktober 1914 zur Anwendung des Natr. citr. gelangten, das im Weltkriege von den Feldchirurgen vielfach in den Sanitätsformationen des Operationsgebietes, in Etappe und Heimat mit Erfolg benutzt worden ist. Auch bei den Mittelmächten war die Citratmethode seit 1915 bekannt, hat aber erst nach dem Kriege allgemeinere Anwendung gefunden. Auf beiden Seiten der kämpfenden Heere wurde auch von der direkten Transfusion Gebrauch gemacht (Coenen, Haberlandt, Küttner, Rogge, Wederhake, Jeanbreau, Rosenthal u. a.). Im amerikanischen Heere wurden auf dem Gebiete erfahrene Ärzte mit einer Anzahl von Spendern auf die verschiedenen Lazarette des Kampf- und Etappengebietes verteilt, wo Segensreiches geleistet wurde. Eine Kommission von amerikanischen Ärzten, welche 1918 in Frankreich die verschiedenen Transfusionsmethoden prüfte, kam zu dem Urteil, daß die Citratmethode von allen indirekten Verfahren die beste sei. An einzelnen Stellen wurde auch mit Natr.-citr.-Dextrose-Lösung versetztes Blut in Flaschen steril aufbewahrt und so in die Lazarette der Front geschickt (Crile, Höst). Die Franzosen verfügten für Transfusionen und Laparotomien über Operationsautos, die je nach Bedarf an die Hauptverbandsplätze der vorderen Sanitätsformationen verteilt wurden.

Die Transfusion ist mit den einfachen Mitteln des Feldchirurgen wie jede andere unaufschiebbare Operation jederzeit und an jedem Orte möglich.

Schließlich ist noch die Reinfusion von Eigenblut anzuführen. Den Gedanken dazu faßte William Highmore. Der Begründer des Verfahrens ist Johann Thies, der die Eigenbluttransfusion für die Frauenheilkunde, besonders bei Graviditas tubaria rupta empfahl und ausführte. Das Verfahren ist bei Rupturen parenchymatöser Organe auch im Weltkriege ausgeführt worden, so bei Leber-, Milz- und Lungenschüssen.

Ihren Siegeslauf konnte die Transfusion erst antreten, als die biochemischen Wirkungen des Blutes genauer erforscht waren. Die Lehre von der Hämagglutination und Hämolyse schuf die Grundlagen, die es nunmehr ermöglichten, die mannigfachen Gefahren der Bluttransfusion durch geeignete Vorproben zu vermeiden.

II. Die Blutgruppenlehre.
(Hämagglutination und Hämolyse.)

LANDOIS (1874) bereits fand, daß tierische Sera die R. K. einer anderen Blutart gruppenartig zusammenballen (Heteroagglutination) und auflösen (Heterolyse). BORDET wies nach, daß auch das Serum von Tieren, die mit Kaninchenblut vorbehandelt waren, Kaninchenblut agglutiniert und hämolysiert. EHRLICH und MORGENSTERN bestätigten, daß das Serum mit Hammelblut vorbehandelter Ziegen gegenüber Hammelblut in gleicher Weise wirkt. Nach BORDET geht die Agglutination der Hämolyse stets voraus, während EHRLICH und MORGENSTERN glaubten, daß die Hämolyse auch ohne Agglutination erfolgen könne. Weitere Untersuchungen (BAUMGARTEN, DOEMENY, HAHN, v. SKRAMLICK) zeigten, daß in der Regel die Agglutination Vorbedingung für die Hämolyse ist. SHATTOCK und unabhängig davon LANDSTEINER führten dann den Nachweis, daß auch im nicht vorbehandelten menschlichen Serum agglutinierende und hämolysierende Eigenschaften vorkommen. Diese wurden von LANDSTEINER Isoagglutinine und Isohämolysine getauft.

Die Isohämagglutinine und Isohämolysine sind Stoffe, die sich im Blutserum finden. Diese sind befähigt, artgleiche, aber körperfremde rote Blutkörperchen zu kleinen Haufen zusammenzuballen (agglutinieren) und aufzulösen (hämolysieren).

Bei kreuzweiser Untersuchung einer großen Anzahl menschlicher Sera und artgleicher R. K. stellte LANDSTEINER fest, daß diese *Isoagglutinine* und *Isohämolysine* keine Krankheitszeichen sind, sondern daß es sich dabei um *Stoffe* handelt, *die im gesunden Organismus vorkommen.* Es folgt die bedeutsame Entdeckung durch LANDSTEINER und LEINER (1905), daß die isolytische Wirkung und Isoagglutination wahrscheinlich physiologische Bluteigenschaften sind. Die Gesetzmäßigkeit in dem Verhalten dieser Stoffe führte dann durch LANDSTEINER zu der Einteilung des menschlichen Serums in verschiedene Blutgruppen. Die von ihm untersuchten Sera ließen sich meist in drei Gruppen einordnen. ,,In einer Anzahl von Fällen (Gruppe A) reagiert das Serum auf die R. K. einer anderen Gruppe (B), nicht aber auf Gruppe A, während wieder die R. K. A vom Serum B in gleicher Weise beeinflußt werden. In der dritten Gruppe C agglutiniert das Serum die Körperchen von A und B, während die Körperchen C durch die Sera A und B nicht beeinflußt werden. Man kann der üblichen Ausdrucksweise zufolge sagen, daß in diesen Fällen zum mindesten zwei verschiedene Arten von Agglutininen vorhanden sind, die einen in A, die anderen in B, beide zusammen in C. Die Körperchen sind für die Agglutinine, die sich in demselben Serum befinden, naturgemäß als unempfindlich anzusehen. Ausnahmen von dieser Regel, durch DECASTELLO und LANDSTEINER festgestellt, wurden von JANSKY und später durch Moss aufgeklärt, die eine vierte Blutgruppe aufstellten. Diese vierte Blutgruppe ist dadurch charakterisiert, daß sie keine Isolysine, bzw. Isoagglutinine für die R.K. der drei anderen Blutgruppen besitzt, im Gegensatz zu diesen drei anderen Gruppen, die immer ein Isoagglutinin gegenüber einer der andern Blutgruppen enthalten.

Die vier Variationen bildeten für JANSKY die Grundlage für die *Einteilung in* vier *Blutgruppen* (I, II, III, IV). Diese ursprüngliche Gruppenbezeichnung wurde später durch Moss vertauscht, der Gruppe I (JANSKY) als Gruppe IV (Moss) bezeichnete und umgekehrt. Dadurch ist eine Verwirrung in der Blutgruppennomenklatur entstanden, die vielfach zu Mißverständnissen geführt hat. Es ist daher notwendig, bei der Einteilung nach Zahlen die Namen JANSKY und Moss hinzuzufügen, oder *besser* nach dem Vorgange von v. DUNGERN und HIRSZFELD *die* vier *Gruppen mit großen lateinischen Buchstaben O, A, B, AB, zu benennen*, eine Bezeichnung, die 1921 von seiten der Hygienekommission des Völkerbundes zur internationalen Verwendung empfohlen ist und sich nunmehr eingebürgert hat.

Gruppeneinteilung.

v. DUNGERN und HIRSZFELD		JANSKY	MOSS
O	$(\alpha\beta)$	I	IV
A	(β)	II	II
B	(α)	III	III
AB	(o)	IV	I

Nach v. DUNGERN und HIRSZFELD sind im menschlichen Blut zwei Agglutinine (α und β) und zwei Agglutinogene A und B vorhanden, eine Ansicht, die durch serologische Experimente und durch Mitteilung von HOOKER und ANDERSON, GUTHRIE, HUCK u. a. gestützt sind. *Die Gruppe O*, welche im Plasma die Agglutinine α β und die agglutinable Substanz (Blutkörpercheneigenschaft) O enthält, ist dadurch gekennzeichnet, daß ihre R.K. gegenüber jedem Isoagglutinin unempfindlich sind, demnach von keinem Serum agglutiniert werden können, während das Serum dieser Gruppe die R.K. aller anderen Gruppen zur Agglutination bringt.

Die Gruppe A mit dem Agglutinin β, der agglutinablen Substanz A besagt: die R.K. dieser Gruppe werden vom Serum der Gruppe B und O agglutiniert, das Serum dieser Gruppe agglutiniert die R.K. von B und AB.

Gruppe B mit dem Serumagglutinin α und der agglutinablen Substanz B: die R.K. werden vom Serum A und O agglutiniert, während das Serum die R.K. der Gruppen A und AB agglutiniert.

Gruppe AB: Die R.K. dieser Gruppe werden in dem Serum jedes anderen Gruppenzugehörigen agglutiniert, während das Serum der Gruppe auf die R.K. der anderen keine Wirkung ausübt.

Zur raschen Übersicht und zur Unterstützung des Gedächtnisses dient das folgende Schema.

Rote Blutkörperchen der Gruppe

	O	A	B	AB
O	o	+	+	+
A	o	o	+	+
B	o	+	o	+
AB	o	o	o	o

Serum der Gruppe

+ = agglutiniert.   o = nicht agglutiniert.

Nach Ehrlichs Anschauung sind die Hämagglutinine Receptoren II. Ordnung, die sich durch zwei Haftgruppen mit den entsprechenden Antigenen der R.K. vereinigen. Die Lattes entlehnte Zeichnung gibt ein Bild davon, wie man sich die Hämagglutinationsreaktion im Blute theoretisch erklären kann.

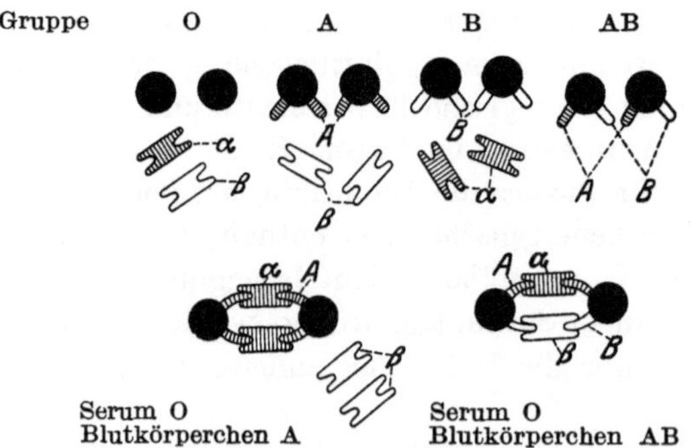

Abb. 1. Schema der Blutgruppen und der spezifischen Adsorption (nach Lattes).

Nach der Regel Landsteiners sind immer nur die Isoagglutinine im Serum anwesend, welche neben den betreffenden R.K.-Eigenschaften existieren können. Das Serumagglutinin α kann normaler Weise nicht neben der Blutkörpereigenschaft A, wohl aber neben B und O, β nicht neben B, dagegen neben O und A vorkommen, denn eine Autoagglutination von R.K. durch das eigene Serum gibt es im allgemeinen nicht, weil Antikörper gegen körpereigene R.K. nach HIRSZFELD im zirkulierenden Blute nicht vorhanden sind. Von Ausnahmen wird noch die Rede sein.

Jeder Mensch gehört zu einer von diesen vier *Blutgruppen.* Die Blutgruppenzugehörigkeit ist ein ausgeprägtes und unveränderliches Merkmal. Eine Änderung der Blutgruppe während des Lebens, das Auswandern aus einer Gruppe in eine andere kommt nicht vor oder ist trotz gegenteiliger Behauptungen nicht erwiesen, so daß wir die Blutgruppenzugehörigkeit zu den konstitutionellen Faktoren rechnen, die Einflüssen der Umwelt oder irgendwelchen Zufälligkeiten nicht unterliegen. *Allerdings steht heute fest, daß mit dieser Vierteilung nicht alle individuellen Verschiedenheiten der Blutkörperchen und der sonstigen Zellen des Körpers zum Ausdruck gebracht werden.*

Die Konstanz der Blutgruppe ist durch EDEN, VORSCHÜTZ, DIEMER u. a. angezweifelt worden. EDEN führt an, daß es ihm gelungen sei, durch kolloidbeeinflussende Vorgänge die Agglutinationsverhältnisse zu ändern und die einzelnen Personen aus ihren Gruppen herauszubringen. LEWINE glaubte, daß die während der Narkose im Blut anwesenden Lipoide einen Einfluß auf die Agglutination haben können. Nach DIEMER sind die Gruppen labil und können sich durch Störungen im kolloidalen Gleichgewicht infolge pharmakologischer Einflüsse (Chinin, Calcium, Antipyrin, Narkose u. a.) durch physikalische Einwirkungen (Galvanisation, Röntgenstrahlen) oder physiologische Verhältnisse (Ernährung, Menstruation, Schwangerschaft) ändern. Nach dem Schwinden dieser Einflüsse trete wieder derselbe Zustand ein, wie vorher. Kontrolluntersuchungen (LATTES, MEYER-ZISKOWEN, MINO, MUNTER, NITSCHKE u. a.) haben die irrtümliche Auffassung aufgeklärt. Sie wiesen nach, daß die genannten Autoren technischen Fehlern unterlegen sind, weil sich ihre Untersuchungen nur auf die Blutkörpereigenschaften bezogen und nicht auf die Sera ausgedehnt wurden. Immerhin geht aus dem entsprechenden Schrifttum hervor, wie leicht es zu falschen Gruppenbestimmungen kommen kann. Zu irrtümlicher Beurteilung können verschiedene Eigentümlichkeiten führen.

Die *Pseudoagglutination,* d. i. Geldrollenbildung der R.K. tritt nach LATTES unter dem Einfluß des Serums auf die R.K. ein und ist eine physikalische, bei verschiedenen Krankheiten auftretende Erscheinung. Sie ist durch die genannten Faktoren veränderlich, weil sie in nahen Beziehungen zur Senkungsgeschwindigkeit der R.K. steht. Pseudoagglutination läßt sich durch Schütteln aufheben, die Agglutination nicht. Die Pseudoagglutination schwindet bei Verdünnung mit physiologischer Kochsalzlösung (1:2), die Agglutination bleibt bestehen (LATTES). Während es einerseits möglich ist, die Sera durch Verdünnung so zu beeinflussen, daß die Pseudoagglutination ausgeschaltet wird, kann man andererseits auch die R.K. so verändern, daß sie die Fähigkeit zur Geldrollenbildung verlieren. Dazu ist nach LATTES nur nötig, die R.K. so zu modifizieren, daß sie Kugelgestalt annehmen. In diesem Zustande der R.K. kommt keine Geldrollenbildung zustande. Um die kuglige Form der R.K. zu erzeugen, benutzt LATTES eine feine Lecithinemulsion. Für die praktischen Zwecke der Bluttransfusion genügt jedoch bei der Blutprobe in Zweifelsfällen die Verdünnung des Serums durch Kochsalzlösung in der angegebenen Weise. Dadurch wird die Geldrollenbildung zum Verschwinden gebracht.

Von *Autoagglutination* kann man sprechen, wenn ein Serum seine eigenen R.K. agglutiniert. Bei diesem Vorgange kann es sich gleichfalls um unregelmäßige Geldrollenbildung handeln, die eben ohne Antigenantikörperbindung zustande kommt und durch eine besondere Beschaffenheit des Serums ausgelöst wird. Von dieser Pseudoautoagglutination ist eine andere Form echter Autoagglutination, *die Kälteagglutination*, zu unterscheiden, die unter pathologischen Verhältnissen beobachtet wurde. Diese Reaktion ist deswegen wichtig, weil die Lehre von den Blutgruppen ja gerade darauf fußt, daß es keine normale Autoagglutination gibt. Eine große Reihe von Untersuchungen und Beobachtungen (LANDSTEINER, HIRSZFELD, ASCOLI, LATTES, MINO u. a.) beschäftigen sich mit dem genannten Phänomen, als deren Ergebnis zu bemerken ist, daß es sich bei der Autoagglutination um eine außergewöhnlich seltene Reaktion handelt, welche nur bei Abkühlung des R.K.-Serumgemisches eintritt und durch einen in der Kälte absorbierbaren Antikörper bedingt ist. AMZEL und HIRSZFELD sprechen von Kälteagglutination, MINO von Panagglutination. Die Bezeichnung Panagglutination soll zum Ausdruck bringen, daß diese Agglutinationsreaktion nicht nur mit den R.K. der gleichen Person, sondern mit menschlichen Blutkörperchen verschiedener Gruppen und auch mit R.K. von Tieren eintreten kann. Da die Kälteagglutination, bzw. Panagglutination nur bei niedrigen Temperaturen (beim Menschen bei 0 bis + 15⁰, nur ganz ausnahmsweise bei höheren Graden) erfolgt, so müssen die thermischen Bedingungen bei der Anstellung der Agglutinationsreaktion berücksichtigt werden. Bei Ausführung der Untersuchung während der kalten Jahreszeit in ungenügend erwärmten Räumen ist es durchaus möglich, daß die Kälteagglutination mit der echten Agglutination verwechselt wird. Im Gegensatz zur Pseudoagglutination ist die Kälteagglutination weder durch Verdünnung noch durch Lecithinierung des Serums zu verhüten (LATTES).

Zweifelhaft bleibt bisher, ob die Fähigkeit zur Kälteagglutination mit einer besonderen Konstitution verknüpft ist oder im Zusammenhang mit bestimmten Krankheiten steht (paroxysmale Hämoglobinurie, hämolytischer Ikterus, Leberparenchymschädigungen). Nach Lattes tritt bei der Kälteagglutination Antikörperbindung an ein gewisses Antigen der Blutkörperchen auf, so daß eine elektive Adsorption erfolgen kann. Um die Fehlerquelle, die durch Kälteagglutination entstehen könnte, zu vermeiden, ist vorgeschlagen, die agglutinierenden Testsera in der Kälte (0^0) zu gewinnen, wobei das Serum einige Zeit mit den R.K. in Kontakt bleibt, damit das Autoagglutinin durch die R.K. unschädlich gemacht wird. In vivo kann die Reaktion nicht auftreten, da die Bluttemperatur die Erscheinung verhindert.

Außer der Pseudo- und Kälteagglutination gibt es noch eine dritte Art von unspezifischer Agglutination, die als Hübner-Thomsensches *Phänomen* oder *Panagglutination* bezeichnet wird. Die Abweichung besteht darin, daß das Serum der Personen, bei denen das Phänomen beobachtet wird, R.K. sämtlicher Blutgruppen, auch die eigenen agglutiniert. Die Zusammenballung wird durch die Lecithinlösung nicht beeinflußt, schwindet dagegen bei 37^0, und darin liegt ihr Unterscheidungsmerkmal gegenüber der echten Isoagglutination. Das Phänomen wird vermutlich in der Regel durch bakterielle Verunreinigung des untersuchten Blutes bedingt und wird meist nur bei länger als 2 Tage aufbewahrtem Blut beobachtet, tritt bei R.K.-Aufschwemmungen indessen auch schon früher auf. Die Fehlerquelle wird vermieden, wenn nur frisch entnommenes Blut untersucht wird. Ist das nicht möglich, so muß das zu untersuchende Blut steril entnommen, steril aufbewahrt und die Prüfung unter aseptischen Bedingungen vorgenommen werden. Sandström empfiehlt zur Verhinderung des Bakterienwachstums die R.K. in Citratkochsalzlösung aufzuschwemmen und $1^0/_{00}$ Formalinlösung hinzuzufügen (0,1 einer 10% Formalinlösung auf 10 ccm Blutmischung). Der Verdacht auf Panagglutination besteht immer dann, wenn mit einem Serum der Gruppe AB positive Agglutinationsreaktionen konstatiert werden. Es scheint, daß in seltenen Fällen auch bei Bakteriämien und chronischen Eiterungen das Auftreten von Bakterien im Blut die Gruppenprobe vereiteln kann. Schiff hält es für den sichersten Weg, in allen Krankheitsfällen, wo mit einer bakteriellen Infektion des Untersuchungsmaterials gerechnet werden muß, die Blutprobe bei 37^0 im Brutschrank anzustellen und nach 1—2 Stunden abzulesen, ohne vorher zu zentrifugieren, da bei dieser Temperatur weder Kälteagglutination noch Panagglutination infolge bakterieller Infektion eintritt, dagegen die echte Isoagglutination unbeeinflußt bleibt. Dadurch werden alle Fehler infolge fälschlich positiver Ablesungen sicher vermieden, soweit sie durch unspezifische Agglutinationen hervorgerufen werden. Die mangelnde Kenntnis der Pseudo-, Kälte- und Panagglutination hat zweifellos vielfach zu irrtümlichen Schlüssen geführt.

Praktisch weniger in Betracht kommen *irrtümliche Resultate in negativem Sinne*. Mit diesen ist in solchen seltenen Fällen zu rechnen, wo die Isoagglutinine sehr schwach ausgebildet sind, die Affinität der Erythrocyten zu den Agglutininen sehr wenig entwickelt ist oder gar beide Eigenschaften zusammentreffen. Die Aktivität des Serums und die Empfindlichkeit der Blutkörperchen wird durch Titrierung bestimmt. Will man verschiedene Sera untereinander vergleichen, so kann man ein befriedigendes Urteil über den Grad der Aktivität nur dann erhalten, wenn man als Testobjekt R.K. verwendet, deren Sensibilität bekannt ist, wie umgekehrt zur Feststellung der Aktivität der Erythrocyten immer das gleiche, in seiner Intensität geprüfte Serum zu benutzen ist. Serien von fortschreitenden Verdünnungen des Serums und Mischung mit Blut ergeben Titer, deren Zahlenwerte zwischen 1:15 bis 1:100 liegen. Es sind indessen auch weit höhere Zahlen in dieser Richtung bekannt. HOOKER-ANDERSON, DYKE geben mehr als 1:1000 an. Andere Methoden der quantitativen Beurteilung der Agglutination stammen von ISAACS, PRICE-JONES, JERVELL. Letzterer betont besonders, daß der Ausfall der Agglutinationsreaktion auch von den quantitativen Proportionen zwischen Serum und R.K. abhängt. Der Überschuß von R.K., der nach Bindung des vorhandenen Agglutinins nicht mehr agglutiniert werden kann, wird die Beurteilung der Blutprobe unter Umständen stören. Eine positive Agglutinationsreaktion kann dann übersehen werden. Das gleiche ist denkbar, wenn z. B. bei wenig aktivem Serum die Blutprobe erst ungewöhnlich spät einen Ausschlag nach der positiven Seite ergibt, zu einem Zeitpunkt, wo der Untersucher die Beobachtung bereits abgebrochen hat. So kann sich eine schwach ausgebildete A- oder B-Eigenschaft dem Nachweis entziehen und als O angesprochen werden.

Bei der Bluteigenschaft A sind zwei Untergruppen A_1 und A_2 zu trennen (v. DUNGERN-HIRSZFELD). Die Unterscheidung dieser Untertypen kann durch spezifische Isoagglutinine oder durch Rindersera geführt werden (siehe SCHIFF, Technik der Blutgruppenuntersuchung).

Die Ursache für *fehlerhafte Gruppenbestimmungen* liegen sowohl im Objekt des Beurteilten wie im Subjekt des Urteilenden. Abweichungen vom Gruppenschema sind nicht mit absoluter Sicherheit auszuschliessen. Die Natur schematisiert nicht. Von jedem Gesetz, von jeder Regel, die uns das Verständnis rätselhafter Erscheinungen ermöglicht, gibt es Ausnahmen. So gibt es *defekte Blutgruppentypen*, bei denen eine Bluteigenschaft nicht vorhanden ist. Es kann z. B. bei Anwesenheit der agglutinablen Substanz O das Agglutinin α fehlen, während nach dem LANDSTEINERschen Gesetz α und β nachweisbar sein müßten. Andere

Unregelmäßigkeiten kommen dadurch zustande, daß agglutinable Substanzen oder Agglutinine vorhanden sind, die es eigentlich nach dem Schema nicht geben sollte. TRAUM berichtet über ein Blut der Gruppe AB, dessen Serumeigenschaften sich wie Gruppe B verhielten, weil sich das Agglutinin Anti-A (α) fand. Die Abweichungen sind demnach nicht nur von theoretischer Bedeutung. Ein solches Blut ist als Empfänger der Gruppe B zugehörig, als Spender dagegen wie AB zu bewerten. Praktisch haben die irregulären Agglutinine und die Abweichungen vom Gruppenschema bisher indessen keine besondere Bedeutung erlangt.

Durch LANDSTEINER und LEVINE sind in den R.K. des Menschen *weitere serologische Gruppensubstanzen* entdeckt, die nur mit Hilfe von tierischem Immunserum bestimmt werden können. Diesen von den Autoren als M, N und P bezeichneten Faktoren stehen keine entsprechenden Antikörper im menschlichen Serum gegenüber, so daß sie die Gruppenprobe nicht stören können. Die Faktoren M und N spielen dagegen eine Rolle bei wiederholten Transfusionen (siehe S. 138) und bei Ausschließung der Vaterschaft. Berücksichtigt man die Eigenschaften A und B und M, N, so sind die Aussichten für den Ausschluß der Vaterschaft doppelt so groß, als wenn nur A und B herangezogen werden (siehe S. 20).

In der *Ontogenese* der Blutgruppen ist von Wichtigkeit, daß die Blutindividualität des Neugeborenen nicht von vorneherein der des Erwachsenen entspricht. Die Agglutinogene (A, B, AB) sind nach v. DUNGERN und JONES schon bei der Geburt stets nachweisbar, finden sich sogar schon bei einem 6 Monate alten Fötus. Es ist daher auch möglich, durch Prüfung der R.K. des Säuglings mit dem Serum Erwachsener die vorliegende Gruppenzugehörigkeit zu erkennen. Anders verhalten sich die Agglutinine, die beim Neugeborenen wohl vorhanden sein können, auch in erheblicher Menge, in der Regel sich aber erst allmählich entwickeln und im 2. Lebensjahr ihre endgültigen Titer erreichen (serologische Reifung HIRSZFELD). Nach HAPP sind im 1. bis 3. Lebensmonat bei 22,7%, im 6. bis 12. Monat bei 69,7% der Kinder Agglutinine nachzuweisen, im Laufe des 2. Lebensjahres dagegen bei allen. JONES gibt für die ersten Monate höhere Werte an. Die Erbfaktoren sind die Bluteigenschaften A und B, die an die roten Blutzellen gebunden sind, während die Serumeigenschaften α und β sekundär entstehen. Der Neugeborene darf also keineswegs als Allgemeinempfänger angesehen werden, auch bei ihm ist eine genaue Blutuntersuchung vor der Transfusion vorzunehmen.

Für die Anwendung der Bluttransfusion spielt die Vererbung insofern eine Rolle, als aus der Kenntnis *der Erbformeln* zu entnehmen ist, daß Verwandte sich nicht ohne weiteres für die Bluttransfusion eignen, sondern nur dann, wenn passende Blutgruppen bei ihnen zur Verfügung stehen. Durch die Beschäftigung mit der forensischen Bedeutung der Blutprobe ist die Frage nach den Fehlerquellen bei der Gruppenbestimmung eingehend bearbeitet, die Erkenntnis auf diesem Gebiete entschieden gefördert und so auch der Transfusion zugute gekommen. Deswegen erscheint eine kurze Übersicht über die Vererbung der Gruppenzugehörigkeit bzw. der Blutgene angebracht.

1. Die Blutkörperchenstruktur A und B ist nur dann bei den Kindern nachweisbar, wenn sie bei einem der Eltern vorhanden ist.

2. Fehlt die Blutstruktur bei den Eltern, so ist sie auch niemals bei den Kindern nachweisbar.

3. Wenn beide Eltern eine bestimmte Blutstruktur haben, so tritt sie gewöhnlich bei allen Kindern auf, sie kann aber auch bei einigen von ihnen fehlen.

4. Wenn nur der Vater oder die Mutter eine bestimmte Struktur besitzen, so findet sie sich meist nur bei einem Teil der Kinder, sie kann auch bei allen auftreten.

Findet man z. B. bei einem Kinde A-Körperchen, bei der Mutter nicht, so muß der Vater ebenfalls A-Körperchen aufweisen. Fehlen diese, hat der Untersuchte O- oder B-Körperchen, so ist seine Vaterschaft ausgeschlossen.

Vererbung der Blutgruppen nach v. DUNGERN *und* HIRSZFELD.

Eltern	Kind	Eltern	Kind
O + O	O	A + B	O + A + B + AB
O + A	O + A	O + AB	O + A + B + AB
A + A	O + A	A + AB	O + A + B + AB
O + B	O + B	B + AB	O + A + B + AB
B + B	O + B	(AB + AB)	O + A + B + AB

Die Untersuchungen von LANGNER, HEKTOEN, OTTENBERG, EPSTEIN, LANDSTEINER und besonders v. DUNGERN und HIRSZFELD haben erwiesen, daß die Blutstrukturen A und B streng im Sinne der MENDELschen Regeln unabhängig voneinander *vererbt werden.* Bei der Vererbung der Blutgruppen gingen LANDSTEINER, v. DUNGERN und HIRSZFELD von der Annahme zweier R. K.-Eigenschaften A und B aus. Die Erbanlage A wurde als dominant vererbbar gegenüber der hypothetischen Anlage „nicht A" angesehen, in gleicher Weise wie B gegenüber „nicht B".

Die angeführten Gesetze, die Hypothese der unabhängigen Genpaare, die durch zahlreiche Untersuchungen von Forschern aller Kulturländer bestätigt sind, haben durch den Mathematiker BERNSTEIN eine Erweiterung dahin erfahren, daß 1. Kinder der Gruppe O nicht von Personen der Gruppe AB, daß 2. Kinder der Gruppe AB nicht von Eltern der Gruppe O abstammen können. BERNSTEIN hat als Ergebnis seiner Berechnungen die Behauptung aufgestellt, daß die Annahme von zwei Genpaaren nicht ausreichend ist. Er nimmt statt der zwei mendelnden Genpaare drei Erbanlagen (Allelomorphe) A, B und R an. Die Erbeigenschaft R ist durch serologische Untersuchung nur indirekt an dem Fehlen von A und B zu erkennen. Die drei Gene sind nicht voneinander unabhängig, sondern stehen dadurch in enger Beziehung, daß sie an derselben Stelle des Chromosoms lokalisiert sind, d. h. daß in einem Chromosom immer nur eine der Erbanlagen auftreten kann. Da nun jeder Mensch in seinen Körperzellen eine doppelte Chromosomenanlage aufweist, so sind stets zwei Gene für die Blutgruppe vorhanden, von denen das eine vom Vater, das andere von der Mutter herrührt. Die drei Gene R, A, B ergeben sechs verschiedene Möglichkeiten.

Kombination der Erbanlagen R, A, B zu je zweien 1. R R, 2. A A, 3. A R, 4. B B, 5. B R, 6. A B.

Die Blutgruppen mit den Erbformeln A A und A R lassen sich nicht unterscheiden, weil R serologisch negativ ist. Die 2. und 3. Gruppe fällt demnach zur Gruppe A zusammen, ebenso wie die 4. und 5. die Gruppe B ergeben.

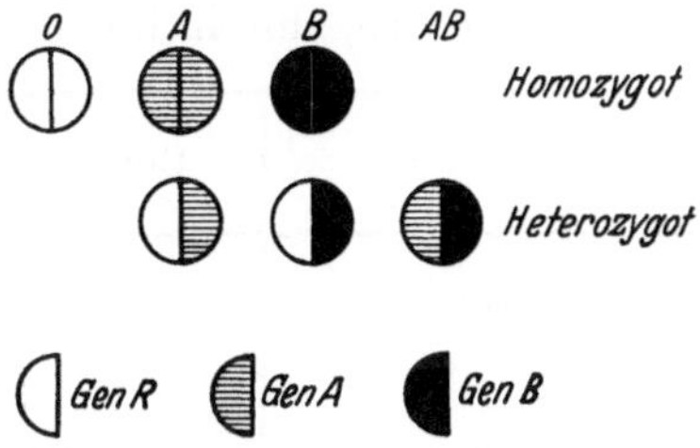

Die Abb. 2 gibt eine schematische Übersicht über die sechs möglichen Genotypen (nach SCHIFF). Die vier Blutgruppen sind als vier verschiedene Phänotypen anzusehen.

Abb. 2.
Erbformel der Blutgruppen nach dem Gen-Schema von BERNSTEIN (nach SCHIFF).

Die BERNSTEINsche Erbhypothese, deren Einzelheiten vom Thema zu weit abführen, steht mit der Beobachtung und den Untersuchungsergebnissen in bester Übereinstimmung, so daß die Gültigkeit der BERNSTEINschen Theorie wohl allgemein anerkannt ist.

Später hat FURUHATA eine Drei-Gen-Hypothese und K. H. BAUER eine Zwei-Gen-Hypothese aufgestellt, die aber gegenüber BERNSTEINs Lehre erbtheoretisch und statistisch weniger begründet erscheinen.

Für die forensische Medizin drehte sich die Frage lange Zeit darum, ob Ausnahmen von der Regel beobachtet werden. „Wenn bei 2000 untersuchten Kindern", so sagt das preußische Kammergericht, „auch nur eine Ausnahme festgestellt wurde, so genüge diese für das Gericht, um die Sicherheit der Blutprobe anzuzweifeln." Die Widerstände gegen die gerichtliche Bedeutung der Blutprobe sind behoben. Es bestehen auf

Grund des Blutbefundes bei Mutter und Kind und dem präsumptiven Vater keine Bedenken, den Nachweis zu führen: Es ist den Umständen nach offenbar unmöglich, daß X der Vater des Kindes ist, oder aber X kommt als Erzeuger in Betracht, seine Vaterschaft ist möglich, aber nicht positiv zu beweisen. Es könnte auch ein anderer Mann derselben Blutgruppe der Vater sein. Die Diagnose mit Hilfe der Blutgruppen kann also zu einer Ausschließung, zur Aberkennung der Vaterschaft führen, aber keine Antwort im positiven Sinne geben. Werden neben A und B auch die Bluteigenschaften M oder N herangezogen, so besteht nach Schiff die Möglichkeit, jeden dritten Nicht-Vater als solchen serologisch zu erkennen.

Von Interesse ist das *prozentuale Verhalten der einzelnen Blutgruppen*, weil daraus Schlüsse nach der Richtung gezogen werden können, wie groß nach der Wahrscheinlichkeitsrechnung die Möglichkeit ist, einen geeigneten Blutspender zu finden.

Folgende Tabelle von Cornils gibt die Untersuchungsbefunde verschiedener Autoren wieder, wobei die vier Blutgruppen statt mit Zahlen wie bei Cornils, durch Buchstaben bezeichnet sind.

Autor	Bevölkerung	Gesamtzahl	Gruppe			
			O	A	B	AB
v. Decastello u. Sturli		155	42,6	37,4	17,4	2,6
v. Dungern u. Hirszfeld	Mitteldeutsche	378	40,0	43,0	12,0	5,0
Moss	U. S. A.	—	45,0	40,0	10,0	5,0
Verzár u. Weszeczky	Ungarn	1500	30,0	39,7	18,1	12,2
	Deutsche	476	40,8	43,5	12,6	3,1
	Zigeuner	385	34,2	21,1	38,9	5,8
Schiff u. Ziegler	Berlin: Nichtjuden	350	37,8	39,4	16,4	6,4
	Juden	230	42,1	41,1	11,9	4,9
Karsner	U. S. A.	5000	42,84	41,38	10,36	5,42
Cornils	Norddeutsche	3000	32,3	45,3	15,4	7

Der Blutgruppenindex $\dfrac{\text{Gruppe A} + \text{AB}}{\text{Gruppe B} + \text{AB}}$, welcher das Verhältnis der Prozentzahlen angibt, liegt nach Cornils für Norddeutschland zwischen 2 und 3.

Eine eingehende Zusammenstellung der geographischen Verteilung der Blutgruppen findet sich bei Steffan und Wellich (Handbuch der Blutgruppenkunde).

Haben wir, wie Oehlecker angibt, z. B. als Empfänger einen Vertreter der häufigsten Gruppe A und nimmt man dazu einen beliebigen Spender, so besteht 80% Wahrscheinlichkeit dafür, daß der Spender in seiner Blutindividualität zu dem Empfänger paßt, da für die Gruppe A, außer A auch O in Betracht kommt. Nach LATTES gehören $\frac{3}{4}$ der Menschen zur Gruppe A.

Die Wahrscheinlichkeit, einen Angehörigen der Gruppe B zu finden, entspricht einem Zahlenverhältnis von 3:20. Moss führt in Nordamerika für O = 43%, A = 40%, B = 7%, AB = 10% an, LEWISOHN fand für O und A die gleichen Werte.

L. und H. HIRSZFELD kamen zu dem Ergebnis, daß in Deutschland, England und Amerika die Gruppe A 3—4mal häufiger als B ist.

Die Angaben von LATTES, die eine statistische Zusammenstellung von Untersuchungen aus aller Herren Länder enthalten, ergeben, daß die Häufigkeit der Blutkörpereigenschaften A und B bei den verschiedenen Völkern und Volksgruppen ethno-anthropologischen Einflüssen unterliegen. Bei den Europäern und den Völkern Europas überwiegt die Gruppe A (40—45%) gegenüber B (14—20%). In Afrika und Asien, vor allem in Indien und dem fernen Osten nähern sich die Werte für A und B, oder B ist häufiger. Das Verhältnis aller Personen einer Bevölkerung mit der Anlage A zu jener mit der Anlage B, der biochemische Rassenindex von L. und H. HIRSZFELD, schwankt bei den Europäern und Nordamerikanern zwischen 2,5 und 3, für die Asiaten und Afrikaner liegt der Index unter 1. Dieser Index ist allerdings unvollkommen, weil er die Gruppe O nicht berücksichtigt und die Blutgenenzusammensetzung eines Volkes nicht ausreichend wiedergibt. Die Ursache für die Unterschiede in der Verteilung der Gruppen, für die sich bei LATTES weitere bedeutsame Einzelheiten finden, entzieht sich bisher der Kenntnis. HIRSZFELD nimmt an, daß die Bluteigenschaft B aus dem Osten und Süden, die Eigenschaft A aus dem Westen und Norden kommen. Infolge der Mischung der Rassen treten so häufig Mischformen (AB) auf. Während HIRSZFELD der Ansicht ist, daß die Gruppenverteilung sich nach geographischen Gesichtspunkten richtet, glauben VERZÁR und WESZECZKY dagegen, daß der Blutgruppenindex ein Merkmal der Rassen darstelle. BERNSTEIN nimmt drei Ursprungsrassen an, die Rasse R (O) ist am häufigsten vertreten und ist ziemlich rein bei den Indianern und auf den Philippinen erhalten. Von Stammrassen gibt es heute nur solche mit O und A und solche mit O und B, Völker lediglich mit A- und B-Blut kommen offenbar nicht vor (WELLICH).

Mit Hilfe der Blutgruppenprobe wird das Verhalten hinsichtlich der Agglutination geprüft, von der im allgemeinen angenommen wird, daß sie entweder der Hämolyse parallel verläuft oder ihr in dem Sinne vorausgeht, daß sich die Hämolyse zwangsläufig anschließt. Dabei ist *die Frage, ob die Hämolyse auch unabhängig von der Agglutination eintreten* und *Hämolyse unter Umständen fehlen kann, während Agglutination besteht*, von großem theoretischen und praktischen Interesse. Eine klare

Antwort ist deswegen wichtig, weil wir wissen müssen, ob die Agglutinationsprobe allein als Vorprobe für die Transfusion genügt, oder ob wir die Untersuchung auch auf die Hämolyse ausdehnen müssen. Die klinischen Erscheinungen der Hämolyse sind aus der Geschichte der Bluttransfusion bekannt. Bei der Auflösung der R. K. (Hämolyse), erfolgt die Trennung von Hämoglobin und Stroma der Erythrocyten, deren Wand, eine semipermeable Membran, aus Eiweiß- und fettähnlichen Stoffen besteht. Wird diese Wand verletzt, so tritt das Hämoglobin aus. Erfolgt die Hämolyse im strömenden Blut, so entsteht Hämoglobinämie und bei Zerstörung größerer Mengen von R. K. Hämoglobinurie. Nach CREITE, LANDOIS, BORDET, HAHN, v. SKRAMLICK kommt es erst zur Agglutination und dann zur Hämolyse, die ihr aber nicht folgen muß (LANDSTEINER, und LEINER, MOSS, GRAVE und GRAHAM). BORDET nimmt an, daß die Agglutination in der Weise erfolgt, daß zunächst eine Bindung zwischen dem Agglutinin und der agglutinablen Substanz erfolgt, woran sich die Verklumpung der R. K. anschließt. SCHADE unterscheidet zwei Phasen. In der ersten nimmt er eine primäre Bindung durch Adsorption an, der chemische Prozesse folgen, in der zweiten Phase soll infolge der Einwirkung der Agglutinine eine Abnahme der elektrischen Ladung der R. K. erfolgen, so daß die Distanzierung der R. K., die normalerweise die Folge ihrer elektrischen Ladung ist, wegfällt und die Verklebung der Zellen resultiert. Auch BEHNE und LIEBER, ZIMMERMANN, MOSS halten die Agglutination für das zwangsläufige Vorstadium der Hämolyse, jedoch scheinen in Ausnahmefällen die Isostoffe auch allein aufzutreten. So trafen OTTENBERG und KALISKI Hämolysine auch isoliert an. PEMBERTON fand im menschlichen Blut die Agglutinine häufig ohne die Hämolysine, während die letzteren meistens in Gesellschaft von Agglutininen vorkommen. CORNILS gibt an, daß bei 76 Fällen 27mal Lysine und Agglutinine gleichzeitig, 4mal Agglutinine allein, 2mal nur Lysine beobachtet wurden, während beim Rest beide Stoffe fehlten.

Die Erfahrung, daß sich nach schweren Transfusionskatastrophen vielfach Haufen verklebter R. K. und entfärbter Stromata in den Lungencapillaren und -arteriolen, ebenso auch in Capillaren von Leber und Milz neben Hämoglobinzylindern der Harnkanälchen finden, spricht dafür, daß die Agglutination und Hämolyse auch im Organismus eng miteinander verknüpft sind. KUCZYNSKI beobachtete 1 Stunde post transfusionem von 120 ccm Blut Verstopfung der feinsten Gefäße und Capillaren der Lunge durch Blutschatten und Thromben, deren wesentliche Bestandteile konglutinierte Stromata darstellten. KUSAMA fand diese Capillarausfüllungen durch verklebte R. K. im Tierexperiment nur sofort nach der Applikation des schädlichen Blutes. Er schließt daraus, daß die Capillaragglutinationshäufchen infolge der Hämolyse schnell verschwinden. Demgegenüber bestehen andererseits Zweifel, ob die Agglutination neben der Hämolyse im Organismus überhaupt von wesentlicher Bedeutung ist. OEHLECKER hält es für ausgeschlossen, daß die Hämolyse in vivo der Agglutination erst folgt. Die Unsicherheit basiert darauf, daß die Hämolyse im Reagensglas mit dem biologischen Geschehen im Kreislauf offenbar nicht völlig übereinstimmt. Im Untersuchungsglase folgt die Hämolyse der Agglutination erst bisweilen nach Stunden, während sie im Körper in der Regel sofort einsetzt, wenn unpassendes Blut in die Blutbahn gelangt.

Wenn die Hämolyse gegenüber der Agglutination der wichtigere Vorgang ist, so müßte logischerweise die Vorprobe auf Hämolysine im Vordergrund stehen. Leider ist der Nachweis auf Isohämolysine vielfach nicht mit Sicherheit zu führen. KLINGER konnte bei über 350 Blutproben niemals Hämolyse nachweisen. Er schließt daraus, daß beim Menschen Isohämolysine in einer für die Transfusionsschädigung ausreichenden Menge in vitro nicht nachzuweisen sind. Hämolyse in vitro wurde andererseits von v. DUNGERN und HIRSZFELD auch dann beobachtet, wenn die R.K. eines Tieres mit dem eigenen Serum gemischt wurden. HEMPEL sah häufig positive Agglutinationsprobe bei Ausbleiben der Hämolyse im Reagensglas. Im ganzen scheint auf Grund der Untersuchungen von LANDSTEINER-LEINER, MOSS, GRAVE-GRAHAM, LATTES, JONES u. a. festzustehen, daß es in vitro nicht zur Isolyse kommt, wenn nicht auch Agglutination nachweisbar ist. Im Gegensatz dazu kann starke Agglutination bestehen, ohne daß Hämolyse erfolgt. HESSER betont, daß das Alter der R.K. bei der Reaktion eine Rolle spielt. Frische R.K. ergeben Isolyse bei sehr starken Agglutininen; bei einige Tage alten R.K. findet sich stets das gleiche Resultat hinsichtlich Agglutination und Hämolyse. Allerdings ist, wie LATTES sich zusammenfassend äußert, „die isolytische Fähigkeit des Serums konditionellen Einflüssen unterworfen, die die konstitutionell festgelegte Gruppenzugehörigkeit überlagern und maskieren können". Es können sich begünstigende (Krankheiten) und hemmende Faktoren (Antiisolysine) bemerkbar machen. Die natürlichen Antiisolysine, deren Existenz von GRAVE und GRAHAM nachgewiesen wurde, sind es wahrscheinlich, welche den Nachweis der Isohämolysine vielfach erschweren, anderseits ermöglichen, daß unter Umständen trotz des Vorhandenseins von Isolysinen eine Schädigung der Formenelemente post transfusionem ausbleibt.

Die *klinischen Erscheinungen der Hämolyse* hängen naturgemäß in ihrem Grade von der Menge des einverleibten schädlichen Blutes, von der Intensität der Agglutinine, der Sensibilität der R.K. und den Proportionen zwischen den einzelnen Faktoren des hämolytischen Systems, der Verweildauer des Spenderblutes außerhalb des Körpers,

Abkühlung, Berührung mit der Luft und anderen mechanischen oder sonstigen Schädigungen des Transplantates ab, und sind in ihren verschiedenen Graden aus der Zeit vor der Blutprobe bestens bekannt.

Bei einer Hämolyse erheblicheren Grades beim Menschen ergibt sich in der Regel ein sehr gleichförmiges Krankheitsbild.

Wir unterscheiden *die akute und die verzögerte hämolytische Krise.* Im ersten Falle zeigen sich die primären Reaktionen sofort nach der Einverleibung des schädlichen Blutes. Der Kranke wird unruhig, klagt über Kopfschmerzen, Schwindel und Angstgefühl, es treten Schmerzen im Kreuz, in der Milz- und Nierengegend, sowie Bauchkrämpfe auf; dazu kommen Brechneigung, Flatulenz, bei höheren Graden auch Stuhldrang und -Abgang, Atemnot, Schweißausbruch, Kälte- und Hitzegefühl, Frösteln, evtl. Schüttelfrost und Temperaturanstieg. Gleichzeitig stellt sich eine Veränderung der Gesichtsfarbe ein, die schnell von einem auffallenden Rot in eine wachsbleiche oder livide, cyanotische Färbung übergeht. Es folgen Zeichen des Kollapses, die sich besonders in Pulsveränderungen äußern. Der Puls wird frequent, klein, unregelmäßig und ist schließlich an den peripheren Gefäßen nicht mehr fühlbar. Die Pupillen werden weit, der Blutdruck sinkt rapide, es stellt sich vorübergehende Bewußtseinsstörung und mehr oder weniger volle Bewußtlosigkeit ein. Ist die erfolgte Hämolyse geringen Grades, so können sich die bedrohlichen Symptome schnell zurückbilden. Bei den schwersten Reaktionen kann der Tod innerhalb von wenigen Minuten eintreten. Die Schnelligkeit des Eintretens der Hämolyse hängt von der Reaktionsfähigkeit des Empfängers ab. Hämoglobinurie tritt gewöhnlich erst ein, wenn die Hämolyse mehr als $^1/_{60}$ des Gesamtblutes betrifft (50—80 ccm). Bei geringen Mengen bleibt es bei der Hämoglobinämie. Die Leber nimmt das Hämoglobin auf und verarbeitet es zu Gallenfarbstoffen und Urobilin. Im Blute des Empfängers finden sich Leukocyten-, R.K. und Blutblättchensturz, relative Lymphocytose und Auftreten von Normoblasten. Abbau und Elimination der artfremden Substanzen führen zu Insuffizienzerscheinungen der damit belasteten Organe (Niere, Leber, Herz, Gefäße). Die klinischen Bilder sind sehr verschieden, je nachdem, welches System zuerst versagt und die Lebensgefahr ist um so größer, je geringer die Widerstandskraft des Empfängers ist.

Die sekundären Symptome sind Ikterus, ferner Oligurie, bzw. Anurie, die im Verlaufe von einigen Tagen unter urämischen Erscheinungen, die auch rückbildungsfähig sind, zum Tode führen können. Die Drosselung der Nierensekretion ist die Folge von Hämoglobininfarkten und Verstopfung der Tubuli durch Hämoglobinzylinder bzw. Schollen. Nicht immer sind die Begleiterscheinungen der Hämolyse so stürmisch. Die Übergänge *zur retardierten Transfusionskrise,* die meist 1—4 Stunden post transfusionem auftritt, sind fließend. In seltenen Fällen kommt es zu einer *Späthämolyse*. Da diese noch umstritten ist, führe ich als Beleg eine entsprechende Krankengeschichte an.

Die Beobachtung ist folgende.

Wilhelm H. Ca. ventriculi, 58 Jahr alt, erhielt bei 4,4 mill. R.K., 55% Hämoglobin als Vorbereitung zu einer evtl. Magenoperation 800 ccm Blut. Die direkte Agglutinationsprüfung hatte ergeben, daß der Empfänger die R.K. des Spenders in einer Verdünnung des Serums 1:8 agglutinierte. (Die Beobachtung liegt einige Jahre zurück.) Der Erfolg war, daß zunächst keinerlei Transfusionserscheinungen auftraten. Die R.K.-Zahlen wuchsen von 4,4 zu 5,6 Millionen, das Hämoglobin von 55 auf 74%. Der am 4. Tage auftretenden Hämoglobinämie und Hämoglobinurie folgte unter Auftreten von Ikterus ein rapider Erythrocytensturz und auffallende Senkung des Blutfarbstoffgehaltes, so daß nach 3 Tage anhaltender Hämoglobinurie das Niveau unter dem Status ante transfusionem lag. — Es konnte hier keinem Zweifel unterliegen, daß das gesamte Spenderblut zur Ausscheidung gelangte. Die Hämolyse erfolgte ohne die geringsten Reaktionserscheinungen, insbesondere trat kein Fieber und keine Störung des Allgemeinbefindens ein. 15 Tage später starb der Kranke. Sektion: Carcinoma pylori, Ca. metastasen der Leber, Hämosiderin in den peripheren Teilen der Lobuli, in den Kupferschen Sternzellen der Leber und den retroperitonealen Drüsen. Concretio pericardii.

Für diesen Krankheitsfall ist festzustellen, daß eine Funktionsstörung der Leber mit im Spiele war. Die Hämolyse trat nicht sofort nach der Transfusion, sondern nach mehreren Tagen auf, so daß für mich kein Zweifel besteht, daß eine Späthämolyse vorgelegen hat.

Als Folgeerscheinung der Hämolyse muß auch die Wirkung des gelösten fremden Eiweißes der Blutscheiben angesehen werden. Hempel glaubt, daß diese toxischen Eiweißprodukte als Blutgift größtenteils im Zwischenhirn, Thalamus opticus und in dem centralen Grau des 3. Ventrikels schädigend angreifen. Andere unerwünschte Transfusionserscheinungen, die nicht unmittelbar mit der Hämolyse zusammenhängen, werden später besprochen (siehe S. 64 u. 138), ebenso die besonderen verschiedenen Wirkungen, die durch defibriniertes Blut, Citratblut und Vollblut entstehen können (siehe Kapitel IV).

Auch *bei Tieren* sind Isoagglutinationsgruppen nachgewiesen, so von v. Dungern und Hirszfeld im Blute von Hunden, beim Rinde (Ottenberg, Friedmann), beim Pferde (Hirszfeld und Przemycki), Schafen (Hirszfeld und Bialosuknia). Bei Hunden finden sich zwei verschiedene Agglutinogene, aber normalerweise keine Agglutinine, die bei anderen Tieren wiederum auftreten können. Schafe, Pferde, Katzen, Affen, Vögel weisen Normalagglutinine auf. Die Befunde sind indessen wechselnd und die Agglutinine vielfach sehr schwach entwickelt, so daß die Versuche, auch bei Tieren, z. B. Kaninchen, Affen und Schafen eine Gruppeneinteilung vorzunehmen, sich bisher nicht haben verwirklichen lassen. Bei den Anthropoiden findet man die vier Blutgruppen (WEINERT).

Für die Bluttransfusion ist wesentlich, daß fast alle tierischen Sera die R. K. des Menschen agglutinieren, wie anderseits das humane Serum die gleiche Wirkung gegenüber den tierischen Erythrocyten zeigt. Die tierischen Agglutinogene unterscheiden sich bei serologischer Prüfung in vielen Punkten von denen des Menschen. Die mannigfachen Untersuchungen über die Affinität zwischen Agglutinogenen und Agglutininen von Mensch und Tier haben zu bemerkenswerten, wenn auch noch wechselnden Ergebnissen geführt. Vor allem geht aus den Heteroagglutinationsreaktionen hervor, daß „das Blut der verschiedenen zur gleichen Gruppe gehörenden Menschen nicht immer genau das gleiche ist, sondern daß feinste innere Unterschiede existieren" (LATTES).

Die *Heteroreaktionen* machen die Übertragung von Tierblut in größeren Mengen für den Menschen so gefährlich. Versuche von CRUCHET, RAGOT und CAUSSIMON, die heterogene Transfusion erneut für den Menschen zu verwenden, erscheinen abwegig. Diese Autoren glauben, daß weder Agglutination noch Hämolyse auf die Entstehung der Transfusionszufälle Einfluß haben. Sie übertrugen Hammel- und Pferdeblut auf den Menschen und sahen danach Erbrechen, Abgang von Harn und Stuhl, Schüttelfröste, Fieber, Dyspnoe, Blutdrucksenkung und Hämoglobinurie. Bei einem Manne mit Hirnabsceß trat nach der Injektion von $1\frac{1}{2}$ ccm Pferdeblut der Tod ein. Die Mitteilungen sind nicht dazu angetan, die Gefahren der heterogenen Transfusion als gering erscheinen zu lassen und ermuntern in keiner Weise zu einer Nachprüfung. Es mag betont werden, daß die Heteroreaktionen zwischen Mensch und Tier nicht regelmäßig eintreten, sie können auch einmal ausbleiben oder wenigstens keinen Schaden anrichten.

Auf einem andern Blatte stehen die Bestrebungen BIERs, der einige Kubikzentimeter fremdartigen Blutes, defibriniertes Hammel- oder Schweineblut, intravenös appliziert, um auf dem Wege der Zersetzung eine Umstimmung des Organismus im Sinne der Proteinkörpertherapie zu erreichen. Die Zersetzungsprodukte wirken reizend auf den kranken Körper, insbesondere auf das kranke Gewebe, das besonders reizbar ist, und heilend durch Fieber und Entzündung.

Von SAKAJAN sind *Versuche mit der humanen Bluttransfusion von der Leiche* unternommen. In diesem Abschnitt interessiert dabei die Frage, wie lange nach dem Tode die Agglutinationsreaktion im Leichenblut noch nachweisbar ist. SAKAJAN hat bei sieben Leichenblutübertragungen 2—8 Stunden post mortem Agglutinationsproben angestellt und dabei verwertbare Ergebnisse erzielt. Ich selbst fand bei Gruppenbestimmungen der R. K. an dem Leichenblut noch nach 48 Stunden deutliche Reaktionen. Die Grenze liegt wohl bei 72 Stunden, danach ist die Gruppenbestimmung des Leichenblutes unsicher. SCHIFF gibt an, daß das Blut von Leichen sich noch einige Tage nach dem Tode nach den für Lebende geltenden Grundsätzen untersuchen läßt. Sobald Hämolyse eingetreten ist, werden keine brauchbaren Resultate mehr gewonnen.

Die *Serumagglutinine* sind dagegen sehr lange haltbar. Die beginnende Zersetzung des Blutes vernichtet das Agglutinin nicht, auch im getrockneten Blut büßen diese Stoffe ihre Wirksamkeit nicht ein, die sie aber nur in gelöstem Zustande entfalten können. Diese Tatsache hat zur Verwendung von getrocknetem Menschenserum zur Blutgruppenbestimmung geführt, einem Verfahren, dem manche Vorteile zugute kommen. EISLER und KOVÀCZ haben sich dafür besonders eingesetzt und ein *Trockenhämotest* hergestellt (siehe S. 33).

Die gruppenspezifischen Substanzen sind nach den Untersuchungen von BRAHN und SCHIFF im Blutserum, Speichel, Harn und Sperma vorhanden, finden sich auch in der Milch, im Magen- und Duodenalsaft, sowie in der Galle. Die Isoagglutinine α und β gelangen aus dem Blut in Lymphe, Transsudate und Exsudate, sowie in fast alle Organe. THOMSON nimmt an, daß die Organzellen im allgemeinen genau wie die Blutzellengruppen geprägt sind, wenn auch in schwächerem Grade. Die chemische Natur dieser Substanzen ist noch ungeklärt. Sie sollen keine Eiweißstoffe, keine Lipoide sein, aber Kohlehydratkomplexe enthalten.

Hämolyse wird schließlich nicht nur bei Transfusion von arteigenem, körperfremdem Blut beobachtet. Starke durch Hämolyse hervorgerufene Reaktionserscheinungen finden sich auch bei Reinfusion *von Eigenblut*, z. B. nach Grav. tubaria rupta. ROSENO will diese Komplikationen auf Iso- bzw. Autolysine zurückzuführen, die sich in der Bauchhöhle bilden sollen. Wahrscheinlicher ist, daß das Blut durch längeres Verweilen in serösen Höhlen oder durch die Manipulationen bei der intravenösen Überleitung geschädigt wird. Auflösung von Erythrocyten erfolgt ja nicht nur unter dem Einfluß von Hämolysinen, sondern sie tritt ein, wenn die semipermeable Membran zerstört, verletzt oder sonstwie geschädigt wird. Im Blut, das z. B. aus einer Hämatocele oder einem Hämatothorax kommt, finden sich fast stets mannigfache Gestaltsveränderungen der R. K. oder Blutschatten und durch Fremdkörperreiz in erhöhtem Maße transsudierte Lymphe (BEHNE und LIEBER); osmotische Einflüsse, zu starke Erwärmung oder Abkühlung, mechanische Einflüsse beim Koagulieren können die Resistenz der R. K. gegenüber hämolytischen Einflüssen herabsetzen und schließlich zur Auflösung der Erythrocyten führen. Ähnliche Erscheinungen sind ja auch sonst bekannt, wie die Hämoglobinurie mit oder ohne Ikterus bei Resorption größerer Blutergüsse. Michaelis beschrieb vorübergehende Hämoglobinurie nach Hämatocele bei Graviditas tubaria rupta; ich beobachtete 3 Tage anhaltende Hämoglobinurie nach Lungendurchschuß mit Hämatothorax bei 19jähr. Manne. Nach E. Meyer muß man sich die letzteren Erscheinungen so erklären, daß in diesen Fällen die Verarbeitung des Blutfarbstoffes zu Gallenfarbstoff und Urobilin unterblieb, daß dadurch unveränderter Blutfarbstoff in die Zirkulation und durch die Nieren zur Ausscheidung gelangte. Im allgemeinen muß angenommen werden, daß dabei eine temporäre Leberinsuffizienz vorliegt, wie z. B. auch für die Graviditätshämoglobinurie wahrscheinlich ist, daß die Leber das ihr zugeführte Material nicht vollständig verwerten kann (v. d. Velden).

Es liegt darin ein Hinweis, bei eingetretener Hämolyse das Augenmerk nicht allein auf die Isoagglutinine und Hämolysine zu richten, sondern verschiedene andere Faktoren zu berücksichtigen, die unter besonderen Verhältnissen auch bei sonst passender Blutindividualität die reaktionslose Aufnahme des Bluttransplantates verhindern können.

III. Die Auswahl des Spenders, insbesondere die Technik und Beurteilung der Blutproben.

Das Ziel, einen für den konkreten Krankheitsfall geeigneten Spender zu finden, läßt sich auf verschiedenen Wegen erreichen. Keine Bluttransfusion soll vorgenommen werden, ohne daß eine Blutprobe vom Spender und Empfänger angesetzt wird. Auf Grund der klinischen Erfahrungen wird bei der Butuntersuchung das Hauptgewicht darauf gelegt, daß vor der Bluttransfusion durch die Blutprobe festgestellt wird, daß das Serum des Empfängers und die R.K. des Spenders, sowie das Serum des Spenders und die R.K. des Empfängers sich gegenseitig nicht agglutinieren. Im allgemeinen wird angenommen, daß das Vorhandensein von Agglutininen im Spenderblut als eine relativ geringe Gefahr zu veranschlagen ist, weil die Agglutinine des Spenders im Empfänger schnell verdünnt und verteilt werden. Die Ottenbergsche Regel, die allerdings nur noch mit Einschränkung gilt, lautet, daß auf Grund der serologischen Untersuchung als Blutspender alle Personen dienen können, deren R.K. im Blute des Empfängers keine Antikörper vorfinden. Diese Vorbedingung läßt sich auf indirekte oder direkte Art ermitteln. Für jede Untersuchung ist Sorgfalt bei der Ausführung geboten, da Irrtümer schwere Folgen bei und nach der Blutübertragung herbeiführen können.

Die *indirekten Vorproben* werden auf Grund der Blutgruppenbestimmung vorgenommen.

Die Technik der Blutgruppenuntersuchung kann zwei Wege gehen, wie das aus dem vorigen Kapitel hervorgeht. Entweder bestimmt man die unbekannten Blutkörpereigenschaften durch zwei Sera (α und β) oder man prüft das unbekannte Serum durch seine Einwirkung auf bekannte Erythrocyten (A und B). Die Gruppenbestimmung mit Hilfe bekannter Testsera ist das gebräuchlichste Verfahren, das allein für den Praktiker zur Zeit in Betracht kommt. Dazu sind zwei agglutinierende Sera erforderlich. Es kommen nur solche Sera in Betracht, die eine positive Reaktion ergeben, also Serum der Gruppe A und B, da Serum der Gruppe AB keine Isoantikörper aufweist und Serum der Gruppe O wegen der beiden damit verbundenen Isoantikörper α und β keine Unterscheidung ermöglichen würde. Diese Testsera kann man sich selbst beschaffen. Man untersucht eine große Anzahl von Sera bezüglich ihres Verhaltens gegenüber den R.K. fremder Personen. Sera, die außer den eigenen alle andern R.K. agglutinieren, gehören der Gruppe O, Sera, die einschließlich der eigenen keine R.K. agglutinieren. der Gruppe AB an. Die Entnahme und Auswahl, die Aufbewahrung und Titrierung der Testsera sind für den serologisch geschulten Arzt nicht schwierig, für den Kliniker allerdings zu umständlich, SCHIFF, Technik der Blutgruppenuntersuchung, Julius Springer 1932 und LATTES, Handbuch der biologischen Arbeitsmethoden Abt. XIII, Teil 2, Heft 5 geben genaue Anweisungen dazu. Der Praktiker wird sich in der Regel der fabrikmäßig hergestellten Testsera bedienen. Hämotest vom staatlichen serotherapeutischen Institut in Wien, Sanguitest (Pharmagans, Oberursel) und die Testsera von BAYER-MEISTER-LUCIUS und den Betringwerken sind als gleichwertige Präparate anzusehen. In Schweden ist das Hämagglutinin „Astra" Södertälje in Gebrauch, vom staatlichen Seruminstitut in Kopenhagen werden „Standard-Sera", in Ofenpest „Serotyp", in Warschau „Izoagglutynina „PZH" bereit gehalten. SCHÖTT stellt die Forderung, daß die Testsera steril, stark agglutinierend und behördlich kontrolliert sein müssen, außerdem müssen sie von gesunden Menschen stammen und nicht aus einer Mischung gruppengleicher Sera bestehen.

Für die Zwecke der Bluttransfusion sind empfehlenswert

1. die einfache Objektträgermethode (Mosssche Probe),

2. die Röhrchenmethode (SCHIFFsche Probe).

Die Proben werden in jedem Falle unmittelbar vor der Transfusion angestellt, bzw. noch einmal wiederholt, wenn bereits wie gewöhnlich eine Vorprüfung vorausgegangen war.

Für *die* Mosssche *Probe* ist weiter nichts erforderlich, als zwei Objektträger (für Spender und Empfänger), Schnepper, Testserum der Gruppe A (in glashellem Röhrchen) und Testserum der Gruppe B (in braunem Hämoteströhrchen), ein Farbstift und eine Drahtöse.

Aus dem Teströhrchen wird je 1 Tropfen vom Serum A und B gesondert auf den entsprechend bezeichneten Objektträger gebracht. Danach entnimmt man aus der mit Alkohol gereinigten Fingerbeere oder dem Ohrläppchen mit jedesmal ausgeglühter und erkalteter Platinöse je einen Tropfen Blut und verreibt diesen in dem Serumtropfen A und B. Eine Übertragung vom Serum A in Serum B und umgekehrt ist natürlich streng verboten. Es ist ratsam, das Tröpfchen Blut etwas kleiner als den Serumtropfen zu bemessen und Blut und Serum durch Verreiben gut zu mischen.

Das Mengenverhältnis zwischen Blut und Serum muß so beschaffen sein, daß der Blutstropfen etwa $\frac{1}{4}$ des Serums ausmacht. Nach MORITSCH soll man einen Druckbuchstaben auf weißer Unterlage noch deutlich durch die Serumblutmischung hindurch lesen können. Am zweckmäßigsten fängt man 1 Tropfen Blut in 2 ccm 0,9% Kochsalzlösung auf und benutzt dann 1 Tropfen der Blutkörperchenverdünnung.

Unter leichtem Hin- und Herneigen des Objektträgers entsteht dann Agglutination der R.K. oder die Verklumpung bleibt aus. Die Agglutination ist an der Klümpchenbildung der R.K. makroskopisch zu erkennen. Die Isoreaktion erfolgt spätestens innerhalb von 5 Minuten. Bei negativer Agglutinationsreaktion bleiben die R.K. homogen im Tropfen verteilt. Wer die Probe seltener anstellt, tut gut, sich dabei das bekannte Schema vor Augen zu halten und danach die Gruppenzugehörigkeit makroskopisch abzulesen.

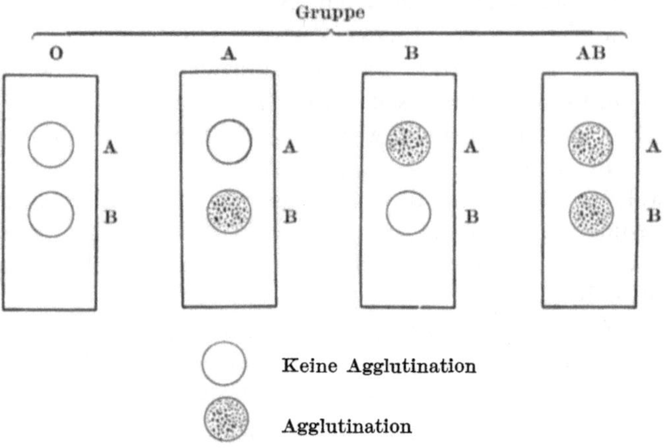

Abb. 3. Einfache Objektträgermethode (MOSS).

Geringere und stärkere Grade der Geldrollenbildung (Pseudoagglutination) verschwinden bei wiederholtem Umrühren und bei Zusatz von 0,9% Kochsalzlösung. Immerhin kann durch die Pseudoagglutination (siehe S. 13) dem weniger Geübten bei Benutzung unverdünnten Blutes eine Fehlbestimmung unterlaufen. Diese würde zur Folge haben, daß infolge fälschlicher Beurteilung gelegentlich ein Spender ausgeschaltet wird, der an sich hätte verwendet werden können.

Stets ist *frisches Blut* zu benutzen und die Untersuchung bei *Zimmertemperatur* anzustellen. Beim Testserum muß das auf der Packung angegebene Verwendungsalter berücksichtigt werden. BECK empfiehlt zur Gruppenbestimmung nicht bloß Testserum A und B, sondern auch Testserum O zu verwenden. Dazu werden auf den Objektträger, der entsprechend bezeichnet wird, von links nach rechts je 1 Tropfen Testserum A, B und O gebracht. Zu jedem Tropfen Serum wird ein kleiner Blutstropfen gemischt, der mit Drahtöse verrieben wird. Sonst wird genau so verfahren, wie bei der zuerst genannten Probe. Das Testserum O (im roten Röhrchen) soll die Sicherheit der Untersuchung vergrößern und gewissermaßen als Kontrolle wirken. Führt Serum O zur Agglutination, so muß diese auch mit Serum A oder B oder auch mit beiden erfolgen. Ist mit Serum O keine Ballung nachweisbar, so darf normalerweise auch im Serum A und B keine Agglutination nachweisbar sein. Das Untersuchungsresultat bei Benutzung von drei Testsera ergibt dann folgende Möglichkeiten.

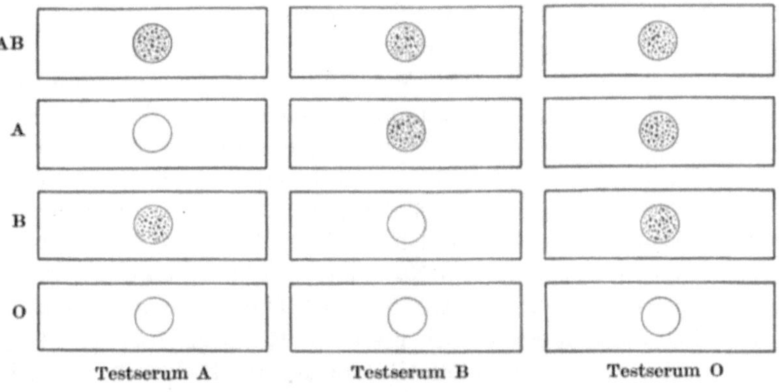

Abb. 4. Objektträgermethode nach BECK.

Die verwendeten Testsera sollen einen hohen Agglutinationstiter haben, der allerdings durch längeres Lagern schwinden kann. In solchen Fällen, wo die Agglutinationsreaktion nur sehr langsam eintritt, ist es ratsam, die Untersuchung zu wiederholen und bei weiteren Zweifeln eine Kontrolle der Gruppen A und O vorzunehmen, weil zu schwach agglutinierende Testsera zur irrtümlichen Annahme führen könnten, daß die Gruppe O vorliegt.

Für die Nachprüfung der Gruppe A wird Hammelblutimmunserum von Kaninchen benutzt, das befähigt ist, die menschlichen R.K. der

Gruppe A zu agglutinieren, während die R. K. der Gruppe B unbeeinflußt bleiben. Nach SACHS beruht die spezifische Wirkung des Immunserums auf dem Gehalt des Blutes A an einem gleichen, auch im Hammelblut enthaltenen Antigen. Untersuchungen von SCHIFF, ADELSBERGER, DÖLTER und WITEBSKY hatten nämlich gezeigt, daß das Merkmal A sich nicht nur beim Menschen, sondern auch beim Tiere nachweisen läßt. Werden Kaninchen mit Hammelblut vorbehandelt, so lassen sich Antisera herstellen, die menschliche R. K. der Gruppe A bzw. AB

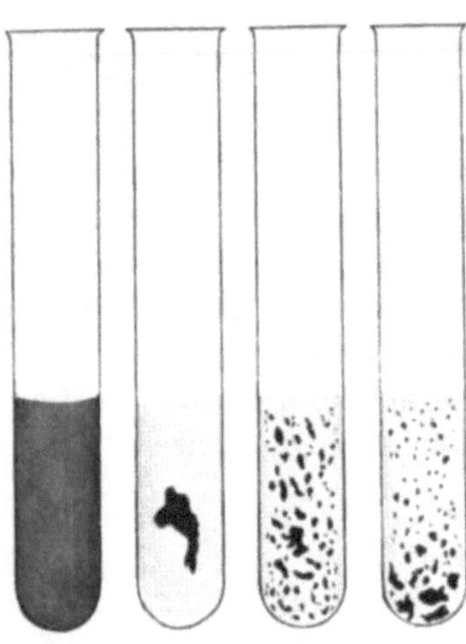

Abb. 5.
Hämagglutinationsprobe
nach SCHIFF.

elektiv agglutinieren. Auf diese Weise kann man die Blutgruppe A von der Blutgruppe B ohne weiteres unterscheiden. Das Hämotestimmunserum vom Kaninchen wird in blauen Röhrchen vom staatlichen serotherapeutischen Institut in Wien abgegeben.

Steht eine elektrische Zentrifuge zur Verfügung, so ist auch *die Reagensglasmethode nach* SCHIFF anzuwenden, d. h. die gleichfalls makroskopisch zu beurteilende Reaktion in vier kleinen Reagensgläsern von 8 cm Länge und 8 mm lichter Weite.

Man füllt 0,1 ccm Testserum A = 2 Tropfen und 0,1 ccm Testserum B = 2 Tropfen, jedes für sich in ein kleines Reagensglas, mischt dazu je 0,2 ccm = 4 Tropfen der zu untersuchenden Blutkörperchenaufschwemmung, d. h. einer 2 % R. K.-Aufschwemmung[1] (in 0,9 % NaCl-Lösung, die 0,5 Natr. citr. enthält), schüttelt kräftig und zentrifugiert etwa 2 Minuten bei 2000 Umdrehungen. Damit ist die Reaktion abgeschlossen. Bei positiver Reaktion finden sich die R. K. in kleineren oder größeren Klümpchen als Bodensatz in klarer Flüssigkeit. Beim Aufschütteln ist diese positive Agglutinationsreaktion dadurch gekennzeichnet, daß die R. K.-Flocken als Klümpchen erhalten bleiben, während bei negativer Agglutinationsreaktion sich beim Aufschütteln die R. K. gleichmäßig in der Serumverdünnung verteilen.

Das Wesentliche der SCHIFFschen Probe ist die Verdünnung der miteinander reagierenden Komponenten. Infolgedessen fallen die Fehler weg, durch die wie z. B. bei zu konzentrierter R. K.-Lösung eine positive Reaktion vorgetäuscht werden kann.

---

[1] Die 2 % R. K.-Aufschwemmung wird so hergestellt, daß in einer Leucocytenzählpipette Blut bis zur Marke 0,3 und Verdünnungsflüssigkeit bis 11 aufgesaugt wird.

Erwähnt sei die Objektträgermethode mit verdünntem Blut nach MAYSER, der das Blut in einer Leukocytenzählpipette bis zur Marke 1 und dann eine Verdünnungsflüssigkeit (Natr. citric. 1,0; Natr. chlorat. 0,9 Aq. dest. 100,0) bis zur Marke 11 aufsaugt, nach Schütteln je einen Tropfen dieser R.K.-Aufschwemmung mit den Testsera gemischt im hängenden Tropfen nach 3—5 Minuten prüft.

Natürlich darf das Vertrauen in die Haltbarkeit der Testsera nicht blind sein. Enthalten die Teströhrchen Verunreinigungen oder waren sie bei früherer Benutzung eine Zeitlang der Sonne ausgesetzt, so verdirbt das Testserum rasch und ist dann vor Ablauf des angegebenen Termins unbrauchbar. Das gleiche tritt ein, wenn die Glasröhrchen Alkalien enthalten oder wenn das Glas zu alkalisch ausgefallen ist (FORSSMANN). Vor solchen Fehlerquellen und Gefahren schützt die serologische Kontrolle der Testsera und die Befolgung der Regel, vor jeder Blut-übertragung, wenn möglich, eine direkte Parallelprobe zwischen Empfängerserum und Spendererythrocyten und umgekehrt anzustellen.

Manche Vorteile hat die Verwendung von getrocknetem Menschen-serum, das *Trockenhämotest* (EISLER und KOVÀCS), das vom staatlichen serotherapeutischen Institut in Wien IX. hergestellt und von der Österreichischen Serumgesellschaft Wien vertrieben wird. Getrocknete Sera sind schwächer als die flüssigen, weil der Titer durch das Trocknen herabgesetzt wird. Das Trockenhämotest A und B wird in Röhrchen geliefert, die Packung enthält außerdem Ampullen mit je 1 ccm Koch-salzlösung und einer Pipette. Mit der Pipette wird bis zu einer Markierung an der Spitze Blut und dann bis zu einer zweiten Marke 0,2 ccm Koch-salzlösung aufgesaugt. Der Inhalt der Pipette wird dann in das mit ein-getrocknetem Serum gefüllte Röhrchen entleert, das etwa 1 Minute geschüttelt wird. Die Agglutination tritt gewöhnlich innerhalb von 5 Minuten auf. Das Serum ist in getrocknetem Zustande Monate, unter Umständen Jahre lang haltbar. Dieses Trockenpräparat ist überall da zur Verwendung zu empfehlen, wo die Blutgruppenbestimmung selten vorkommt, so daß flüssige Sera, die nur kürzere Zeit aufbewahrt werden können, nicht immer zur Verfügung stehen. Besonders geeignet erscheint es für die Tropen. Ähnlich ist das Ballungstest von HILSINGER und in Amerika sind Serumpulver von HARTMANN und GILL im Handel.

SCHÖTT empfiehlt folgende Doppelprobe: Je ein Citrat-Kochsalz-röhrchen sowie eine U-förmige Glascapillare werden jeweils mit dem Empfänger- bzw. Spenderblut beschickt und 2 Minuten zentrifugiert. Man gewinnt so Empfänger- bzw. Spender-R.K. in den Citratröhrchen und Sera in den Glascapillaren. Dann werden auf einem Scioptikonglas zu einem Tropfen Testserum A und B Empfänger- bzw. Spender-R.K. gebracht und 2. im Spender- bzw. Empfängerserum Testblutkörperchen

A und B verrührt. Die Serumtropfen sollen groß, die R.K.-Tropfen klein sein.

Durch Mischung von Empfänger-R.K. mit Spenderserum und Spender-R.K. mit Empfängerserum ergeben sich drei Möglichkeiten, die mit bloßem Auge bestimmt werden.

a) Es tritt keine Agglutination ein (Empfänger und Spender gehören derselben Blutgruppe an).

b) Beide Proben werden agglutiniert (Empfänger und Spender gehören A oder B an).

c) Nur eine Probe wird agglutiniert (in diesem Falle kann die Gruppenzugehörigkeit nicht bestimmt werden).

Diese Untersuchung ist nur dann zweckmäßig, wenn die Ausführung der Transfusion auf Gruppengleichheit beschränkt wird.

Steht kein Testserum zur Verfügung, so kann die Methode von LINDSAY und KEA zur Anwendung kommen. Voraussetzung zur Anstellung dieser Probe ist, daß das Blut des Untersuchers oder einer zur Verfügung stehenden Person zur Gruppe A oder B gehört. Die Mischung von einem Bluttropfen des zu Untersuchenden und einem Tropfen Serum des Untersuchers oder der Versuchsperson sowie umgekehrtes Vorgehen führen zu verschiedenen Möglichkeiten. Zur Serumgewinnung sind Venenpunktionen notwendig, weil frisches Serum erforderlich ist. Das Verfahren ist im ganzen umständlich und erfordert längere Zeit.

Weiß man nun, daß der untersuchende Arzt zu Gruppe A oder B gehört, so läßt sich die Gruppe des Patienten bestimmen unter Benutzung der nachstehenden Aufstellung, die aus der Arbeit von NATHER, OCHSNER und BOITEL entnommen ist.

Bekanntes Blut Gruppe A. Patientengruppe (?)

Serum A und Erythrocyten (?) . . . . . keine Agglutination
Erythrocyten A und Serum (?) . . . . . keine Agglutination
   Patient ist Gruppe A.

Serum A und Erythrocyten (?) . . . . . Agglutination
Erythrocyten A und Serum (?) . . . . . keine Agglutination
   Patient ist Gruppe AB.

Serum A und Erythrocyten (?) . . . . . keine Agglutination
Erythrocyten A und Serum (?) . . . . . Agglutination
   Patient ist Gruppe O.

Serum A und Erythrocyten (?) . . . . . Agglutination
Erythrocyten A und Serum (?) . . . . . Agglutination
   Patient ist Gruppe B.

Bekanntes Blut Gruppe B. Patientengruppe (?)
Serum B und Erythrocyten (?) . . . . keine Agglutination
Erythrocyten B und Serum (?) . . . . keine Agglutination
Patient ist Gruppe B.

Serum B und Erythrocyten (?) . . . . Agglutination
Erythrocyten B und Serum (?) . . . . keine Agglutination
Patient ist Gruppe AB.

Serum B und Erythrocyten (?) . . . . keine Agglutination
Erythrocyten B und Serum (?) . . . . Agglutination
Patient ist Gruppe O.

Serum B und Erythrocyten (?) . . . . Agglutination
Erythrocyten B und Serum (?) . . . . Agglutination
Patient ist Gruppe A.

Direkte Vorproben.

Neben den indirekten Vorproben durch Gruppenbestimmung gibt es eine Reihe direkter Methoden, mit Hilfe deren festgestellt wird, wie Empfängerserum und Spenderblut und umgekehrt Spenderserum und Empfängererythrocyten aufeinander wirken. In allen Krankheitsfällen, wo für die Auswahl des Spenders genügend Zeit zur Verfügung steht, ist es aus Sicherheitsgründen *empfehlenswert, außer einer indirekten Prüfungsmethode eine direkte Vorprobe zu benutzen.* Diese direkte Prüfung hat den Vorzug, daß die später bei der Transfusion zu mischenden Blutarten direkt miteinander in Reaktion treten. Die direkten Verfahren berücksichtigen meist das Prinzip der Verdünnung der reagierenden Komponenten und sind auch für den Fall ausführbar und für die Beurteilung ausreichend, wo unter besonderen Verhältnissen keine Testsera zur Verfügung stehen.

Dreitropfenprobe: Auf einen Objektträger wird 1 Tropfen 5% oder 10% Natr. citric.-Lösung gebracht. Dazu setzt man mit einer Capillarpipette je 1 Tropfen Blut des Empfängers und des in Vorschlag gebrachten Spenders. Die 3 Tropfen werden miteinander verrieben. Danach wird nach 1—3 Minuten mikroskopisch und makroskopisch untersucht, ob Agglutination eintritt oder ausbleibt. Der Eintritt der Agglutination zeigt sich durch Auftreten von Flockung der R.K., das Ausbleiben der Reaktion ist durch Homogenbleiben des Tropfens gekennzeichnet. Tritt Hämolyse ein, so wird das Blut lackfarben und durchsichtig. Bei negativem Ausfall der Probe ist der Schluß berechtigt, daß bei und nach der Transfusion zwischen Spender und Empfänger keine Agglutination oder Hämolyse zu erwarten ist. Bei positiver Probe bleibt es zweifelhaft, von wem die Agglutinine stammen. Rühren die Agglutinine vom Spender her, so wäre das Blut des Spenders unter Umständen zu verwenden, könnte aber allein auf Grund der Probe wegen der bestehenden Unsicherheit nicht benutzt werden. Der Transfusor ist bei ausschließlicher Anwendung dieser Probe in der Verlegenheit, ev. ein Blut von der Transfusion auszuschließen, obwohl es geeignet wäre. Wer es vorzieht, in der Regel nur Spenderblut der gleichen Beschaffenheit, bzw. derselben Gruppe zu benutzen, wird *die Dreitropfenmethode* mit Vorteil anwenden. Sie *ist zur Zeit*, wo wir geneigt sind, auch die Agglutinine des Spenders wieder zu berücksichtigen, *eine durchaus empfehlenswerte Prüfungsmethode*, die den Vorzug hat, einfach und praktisch zu sein.

Die Dreitropfenmethode wurde zuerst von VINCENT mitgeteilt, dann von RAVDIN und GLENN, NÜRNBERGER, GÖTTING, BÉCART u. a. beschrieben und als zweckmäßig empfohlen. (SELLHEIM, HOEHNE, OPITZ, REIFFERSCHEIDT.) Die Sicherheit der Probe wird von CORNILS bezweifelt; GOEBEL betont, daß ein Zusatz von Natr. citric. zu dem Spender- und Empfängerblut den hämolytischen Vorversuch in vitro aus ungeklärten Gründen unzuverlässig macht. Daher sollte für den hämolytischen Vorversuch als gerinnungshemmender Stoff statt Citrat *Oxalat* verwendet, 3—4 Parallelversuche angesetzt und schon bei der geringsten Hämolyse der betreffende Spender als ungeeignet ausge-. schaltet werden.

Die *Viertropfenmethode* (MANDELSTAMM) gestattet in ähnlicher Weise die gegenseitige Auswertung von Spender und Empfänger in bezug auf Serum und Erythrocyten. 1 Tropfen Empfängerblut wird durch 1 Tropfen destillierten Wassers auf dem Objektträger hämolysiert. Die Hämolyse tritt sofort ein. Dazu füge man 1 Tropfen 5% Natr.-citric.-Lösung. Das Ganze wird mit einem Glasstab umgerührt. Nach Zugabe 1 Tropfens Spenderblut beobachtet man 1—3 Minuten, ob Agglutination eintritt. Bei Agglutination bilden sich gut sichtbare R.K.-Häufchen, die makroskopisch und mikroskopisch die charakteristischen Bilder ergeben. Die gleiche Probe kann dann bei negativem Ergebnis mit dem Empfängerblut in entgegengesetztem Sinne angestellt werden, d. h. es wird das Spenderblut mit destilliertem Wasser hämolysiert, dann mit 5% Natr.-citric.-Lösung und Empfängerblut verrieben. Findet sich auch danach keine Agglutination, so ist der Schluß gerechtfertigt, daß Spender- und Empfängerblut zu einander passen. Für diesen Fall ist die Transfusion gestattet. Ist sowohl bei der ersten wie bei der zweiten Blutprobe Agglutination festzustellen, so gehört einer der Untersuchten zur Gruppe A, die andere Person zur Gruppe B.

FISCHBEIN geht so vor, daß er 3 Tropfen Blut mit 10 ccm 1% Natr.-citric.-Kochsalzlösung mischt, so daß eine 2% R.K.-Suspension hergestellt ist. Nach Gewinnung von etwas Serum werden auf einer Glasplatte mit geschmolzenem Paraffin zehn Kreise gezogen; innerhalb

eines jeden Ringes werden die zu untersuchenden Sera und Blut-
suspensionen gemischt, in dem 2 Tropfen Serum mit 1 Tropfen
R.K.-Emulsion des Partners durch Glasstab verrührt werden. Nach
$^1/_2$ Stunde ist die Agglutination makroskopisch und mikroskopisch
abzulesen.

Die *Doppelprobe* (KUBANYI) wird so angestellt, daß 4—5 ccm Blut
des Empfängers durch Venenpunktion in Zentrifugenröhrchen aufgefangen und abzentrifugiert werden. Dem Serum werden aus der
Fingerbeere der verschiedenen Spender je 1 Tropfen zugesetzt. Das
nicht agglutinierte Blut kann in dringenden Fällen als Spender benutzt
werden. Sucht man Blut der gleichen Gruppe, so werden aus der Vene
des nach dem angegebenen Verfahren ermittelten Spenders 3—5 ccm
Blut entnommen und das durch Zentrifugieren gewonnene Serum wird
mit 1 Tropfen des Empfängerblutes gemischt. Ist auch danach
keine Agglutination zu beobachten, so gehören beide derselben Gruppe
an. KUBANYI empfiehlt die *Doppelprobe* in den Fällen, wo mit dem
Standardserum keine eindeutige Reaktion zu erzielen ist, ferner bei
wiederholten Transfusionen unter Benutzung desselben Spenders und
bei kachektischen, anämischen Individuen, wo es gilt, jede Hämolyse
auch von Empfängererythrocyten zu vermeiden.

HÖST, ROUS-TURNER, SEBASTIANO, FASANO, CAECKENBERGHE benutzen ähnliche Methoden. Die Verfahren der genannten Autoren sind
indessen weit umständlicher und zeitraubend. Das gilt auch von der
Methode von OTTENBERG *und* KALISKI.

Die Vorprobe von BÉCART wird folgendermaßen in je drei Uhrgläsern
angestellt. In das eine Gläschen kommen 2—3 Tropfen einer 3%
Natr.-citrat-Lösung, in das zweite ebenso viele Tropfen destilliertes
Wasser. Fügt man in jedes Glas 2—3 Tropfen Empfängerblut, so hat
man eine Erythrocytenaufschwemmung im einen, eine verdünnte Serum-
auflösung im andern Uhrglas. Die gleichen Lösungen werden vom
Spender hergestellt. Danach vermischt man auf einem Objektträger
das verdünnte Empfängerserum mit der Spendererythrocytenaufschwemmung, auf einem zweiten Objektträger verdünntes Spenderserum mit Empfängererythrocytenaufschwemmung. Bis zum Eintritt
der Agglutination vergehen 15—20 Minuten. Die Kontrolle geschieht
mikroskopisch. Pseudoagglutination (Geldrollenbildung) wird durch
Umrühren verhütet. Bleibt die Agglutination in beiden Proben aus, so
sind Empfänger und Spender der gleichen Gruppe zugehörig.

Sind keine besonderen Gegenindikationen, so ist die Transfusion
mit Einschränkung auch dann erlaubt, wenn keine Agglutination der
Spendererythrocyten durch das Empfängerserum, dagegen Agglutination
der Empfängererythrocyten durch das Spenderserum hervorgerufen
wird.

Reagensglas					
1	2	3	4	5	6
1 ccm Serum des Empfängers bzw. Spenders	1 ccm Serum und 1 ccm 0,9 proz. NaCl-Lösung	1 ccm 0,9 proz. NaCl-Lösung und 1 ccm von 2	1 ccm 0,9 proz. NaCl-Lösung und 1 ccm von 3	1 ccm 0,9 proz. NaCl-Lösung und 1 ccm von 4	1 ccm 0,9 proz. NaCl-Lösung und 1 ccm von 5

dazu je 1 ccm 5 proz. Erythrocytenaufschwemmung des Spenders bzw. des Empfängers

Verdünnung					
1 : 2	1 : 4	1 : 8	1 : 16	1 : 32	1 : 64

Direkte Prüfung von Empfängerserum und Spendererythrocytenaufschwemmung (bzw. umgekehrt von Spenderserum und Empfängererythrocytenaufschwemmung).

Steht für die Auswahl des Spenders mehr Zeit zur Verfügung (12—14 Stunden), wie in allen Krankheitsfällen, wo es sich nicht gerade um Blutersatz bei großen Blutverlusten oder um Stillung anders nicht zu beeinflussender capillarer (parenchymatöser) Blutungen durch Transfusion handelt, so ist die direkte Prüfung von Empfängerserum und Spendererythrocytenaufschwemmung und umgekehrt von Spenderserum und Empfängererythrocytenaufschwem- mung nach beifolgendem Schema sehr empfehlenswert.

Die 5% Blutaufschwemmung kann man durch Auffangen von 1 Tropfen Blut in 19 Tropfen physiologischer Kochsalzlösung herstellen.

Die Serumblutkörperlösung kommt für 12—24 Stunden in den Brutschrank bei 37°. Die Agglutination ist daran erkennbar, daß die R.K. nicht in gleichmäßiger Schicht, sondern in kleinen Klumpen geballt am Boden der Reagensgläser liegen. Tritt bei entsprechender Probe keine Agglutination der R.K. des Spenders, oder solche nur in der Verdünnung 1:2 ein, so ist die Transfusion erlaubt. Hämolyse ist an der durchsichtigen rötlichen Lackfarbe zu erkennen und ist makroskopisch leicht festzustellen.

Diese Methode, die ich jahrelang benutzt habe und bei sorgfältiger Ausführung und aufmerksamer Beurteilung für absolut einwandfrei halte, *gibt einen solchen Grad an Sicherheit für den Ausschluß der Transfusionsgefahren, daß sie allen andern Methoden überlegen ist.*

Schultz, der als erster schon 1910 auf die Wichtigkeit der die Transfusion vorbereitenden Probe auf Agglutination und Hämolyse hingewiesen hat, und auf dessen Angaben alle ähnlichen Verfahren fußen, bedient sich folgender Prüfungsmethode zur Feststellung der Hämolyse. 0,1 und 0,01 ccm Serum in Vidalröhrchen werden mit 0,1 ccm 5% Blutaufschwemmung 2 Stunden bei 37⁰, später im kühlen Raum gelassen. Daneben laufen Kontrollversuche mit einfacher Blutaufschwemmung. Das Resultat wird nach 2 Stunden zum ersten Male, dann nach Ablauf der Nacht zum zweiten Male abgelesen. Der Hämoglobinaustritt wird makroskopisch durch Vergleich der Probe mit der Kontrolle erkannt. Schultz empfiehlt zur Serumgewinnung nur durch Venenpunktion gewonnenes Blut zu verwenden.

Die makroskopische Methode von Epstein *und* Ottenberg, die sich auf Agglutination und Hämolyse erstreckt, wird nach Angaben von Voronoff in folgender Weise ausgeführt. 10 ccm einer Lösung von 6 g NaCl und 10 g Natr. citrat in 1000 ccm Aq. dest. kommen in ein Reagensglas, dazu unter ständigem Schütteln 8—10 Tropfen Empfängerblut. Außerdem wird Blut vom Empfänger in einer kleinen Capillarpipette (bis zu $^2/_3$) aufgesaugt. Die gleiche Entnahme erfolgt vom Spender. Danach zentrifugiert man Pipetten und Reagensgläser. Die Reagensgläser werden dekantiert, der aufgeschüttelte Bodensatz mit der vierfachen Menge obiger Salzlösung verdünnt (sterile Pipette) und geschüttelt. Mit einer neuen Pipette saugt man von der R.K.-Aufschwemmung des Kranken eine kleine Menge auf und tut die dreifache Menge klaren Blutserums des Kranken hinzu. Die beiden Pipetten werden auf der einen Seite zugeschmolzen, auf der andern durch Paraffin verschlossen. Nach $^1/_2$ Stunde kann man nachsehen, ob in einem der Röhrchen Agglutination erfolgt. Nach weiteren 3—12 Stunden im Brutschrank läßt sich sagen, ob Hämolyse eingetreten ist, die an einer rotgefärbten Schicht zwischen den sedimentierten R.K. und dem klaren Serum erkenntlich ist.

Die Methode von Behne *und* Lieber erscheint etwas umständlich, gewährt aber große Sicherheit. Die Technik der Untersuchung begnügt sich mit der Feststellung der Agglutination als Vorläufer der Hämolyse. Venenpunktion, Entnahme von je 5 ccm Blut des Empfängers und von zwei bis drei Spendern. Von jeder Blutprobe kommen 3 ccm zur Serumgewinnung in ein Zentrifugenglas, die restierenden 2 ccm werden in einem Schüttelglas defibriniert. Das Serum wird vom Blutkuchen nach Zentrifugieren mit Pipette entnommen. Das defibrinierte Blut wird gleichfalls zentrifugiert, das überstehende Serum abgegossen und durch die gleiche Menge physiologischer Kochsalzlösung ersetzt. Von jeder Blutprobe erfolgt

1. Herstellung einer 5% R.K.-Aufschwemmung in physiologischer Kochsalzlösung nach starkem Durchschütteln der Mischung (0,5 ccm Ausgangs-R.K.-Aufschwemmung und 9,5 ccm physiologische Kochsalzlösung),

2. Herstellung von Serumverdünnungen 1:10 (0,2 ccm unverdünntes Serum und 1,8 ccm NaCl-Lösung, gut mischen).

Nun erfolgt der Agglutinationsversuch.

I. Es werden die Blutkörperchen vom Empfänger (0,2 ccm der 5% Aufschwemmung) mit 0,2 ccm Serum (unverdünnt und 1:10 verdünnt) jedes Spenders gemischt.

II. Umgekehrt wird 0,2 ccm Serum (unverdünnt und 1:10 verdünnt) des Empfängers mit 0,2 ccm 5% R.K.-Aufschwemmung des Spenders vermischt.

III. Als Kontrollen 1. 0,2 ccm 5% Empfängerblutkörperaufschwemmung und 0,2 ccm NaCl-Lösung, 2. 0,2 ccm der 5% Aufschwemmung jedes Spenderblutes und 0,2 ccm NaCl-Lösung.

Nach gründlicher Mischung kommen die Gläser 1 Stunde ins Wasserbad oder in den Brutschrank bei 37°. Danach lassen sich die Agglutinationserscheinungen makroskopisch bestimmen.

CLEMENS beschreibt eine *Agglutinationsprobe* mit hämolysiertem Blut. Danach wird 1 Tropfen Blut des Empfängers unter Zusatz von 1 Tropfen Chloroform auf einem Objektträger ausgestrichen und verrieben. Sollte nach der Verdunstung noch keine vollständige Hämolyse eingetreten sein, so füge man noch etwas Chloroform hinzu und bringe unverdunstetes Chloroform durch Blasen zur Verdunstung. Dadurch erhält man lackfarbenes und durchsichtiges Blut. Gerinnsel darin werden beseitigt. Zähflüssiges Blut verdünne man mit einer isotonischen Lösung von Natr. citric. 3½—4%. Zu diesem so vorbereiteten Blut bringe man einen Tropfen des zu untersuchenden Blutes und verreibe es. Die Mischung bewege man auf dem Objektträger hin und her. Bei Agglutination, die innerhalb von Minuten erfolgt, bilden sich makroskopisch zu beurteilende Blutkörperklümpchen. Bei negativem Ausfall der Probe gehört der Spender der gleichen Gruppe an wie der Empfänger oder der Gruppe AB. Es empfiehlt sich die Probe auch in umgekehrter Weise anzustellen (Spenderserum und Empfängerblut).

Welche von den direkten Proben der einzelne auch bevorzugen mag, stets ist zu fordern, dass die Prüfung auf Isokörper kreuzweise gegeneinander ausgeführt wird. Es ist nicht ausreichend, nur das Empfängerserum in seinem Verhalten gegenüber dem Spenderblut zu untersuchen.

Ich empfehle in jedem Falle ausser der Mossschen *bzw.* SCHIFFschen *Probe die Untersuchung nach der Vorschrift auf S. 38 auszuführen.*

Nach früheren Anschauungen war die Transfusion ungefährlich, wenn die Gruppenbestimmung ergab

1. Gruppengleichheit vom Spender und Empfänger,
2. Zugehörigkeit des Empfängers zur Gruppe AB,
3. Zugehörigkeit des Spenders zur Gruppe O.

Das Schema für die Auswahl des Spenders hat indessen nur noch beschränkten Wert.

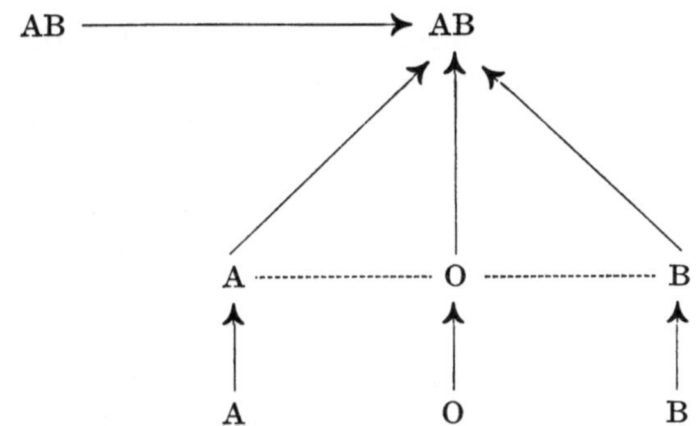

Wenn *irgend möglich, soll in der Regel Gruppengleichheit für die Auswahl des Spenders maßgebend sein.* Es ist nicht mehr zweckmäßig, die Gruppe O als Universalspender, Gruppe AB als Universalempfänger anzusprechen. Gefährdet durch sogenanntes Universalspenderblut scheinen besonders solche Personen, deren Blutbildungsapparat geschädigt ist (perniziöse Anämie, Leberinsuffizienz) und ferner heruntergekommene kachektische Menschen. Im O-Blut finden sich vielfach Isolysine, die gegenüber A besonders wirksam sein können. Nach THOMSEN sind Patienten mit chronischen Anämien durch Universalspender gefährdet, dagegen ist bei sonst gesunden Menschen nach akutem Blutverlust vom Gebrauch der sogenannten Universalspender keine unmittelbare Lebensgefahr zu erwarten.

Der Erfahrungssatz, daß die R.K. des Spenders nicht vom Empfängerserum agglutiniert werden dürfen, daß dagegen die Agglutination der Empfängererythrocyten durch das Spenderserum als harmlos anzusehen ist, hat gleichfalls nur bedingten Wert.

Das Plasma des Spenders kann dann agglutinierend wirken, wenn es im Empfänger keine genügende Verdünnung erfährt. Das wird der Fall sein bei stark ausgebluteten Menschen und bei andern sekundären und primären Anämien, bei denen die Gesamtblutmenge erheblich reduziert ist. Es wäre demnach gut, sich auch in solchen Krankheitsfällen des Universalspenders und ungleicher Gruppen lieber nicht zu bedienen, oder, wenn das nicht angängig ist, sich vorher über die zirkulierende Blutmenge des Empfängers zu orientieren. Einen ungefähren Anhalt über die Blutmenge kann man immer dann erhalten, wenn etwa der Transfusion eine Kochsalz- oder Traubenzuckerinfusion vorangegangen ist. Durch die Zufuhr von Wasser wird eine Senkung des Hämoglobinspiegels herbeigeführt. Findet sich z. B. vor der Infusion 30% Hämoglobin und nach der intravenösen Applikation von 800 ccm Kochsalzlösung 25% Hämoglobin, so ergibt sich folgende Gleichung

$$*) \; M + 800 : M = 30 : 25$$
$$M = 4000,$$

weil der prozentuale Hämoglobingehalt umgekehrt proportional der jeweiligen Gesamtflüssigkeit im Gefäßsystem ist.

Eine solche Schätzung der Gesamtblutmenge wird für alle praktischen Zwecke meistens genügen.

Genaue Werte lassen sich durch Bestimmung der Sauerstoffkapazität und des Wassergehaltes des Blutes vor und nach der Infusion ermitteln (siehe WILDEGANS, Arch. klin. Chir. 162).

Die Blutmenge ist eine variable Größe, die sich innerhalb ziemlich breiter physiologischer und pathologischer Grenzen bewegt. Steht nun fest, daß beim Empfänger die Blutmenge stark reduziert ist — unter 2—3 Liter (bei ausgebluteten und anämischen Menschen keine Seltenheit) — so ist Vorsicht stets dann geboten, wenn mehr als $^1/_5$—$^1/_6$ der Gesamtblutmenge des Empfängers übertragen wird. Will man in bedrohten Krankheitsfällen ganz sicher gehen, so müßte man neben der Blutmenge des Empfängers auch den Agglutinationstiter des Spenders bestimmen. Titer über 1:20 sind als hoch anzusehen.

Man kann KUBANYI u. a. nur zustimmen, wenn er sagt, daß *zwischen dem Agglutinationstiter von Spender und Empfänger keine extreme Differenz* bestehen darf. Der Agglutinationstiter des Serums wird in der Weise bestimmt, daß je 1 Bluttropfen bekannter Gruppe mit dem zu untersuchenden Serum in Kochsalzverdünnungen von 2, 4, 8, 16, 32, 64 bis 128 gemischt wird. Die Verdünnungszahl, bei der eine Agglutination noch eintritt, entspricht dem Agglutinationstiter. Ich habe diese Bestimmung des Agglutinationstiters in der *Reagensglas-Blutprobe* (S. 38) seit Jahren vielfach benutzt. (WILDEGANS, Arch. klin. Chir. Bd. 139, S. 137.)

KUBANYI hat neuerdings eine Objektträgermethode beschrieben, bei der das in steigender Dosis mit Kochsalzlösung verdünnte Blut mit dem zu untersuchenden Serum in Verdünnungen von 2 bis 256 auf neun Objektträgern in Form von Tropfen miteinander in Reaktion gebracht wird. Auf diese Weise kann der hohe bzw. niedrige Agglutinationstiter ermittelt werden. (Arch. klin. Chir. 173, S. 147.)

Solche komplizierten Untersuchungen kann man in gefährdeten Krankheitsfällen bei Anstellung einer der direkten Vorproben umgehen,

---

*) M = Blutmenge.

weil ja dabei Spender, die für den Empfänger besonders wirksame
Antigene besitzen, sich dem Untersucher kenntlich machen. WICHELS
und LAMPE empfehlen auch die Zahl der R.K. des Empfängers zu berücksichtigen. Sie glauben, daß man z. B. eine Transfusion von $^1/_5$ der
Blutmenge der Gruppe AB mit dem Titer 1:256 nur dann vornehmen
soll, wenn das Blut des Empfängers AB mehr als 2 Millionen R.K.
enthält oder man soll die zu transfundierende Menge Blut gering bemessen.

Bei der Auswahl des Spenders sind außer der Blutindividualität
noch eine Reihe anderer Momente zu berücksichtigen. Vor allem muß
die Gefahr ausgeschaltet werden, daß mit dem Blute akute oder chronische Krankheiten übertragen werden. Der Spender muß einer genauen
Untersuchung unterzogen werden.

Die Vorgeschichte hinsichtlich der *Syphilis* ist stets zu erheben.
Es ist zu empfehlen, den Spender auf die etwaigen Folgen unrichtiger
Angaben aufmerksam zu machen. In der Regel werden die Wassermannsche Reaktion und die Untersuchungen nach SACHS-GEORGI und
MEINICKE anzustellen sein. Die Frage ob eine einzige Flockungsmethode
als Ergänzung zur Wassermannreaktion genügt oder ob besser mehrere
derartige Prüfungen vorgenommen werden sollen, wird verschieden beurteilt. OTTO und BLUMENTHAL halten die gleichzeitige Ausführung der
Wa.R. und der Kahn-R. für die zur Zeit einfachste und beste Kombination für den serologischen Syphilisnachweis. Eine negative Syphilis-
reaktion gibt allerdings keine absolute Gewähr für das Ausbleiben einer
Übertragung einer syphilitischen Infektion.

In Deutschland sind derartige Syphilisübertragungen bisher nicht
mitgeteilt worden. Ich hatte kürzlich in einem Obergutachten Stellung
zu nehmen zu der Frage, ob ein Verschulden des leitenden Arztes
vorliegt, wenn bei Lebensgefahr infolge Blutverlustes die Untersuchung des Blutes auf Syphilis vor der Transfusion unterblieb. In
diesem Krankheitsfalle war in einer Großstadt im Anschluß an eine
Transfusion wegen lebensbedrohlicher, unstillbarer Hämoptoe bei einem
33jährigen Manne 10 Wochen später ein syphilitisches Exanthem aufgetreten und die nun nachträglich beim Blutspender vorgenommene
Wassermannsche Reaktion erwies sich als positiv. Die Frage, ob die
syphilitische Infektion durch die Transfusion erfolgt war, mußte mit
großer Wahrscheinlichkeit bejaht werden. Es muß allerdings berücksichtigt werden, daß selbst für den Fall des Ausschlusses einer genitalen
Infektion die Möglichkeit einer anderweitigen extragenitalen Syphilisinfektion vielfach nicht vollkommen abgelehnt werden kann.

In der Weltliteratur habe ich im ganzen weitere acht derartige
Syphilisinfektionen durch Transfusion gefunden. Diese Zahl zeigt im
Vergleich zu den unzähligen Bluttransfusionen, daß das Unglück außer-

ordentlich selten eingetreten ist, obwohl zweifellos bei Lebensgefahr und höchster Eile, z. B. nach schweren akuten Blutverlusten nicht selten bewußt auf die Wassermannsche Reaktion und andere Prüfungsmethoden verzichtet wurde. Aus Wien teilen Moritsch und Wittmann einen Krankheitsfall mit, bei welchem trotz negativer Wassermannreaktion des Spenders eine Lues übertragen wurde. Es handelt sich um einen Berufsspender, der anschließend knapp vor dem Ausbruch des syphilitischen Exanthems stand und bei dem die Wassermannreaktion noch nicht positiv war. Gerade die Zeit um das Auftreten der Roseola beim Spender scheint besonders gefahrvoll für die Luesübertragung zu sein. Zweimal war der infizierende Spender der Sohn des Patienten, der in einem Falle eine Blutuntersuchung nicht für nötig hielt (Bernheim), im andern Falle die Syphilis übertrug, obwohl die Wassermannreaktion zur Zeit der Transfusion negativ ausgefallen war. (Levy und Ginsburg: Amer. J. Syph. 1927, Nr 3.) Feldmann berichtet aus Moskau über eine Infektion durch eine arbeitslose Krankenpflegerin, bei der 19 Tage vor der Transfusion die Wassermannreaktion ein negatives Resultat gezeigt hatte. Weitere Syphilisübertragungen wurden durch Dufur, Brehm und Cordiviola berichtet. Bei diesem war nach hochgradigem Blutverlust wegen Dringlichkeit auf die Wassermannsche Reaktion verzichtet worden. Der Bericht von Spillmann und Morell gibt Kenntnis davon, daß gelegentlich auch der Spender sich vom Empfänger infizieren kann. Die Infektion erfolgte bei einem Arzte, der sich einer nahezu ausgebluteten und, wie sich später herausstellte, syphilitischen Frau als Spender zur Verfügung gestellt hatte.

Die Syphilisübertragung kommt demnach vor, obwohl die Wassermannreaktion zur Zeit der Bluttransfusion oder kurz vorher negativ ausgefallen ist. Die Syphilis verläuft bei Eindringen der Keime direkt in die Blutbahn so, als wenn ein Primäraffekt gesetzt wäre. Nach einer Inkubationszeit von 4 bis 10 Wochen entwickelt sich eine kräftige und typische Roseola (Syphilis d'emblée).

Andererseits sind von Mac Namarra aus Boston elf Beobachtungen angeführt, wo umgekehrt Blut von Syphilitikern, darunter solchen mit positiver Wassermannreaktion auf sicher syphilisfreie Patienten übertragen wurde, ohne daß es bei einer Beobachtungszeit von 16 bis 26 Wochen zu einer Syphilisinfektion gekommen wäre. Ähnliches berichtet White. Mac Namarra hält es für statthaft, Syphilitiker im tertiären Stadium auch bei positiver Wassermannreaktion als Spender zu benutzen, weil derartige Kranke nicht als infektiös zu gelten brauchen. Diese Anschauung von Mac Namarra kann man nur insoweit gutheißen, als die Verwendung derartiger Spender bei höchster Lebensgefahr und nur für den Fall in Erwägung zu ziehen ist, daß andere geeignete Personen nicht zur Verfügung stehen. Die Organisation eines

Blutspenderdienstes wird in der Regel gesunde Menschen zur Verfügung stellen, aber es kann Situationen geben, wo auf die Wassermannsche Reaktion verzichtet werden muß. Bei akutem, lebensbedrohlichem Blutverluste ist schließlich jeder Spender recht. An der Verblutung stirbt der Kranke, die Syphilis kann behandelt werden (v. EISELSBERG), wenn wirklich einmal der exzeptionell seltene Fall eintreten sollte, daß diese Krankheit durch Transfusion übertragen wird.

Von klinisch gesunden Spendern wird die latente Syphilis im allgemeinen nicht übertragen. Diese Erfahrung darf natürlich nicht zu unvorsichtigem Verhalten verführen, vielmehr ist bei *der Prüfung des Spenders auf Syphilisinfektion die allergrößte Sorgfalt geboten.*

Jeder auf *Tuberkulose* verdächtige Spender ist von vorneherein auszuschließen. Untersuchung des Blutes auf Tuberkelbacillen erübrigt sich daher. Stets ist beim Spender auf *Malaria* zu fahnden, wobei die Möglichkeit einer larvierten Malaria in Erwägung gezogen werden muß. Die Malariainfektionen, die vorgekommen sind, bilden warnende Beispiele (OEHLECKER, HORSLEY). Nach FLAUMs Beobachtung infizierte ein Blutspender, der im Laufe von 2 Monaten bei vier verschiedenen Kranken in Funktion getreten war, alle vier mit Malaria. Der Nachweis einer latenten Malaria kann sehr schwierig, sogar unmöglich sein. So berichtet SCHNITZLER über eine Übertragung von latenter Malaria tertiana durch Transfusion nach Cholecystektomie. Beim Spender war trotz zahlreicher Kontrolluntersuchungen und provokatorischer Maßnahmen keine Malaria zu finden. Erst nachdem noch weitere Kranke durch denselben Spender infiziert waren, konnte nach stundenlangem Suchen im Blutausstrich ein Plasmodium nachgewiesen werden. In anderen Krankheitsfällen (KORABELNIKOFF) waren trotz erfolgter Malariaübertragung beim Spender keine Plasmodien noch irgendwelche für Malaria charakteristische Veränderungen zu konstatieren. Für die Transfusion ist wichtig, daß Personen, die Malaria gehabt haben, noch nach Jahrzehnten aufs neue erkranken können, ohne daß eine Neuinfektion eingetreten wäre. Auch Infektion des Spenders vom Empfänger her kann erfolgen. Nach einer großen Blutentnahme kann eine latente Malaria manifest werden (FLAUM, OEHLECKER). Meist erkrankt der Empfänger wenige Stunden nach der Malariainfektion (WOOLSEY) oder nach Tagen und Wochen (bis zu 23 Tagen, OEHLECKER).

Mannigfache andere Infektionsmöglichkeiten sind auszuschalten (Morbilli, Diphtherie, Angina, Grippe, Typhus abdominalis, Filariasis). In dringenden Fällen muß die Erhebung der Vorgeschichte, der Gesamteindruck des Spenders und eine körperliche Untersuchung manchmal genügen. Bei Hämophilie soll das Blut der Mutter für den erkrankten Sohn nicht benutzt werden (OEHLECKER).

Der Polycytämiker ist an sich der beste von der Natur bereitgestellte

Blutspender, da neben hohen R.K.- und Blutfarbstoffwerten in der Raumeinheit auch die gesamte Blutmenge erhöht ist und eine wahre Plethora besteht. Beim Polyglobulieblut ist die Möglichkeit vorhanden, eine sehr viel größere Anzahl von R.K. im gleichen Volumen zuzuführen. Der Vorteil liegt natürlich nicht im Sauerstoffreichtum des zugeführten Blutes, da die einmalige Zufuhr einer geringen Menge O_2 kaum von Bedeutung sein kann, es kommt vielmehr auf die Größe des Gasaustausches an, der um so leichter erfolgt, je größer die respiratorische Oberfläche der zur Verfügung stehenden R.K. ist. DUKEN will Blausüchtige als Spender verwenden, bei denen die Größe der R.K. mindestens $^9/_{1000}$ beträgt. Diese R.K. sollen sich gut im Empfänger verfolgen lassen. Zweckmäßig ist es, Hypertoniker als Spender zu verwenden, bei denen sowieso ein Aderlaß geplant ist.

Bei der Suche nach einem Spender kann man sich zunächst an die Verwandten und Freunde wenden. Im Verwandtenblut werden wir seltener störende Isoagglutinine und Isolysine antreffen. SCHNEIDER fand, daß das Blut von Mutter und Kind in $^3/_5$ der Fälle der gleichen Gruppe angehörte, aber auch für Neugeborene soll das Blut der Mutter nicht ohne vorausgegangene serologische Prüfung benutzt werden.

Eine etwaige *Organisation der Spender* wird sich nach den örtlichen Verhältnissen richten. Unter den Leichtkranken wird man im Krankenhaus durch Appell an Humanität und Kameradschaft in der Regel einen geeigneten Menschen finden. CLAIRMONT hat empfohlen, bei allen Kranken bald nach der Aufnahme die Gruppenprobe anzustellen und das Ergebnis auf der Fieberkurve zu notieren. Im allgemeinen ist es ratsam, sich um die *Auswahl der Spender nicht erst von Fall zu Fall* zu kümmern, sondern eine *Anzahl nach ihrer Blutindividualität bekannter Personen bereit zu halten*, deren Namen, Lichtbild (jeder derartige Spender soll einen Paß nach Art des Militärpasses bei sich führen, in dem sich die entsprechenden Angaben finden), Gesundheitsverhältnisse, Blutgruppe, Wassermannreaktion, Blutstatus (mit Fingerabdruck), Anschrift und möglichst Anruf in einer Karthotek gesammelt werden. Nachuntersuchung ist in Abständen von 8 Wochen notwendig und jedenfalls stets vor der Transfusion nochmals zweckmäßig, wobei besonders auf venerische Infektionen zu fahnden ist. Die Universitätskliniken werden unter den Studenten vielfach verständnisvolle Blutspender finden und leicht eine entsprechende Organisation schaffen. Vielfach werden Hausschwangere als Spender herangezogen mit der Begründung, daß die Frau während der Schwangerschaft auf Blutverluste eingestellt ist. Es ist zu beachten, daß bei schwangeren Frauen die Entnahme größerer Blutmengen die Anämia gravidarum auslösen kann. Das Pflegepersonal, Schwestern, Wärter und Ärzte, die sich gerne anbieten, wird man nur in eiligen Notfällen heranziehen, da bei dem häufigen Bedarf diese Quelle bald erschöpft würde. Professionelle Blutspender, die sich in Amerika zu Berufsringen zusammengeschlossen haben und gegen gute Bezahlung ihr Blut hergeben, sind in Deutschland wohl selten, mehren sich aber in letzter Zeit. Der Blood-Transfusion service vom Roten Kreuz in London ist so organisiert, daß nur solche Spender vermittelt werden, die sich unentgeltlich und aus philanthropischer Neigung bereit erklären. Bisher haben in London etwa 9000 Personen unentgeltlich ihr Blut ihnen unbekannt gebliebenen Kranken gespendet. Ähnliche Einrichtungen sind in Wien, Rotterdam u. a. geschaffen. In Mailand hat sich eine Assoziazone volontari del sangue mit eignem Publikationsorgan gebildet. Transfusionen zwischen *Angehörigen verschiedener Rassen* sind stets zulässig, wenn die Blutproben übereinstimmen.

Jede Schädigung des Spenders muß vermieden werden. Das wird geschehen, wenn ihm nicht mehr als 600—800 ccm Blut entzogen werden. Sind ausnahmsweise größere Mengen erforderlich, so ist es zweckmäßig, einen zweiten Spender heranzuziehen. Nach der Mitteilung BRANDENBURGs über Untersuchungen an gewerbsmäßigen Blutspendern der Mayo-Klinik schadet dem gesunden Manne ein in Zwischenräumen von 4—5 Wochen vorgenommener größerer Aderlaß nichts, während Frauen davon leicht anämisch werden und sich langsamer erholen. Nach Möglichkeit würde ich es für ratsam halten, einen Spender im Jahre nicht öfter als 4—6mal zu benutzen. HAHN und NEU machten die experimentelle Feststellung, daß nach einer Anzahl häufig wiederholter Aderlässe die Bactericidie des Serums gegenüber Staphylokokken und Typhusbacillen wesentlich wächst, eine Erscheinung, die auf das Übertreten von Lymphe und ihrer Leukine zurückgeführt wird.

Die Ligatur der Vena cubitalis ist irrelevant, wenn Wundinfektion und Thrombophlebitis ausgeschaltet werden und nur gelegentlich Blut gespendet wird. Beim Berufsspender soll die Vene nur punktiert werden.

Die Unterbindung einer Arterie (Art. radialis, Art. brachialis), die bei der heutigen Technik in den Hintergrund tritt, wird man ohne Not besser vermeiden. Die Möglichkeit der Infektion des Spenders durch Rückfluß, z. B. bei septischer Infektion oder anderen Infektionskrankheiten des Empfängers, ist natürlich zu berücksichtigen und zu verhüten. In diesen Fällen ist die räumliche Trennung von Spender und Empfänger Gebot, die auch sonst aus psychischen Gründen vorteilhaft sein kann. Ergibt die Beobachtung des Spenders während der Überleitung erhebliche Steigerung der Pulsfrequenz (100—120), Schwindel, Blutdrucksenkung unter 100 mm Hg und andere Zeichen von Anämie, so wird man lieber unterbrechen.

Auch der Transfusor muß sich schützen. *Es dürfen keine Personen als Spender zur Transfusion herangezogen werden, bei denen ein Ver-*

dacht auf einen möglicherweise latenten Krankheitsprozeß besteht. DELENS,
LANGIER und VILBERT berichten über ein von ihnen gefordertes
Gutachten in dem die Frage, ob der bald nach einer Transfusion an
Carcinoma ventriculi erfolgte Tod eines Spenders mit der Blutentziehung in ursächlichem Zusammenhange stehe, zu erörtern war und
in diesem Falle abschlägig beschieden wurde. Es ist auch mit Erpressung
und Betrug zu rechnen. So ist es vorgekommen, daß die Blutspender
ihre Ausweise ausgetauscht haben, um eine andere Gruppenzugehörigkeit vorzutäuschen (Lichtbild, Fingerabdruck!). Gegen Erpressung
schützt ein Vorgehen, bei dem der Empfänger dem Blutgeber unbekannt
bleibt.

KÜHNE untersuchte die Leistungspflicht der Krankenkassen gegenüber dem Blutspender. Danach hat der Spender Anspruch auf
Schmerzensgeld und auf Ersatz etwaigen Vermögenschadens. Wird
der Spender arbeitsunfähig, so hat er Anspruch auf Krankengeld,
auch wenn er Mitglied einer fremden Krankenkasse ist. Etwaige Komplikationen im Heilverlauf beim Spender können nicht als eine vor-
sätzlich zugezogene Krankheit angesehen werden.

Mehrfach ist der Versuch gemacht worden, *bei Infektionskrankheiten
solche Personen als Spender zu benutzen, die die zu bekämpfende
Krankheit selbst durchgemacht hatten oder solche, die mit den betreffenden Vaccinen ad hoc vorbereitet waren.* HAENSCH und HART-
MANN verwandten mit gutem Erfolge Typhusrekonvaleszenten und
gegen Typhus geimpfte Spender. LITTLE berichtet von einem Erfolg
bei schwerer Pyämie mit vielfachen Metastasen, durch wiederholte
Blutübertragung von einem Spender, dem 2 Tage vor dem Eingriff
1—2 ccm Autovaccine der Patientin intravenös injiziert waren. Ähnliche
Erfahrungen werden von FRY, OUDARD, VIVIAN u. a. mitgeteilt.
HABERLANDT und LITTLE sahen den Vorteil immunisierter Spender
darin, daß in dem Blut spezifische Bakteriolysine, Präcipitine, Anti-
toxine und Agglutinine zur Verfügung stehen, welche die speziellen
Toxine unschädlich machen können. (Einzelheiten siehe S. 114.)

Von SAKAJAN ist schließlich der Versuch der *Bluttransfusion von der
Leiche* gemacht worden. SAMOW und KOSTRJAKOW hatten gezeigt,
daß Blut von einer Hundeleiche noch 11 Stunden nach dem Tode
homoplastisch so übertragen werden kann, daß das Blut im Körper
des neuen Trägers erhalten bleibt. BURDENKO hat das Hundeherzblut
einer Hundeleiche 7 Stunden post mortem entnommen, 1 Tag lang
in Citratlösung aufbewahrt und es dann einem lebenden Hunde reaktionslos einverleibt. Auf diese Erfahrungen fußend hat SAKAJAN sieben
Leichenblutübertragungen mit Erfolg durchgeführt. Er entnahm
28 Stunden post mortem nach aseptischem Bauchschnitt das Blut aus
der Vena cava inferior mit Janetspritze, die Natriumcitratlösung ent-

hielt. Das Blut wurde dann nach Agglutinationsprobe und biologischer Probe durch Venenstich transfundiert. In den ersten 8 Stunden ist nach SAKAJAN das Leichenblut in seiner Vitalität noch nicht wesentlich geschädigt, weil der Zerfall der R. K. und das Eindringen der Mikroorganismen erst später einsetzt. JAKOBY hat nachgewiesen, daß das Thrombin im Leichenblut 24 Stunden nach dem Tode kaum noch nachweisbar ist, eine Erscheinung, die durch den Verbrauch des Thrombins infolge Zerstörung, Anlagerung an Fibrinogen und Ausbleiben der Thrombinbildung erklärt wird. Der Calciumgehalt ist der gleiche wie beim Lebenden; dagegen sind die Reststickstoffwerte höher als in vivo. Das Ph zeigt im Leichenblutserum eine Verschiebung nach der sauren Seite. Für die Bluttransfusion ist anzunehmen, daß die stärker saure Reaktion des Leichenblutes auf die morphologischen Elemente ungünstig einwirkt.

Wenn überhaupt, so sind Leichenbluttransfusionen beim Menschen nur bei Fehlen anderer Spender, etwa bei Massenunfällen in Erwägung zu ziehen[1].

IV. Die Wirkung und das Schicksal des transfundierten Blutes.

Die Wirkung und das Schicksal des durch Transfusion übertragenen Blutes sind von grundlegender Bedeutung für die praktische Anwendung des Verfahrens. Von besonderem Interesse sind dabei die verpflanzten R. K. und das Plasma mit seinen mannigfachen organischen, anorganischen Stoffen und den übrigen morphologischen Bestandteilen. Die Transfusion ist die Transplantation eines flüssigen Gewebes. Bei Verpflanzung von Knochen, Fascien, Sehnen usw. ist der gesetzmäßige Verlauf in der Regel der, daß die transplantierten Gewebe vom fremden, artgleichen Organismus aufgenommen werden und auch befähigt sind, vorübergehend mechanische Leistungen zu übernehmen. So gut wie niemals findet eine lebendige Eingliederung statt. Stets werden die Transplantate durch körpereigenes Gewebe ersetzt, es folgt die Substitution. Das übertragene Blut findet allerdings im Plasmastrom des Empfängers die denkbar günstigsten Ernährungsverhältnisse, während alle anderen übertragenen Gewebe erst auf das Einwachsen der Capillaren und Gefäße des Mutterbodens warten müssen. Die klinische Erfahrung lehrt jedoch, daß trotzdem Teile des Blutes bald nach der Übertragung zugrunde gehen. Aus der Schutzimpfung ist bekannt, daß die antitoxischen Stoffe vom Blute des tierischen Spenders sich nur relativ kurze Zeit beim Empfänger halten

---

[1] Während der Drucklegung erschien: Serge Judine, La transfusion du sang de cadavre à l'homme. Paris, Masson et Cie.

(z. B. Tetanus- und Diphtherie-Antitoxin). Auch arteigenes Serum wie das Rekonvaleszentenserum vom Masernkranken bleibt kaum 8 Tage wirksam.

Solange wie die Bluttransfusion naturwissenschaftlich studiert wird, so lange geht auch der Streit um *die Frage, wie schnell das transfundierte Blut dem Untergange geweiht* ist. Die Mehrzahl der älteren Untersuchungen bezieht sich auf die indirekten homoioplastischen Transfusionen mit defibriniertem Blut, von denen angenommen werden kann, daß durch den Akt der Defibrinierung wie Schlagen, Quirlen, Durchseihen u. a. die Vitalität des Blutes geschädigt wird. Die neuen Forschungen beschäftigen sich mit dem Citratblut und dem durch direkte Übertragung verpflanzten Blut.

FORSTER und MÜLLER führen an, daß sie die dem eingeführten Serum entsprechende Stickstoffmenge im Harn quantitativ hätten nachweisen können. QUINCKE glaubt, daß der Zerfall der eingespritzten Blutzellen allmählich stattfindet und daß ein Fortleben der R.K. für einige Tage zum mindesten angenommen werden kann. Ähnlich äußern sich LANDOIS, PANUM, MORAWITZ, CRILE. COENEN, SCHOENE, ZIEMSSEN, SEIFFERT rechnen mit einer Erhaltung und Funktionsübernahme für einige Tage. HOTZ gibt 6 Wochen, OEHLECKER 3—4 Wochen, HEMPEL 3 Wochen, MOONS 15—30 Tage an. MÜLLER und JERVELL berechnen die Lebensdauer der R.K. des Spenders nach der ersten Transfusion mit etwa 5 Wochen, nach einer zweiten mit mindestens 12 Tagen, während WEARN 83—190 Tage, ASHBY und JERVELL selbst für das Citratblut 1—2 Monate annehmen. Das Urteil über die Lebensdauer transfundierter R.K. lautet also recht verschieden.

Immerhin läßt sich feststellen, daß die Mehrzahl der Autoren in den letzten Jahren, wie BÜRGER, OPITZ, SCHEEL, BANG u. a. dahin stimmen, daß die R.K. nach der Transfusion eine Zeitlang im Empfängerorganismus fortleben. Eine exakte Angabe über diese Frage ist schon deshalb nicht zu erwarten, weil sich für die R.K. auch unter physiologischen Verhältnissen nur ungefähre Grenzen der Lebensdauer und des beginnenden Todes ziehen lassen (15—90 Tage).

Selbst *im Reagensglas* ohne besondere Kautelen steril *aufbewahrtes* ungerinnbar gemachtes *Blut* vermag sich mindestens 8 Tage morphologisch zu erhalten, Sauerstoff aufzunehmen und abzugeben. Das habe ich durch Gasanalysen gezeigt.

Bei *Transfusion von fremdartigem Blut,* dessen R.K. sich von den R.K. des Empfängers unterscheiden lassen, kann man die übertragenen R.K. im mikroskopischen Blutbild mit Sicherheit wieder finden. Die kernhaltigen Vogelblutkörperchen sind im Kaninchenblut genau zu verfolgen, sie passieren schnell alle Capillaren; man sieht im Verlaufe von 1—2 Tagen ihre intravasculären Trümmer und Reste. Bei Verwendung arteigenen gefärbten Blutes (Hämalaun-Eosin) läßt sich im Tierversuch, z. B. im Lungenkreislauf des Frosches, durch das Capillarmikroskop der intravasculäre Blutzerfall sehr schön während 10 bis 12 Stunden beobachten.

Geschädigte R.K. lassen das Hämoglobin austreten. Der Abgabe des Blutfarbstoffes an das Plasma folgt die Auflösung des hämoglobinfreien Stromas.

Die *Untersuchungen auf Hämoglobinämie* am Menschen (die Untersuchung kann spektroskopisch oder chemisch erfolgen) nach der direkten Transfusion zeigen, daß bereits im Laufe der ersten Woche post transfusionem Hämolyse eintritt, daß diese in der zweiten Woche ihren Höhepunkt erreicht, um dann zurückzugehen. Die Auswertungsprüfung ergibt aber, daß die transfundierten R.K., die im zirkulierenden Blut zugrunde gehen, nur einem geringen Prozentsatz des zugeführten Blutes entsprechen. Auch die mikroskopische Kontrolle des Blutes gibt keinen sicheren Anhaltspunkt dafür, daß ein größerer Teil der R.K. im zirkulierenden Blute zugrunde geht.

Während unter physiologischen Verhältnissen ein Teil der R.K. von etwa 0,45% NaCl-Lösung abwärts hämolysiert wird, erweisen sich die R.K. des Transfusionsblutes bisweilen weniger resistent, so daß sie schon bei höheren Kochsalzkonzentrationen von 0,5—0,6% durch Osmose quellen und ihr Hämoglobin abgeben. Die Herabsetzung der *osmotischen Resistenz* ist meist in der zweiten Woche nach der Transfusion am deutlichsten. Das Resultat stimmt also überein mit dem, was sich oben für die Hg-Bestimmung des Serums ergab, daß in der zweiten Woche der Höhepunkt der zwar geringen, aber nachweisbaren Hämolyse eintritt. Allerdings muß betont werden, daß höhere oder geringere Resistenz der R.K. nicht Tod oder Leben für die R.K. bedeutet.

Wichtig für die Beurteilung des Schicksals des überpflanzten Blutes ist natürlich auch die *Zählung der R.K.* und die *Bestimmung* des *Hämoglobingehaltes* des Blutes. Wenn auch gewisse Fehlerquellen bei diesen Untersuchungen bestehen, so ist die Zählung für die Zwecke der Transfusion durchaus notwendig, wenn wir Vergleiche zwischen dem Zustand vor und nach der Transfusion machen wollen. Da die Fehlerquellen vor und nach der Transfusion die gleichen sind, so ist es durchaus möglich, daß Vergleichswerte gefunden werden, die Rückschlüsse erlauben. Der springende Punkt ist, ob die nach einer Transfusion sich findenden höheren Werte der R.K. und des Hämoglobins auf die Erhaltung der übertragenen R.K., auf Erholung oder rasche Neubildung infolge Reizes auf die hämatopoetischen Organe zurückzuführen sind. W. Schultz glaubt auf Grund von Tierversuchen mit defibriniertem Blute, daß das Plus der R.K. den erhalten gebliebenen

R. K. entspricht, weil es unverständlich wäre, wie bei dem gewaltsamen Eingriffe, den im Falle des Unterganges des zugeführten Blutes die Transfusion darstellen würde, der Zerfall und die Regeneration sich so völlig das Gleichgewicht halten sollten, daß so stetige, stets auf derselben Höhe sich haltende Kurven entstehen.

Abb. 6 zeigt den Anstieg von R. K. und Hämoglobin sofort nach der Transfusion in der Weise, daß am ersten Tage nach der Blut-

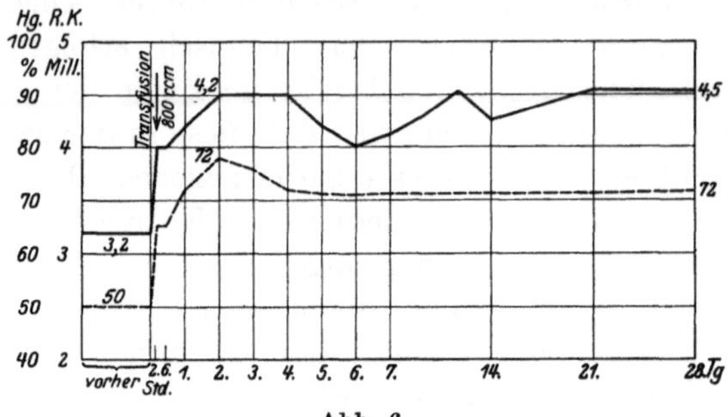

Abb. 6.
R. K. und Hämoglobinanstieg nach direkter
Transfusion von 800 ccm.   R. K. = —— Hg = — — —

übertragung der Zuwachs von R. K. und Hämoglobin der transfundierten Blutmenge entspricht. Die R. K. sind bei einer Zufuhr von 800 ccm Blut von 3,2 auf 4,2 Millionen in 1 cmm vermehrt, der Hämoglobingehalt von 50% auf 72% gestiegen. Auffallend ist, daß von geringen Schwankungen abgesehen, die gefundenen Werte etwa auf der gleichen Höhe bleiben.

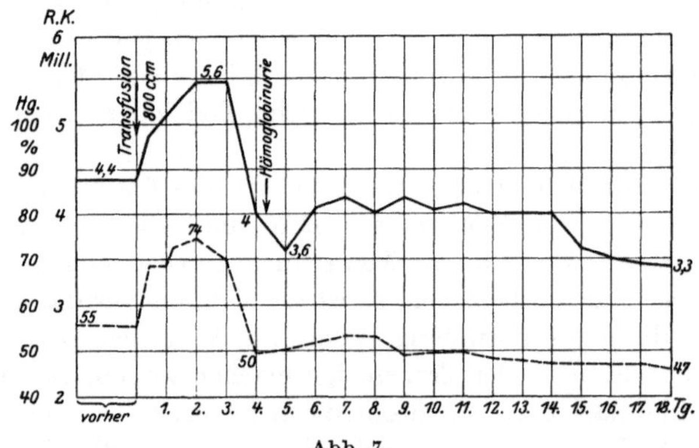

Abb. 7.
Hämoglobin- und Erythrocytensturz bei Hämoglobinurie
nach direkter Transfusion von 800 ccm.   R. K. = —— Hg = — — —

Die Abb. 7 zeigt einen Krankheitsfall, bei dem die Transfusion zur Ausführung kam, trotzdem die Agglutinationsprüfung ergeben hatte, daß der Empfänger die R. K. des Spenders noch in einer Verdünnung des Serums 1 : 8 agglutinierte. Der Erfolg war, daß zunächst keinerlei

Transfusionserscheinungen auftraten. Die R.K.-Zahlen wuchsen von 4,4 zu 5,6 Millionen, das Hämoglobin von 55% auf 74%. Der am vierten Tage folgenden Hämoglobinämie und Hämoglobinurie folgte ein rapider R.K.-Sturz und auffallende Senkung des Hg-Gehaltes, so daß nach der 3 Tage anhaltenden Hämoglobinurie das Niveau unter dem Status ante transfusionem lag. Es kann hier keinem Zweifel unterliegen, daß das gesamte Spenderblut zur Ausscheidung gelangte.

Dann gibt es aber auch Transfusionsfälle, wo entschieden die Anschauung zu Recht besteht, daß neben dem Zuwachs an R.K. und Hämoglobin ein weiteres Plus durch Steigerung der Hämatopoese des Empfängers zustande kommt.

Die Abb. 8 einer posthämorrhagischen, hochgradigen Anämie infolge Ulcus ventriculi zeigt sofort nach der Transfusion von 800 ccm Blut einen erheblichen Anstieg, die Hg- und R.K.-Zahlen sind mehr als um das Doppelte gestiegen. Der am elften Tage der Kurve einsetzende sekundäre Anstieg ist als Blutregeneration zu deuten, wie sie eintritt, wenn der Organismus die Krise überwunden hat.

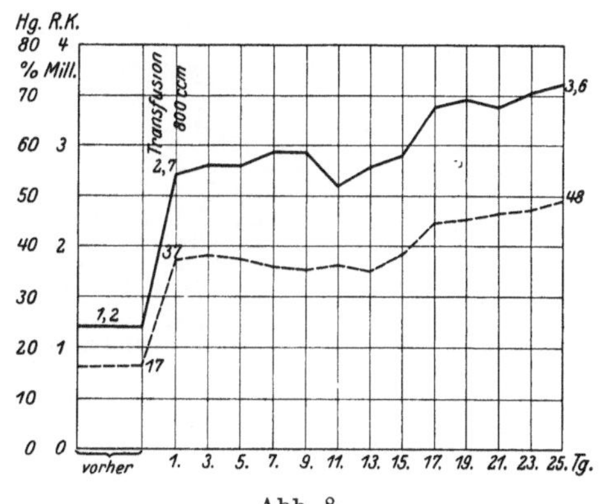

Abb. 8.
Erythrocyten- und Hämoglobinanstieg nach direkter Transfusion von 800 ccm und anschließende Blutregeneration.
R. K. = —— Hg = — — —

Eine weitere Möglichkeit, über das Schicksal transfundierter R.K. etwas zu erfahren, ist durch die *Mischung von anämischem mit gesundem,* am besten *Polycythämikerblut* gegeben. Das Blutbild bei den einfachen Anämien kennzeichnet sich dadurch, daß die betreffenden R.K. neben einem herabgesetzten Hg-Gehalt, neben Aniso- und Poikilocytose, neben den polychromatophilen basophil punktierte R.K. sowie Ring- und Pessarformen zeigen. Wird einem ausgeprägt anämischen Menschen Polycythämikerblut infundiert, so lassen sich in den fortlaufenden Blutausstrichen nach der Transfusion Spender- und Empfänger-R.K. recht gut im ungefärbten, wie im Giemsapräparat in ihren Differenzen erkennen und unterscheiden. Ich gebe Abbildungen von Blutpräparaten wieder, wie sie 2 Stunden, 3—7 Tage, sowie 2 Wochen post transfusionem gewonnen wurden.

In solchen Fällen ist es möglich, die Spender- und Empfänger-R.K. bis zu 14 Tagen post transfusionem in ihren Unterschieden auseinanderzuhalten.

Zum Studium der Lebensdauer transfundierter R.K. *wählte* Ashby *ein Serum aus, das die R.K. des Empfängers verklumpte. die Spender-*

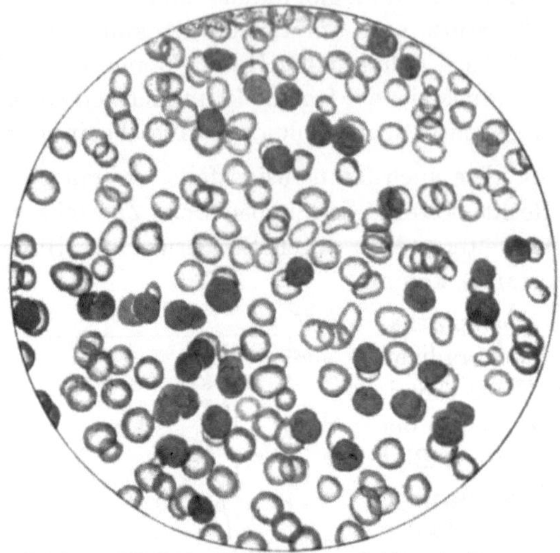

Abb. 9. Mischblut 2 Stunden nach Transfusion von polycythämischem in anämisches Blut. Leitz Ok. 1 Immers.

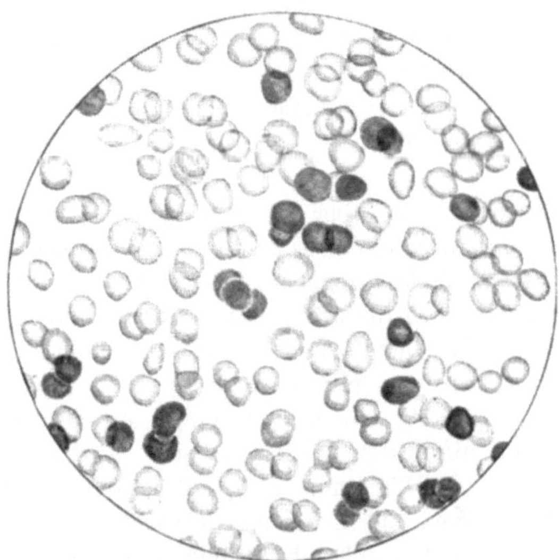

Abb. 10. Mischblut 3 Tage nach Transfusion von polycythämischem in anämisches Blut.
Leitz Ok. 1 Immers.

R. K. aber nicht beeinflußte, und glaubte auf diese Weise in der Thoma-Zeissschen Zählkammer im Mischblut nach Hinzuführung des entsprechenden Serums die unagglutinierten, also Spender-R.K. exakt

nachweisen zu können. ASHBY bestimmte danach die Lebenszeit transfundierter R.K. auf 30—100 Tage. Die Methode ist vielfach benutzt

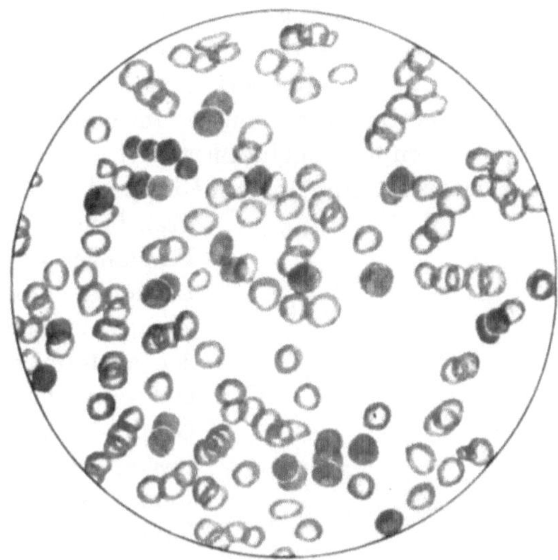

Abb. 11. Mischblut 7 Tage post transfusionem.

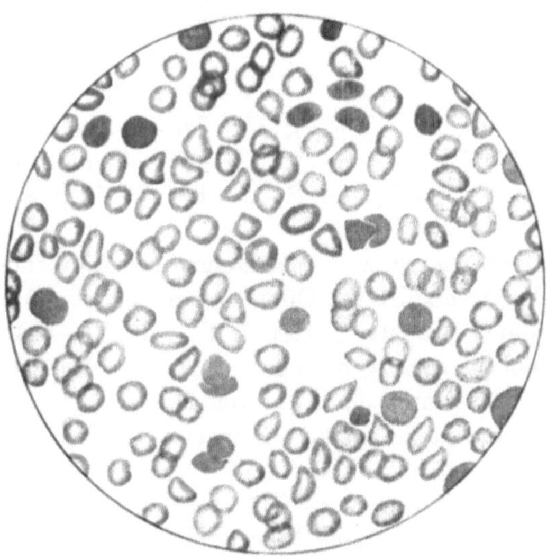

Abb. 12. Mischblut 14 Tage post transfusionem.

worden. Bei näherer Betrachtung muß es allerdings zweifelhaft erscheinen, ob mit diesem Verfahren sichere Resultate zu erzielen sind.
Eine Reihe von Forschern beurteilen die Methode günstig. HOTZ hat

nach der ASHBY-Methode die R. K. des Spenders noch nach 6 Wochen im strömenden Blute des Empfängers nachweisen können, WEARN fand als durchschnittliche Lebensdauer transfundierter R. K. bei perniziöser Anämie ungefähr 3 Monate. Nach ASHBY sollen Individuen, die hinsichtlich ihrer eigenen Blutkörper zu den Gruppen AB, A und B gehören, R. K. der Gruppe O infundiert werden. Bei der Zählung wird dann das Blut nach der Entnahme mit Serum Gruppe O versetzt, das die R. K. der andern Gruppen agglutiniert. Ich untersuchte danach in folgendem Krankheitsfalle: Empfängerin Gruppe A, Spender Gruppe O.

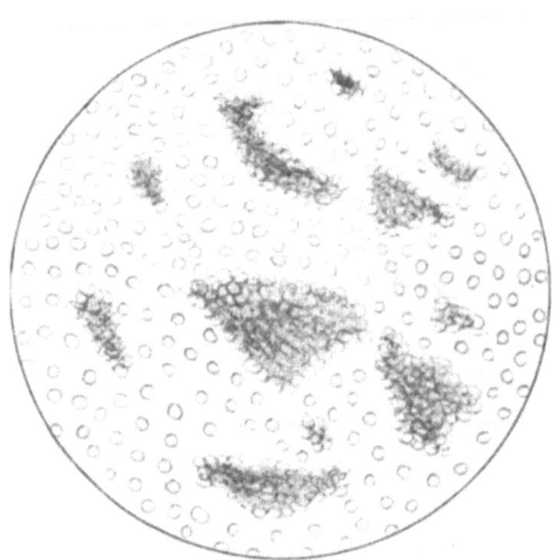

Abb. 13. Methode ASHBY.
Empfänger-Gruppe A, Spender-Gruppe O. Blutbild nach Transfusion und Agglutination mit Serum-Gruppe O.

Transfusion 600 ccm. Vom Empfänger wird Blut in eine Leukocytenpipette bis 0,5 aufgesaugt, bis zur Marke 11 mit der agglutinierenden Flüssigkeit verdünnt, die aus Serum Gruppe O und einer 4,4% Lösung von Natriumcitrat besteht. Nach Schütteln der Pipette wird diese in ein Glasröhrchen entleert, 40 Minuten bei 37⁰ gehalten, alle 10 Min. geschüttelt und über Nacht bei 0⁰ aufbewahrt. Von der Lösung wird dann nach Umschütteln 1 Tropfen in die THOMA-ZEISSsche Zählkammer gebracht und nun werden die unagglutinierten transfundierten R. K. wie in beiliegender Zeichnung gezählt.

Vielfach tritt aber auch eine so ausgedehnte Klümpchenbildung ein, daß ein Auszählen unmöglich ist. Die von ASHBY u. a. gefundenen Werte für die Lebensdauer transfundierter R. K. mit 59—113 Tagen übertreffen bei weitem die sonstigen Angaben darüber. Die Methode ist von SCHIFF unter Zuhilfenahme der Faktoren M und N weiter ausgebildet worden und ergibt weitere positive Hinweise für das Fortleben transfundierter R. K.

Durch die Transfusion von 800—1000 ccm Blut werden dem Empfänger nicht unbeträchtliche Eiweißmengen zugeführt (1 l Blut = 350 g Eiweiß). Es erhebt sich in diesem Zusammenhange die Frage, ob bei gleichbleibender Kost durch die direkte Transfusion von z. B. 800 ccm Blut, das durch völlig reaktionslose Aufnahme die Gewähr der Erhaltung im Spenderorganismus in sich trüge, eine *Änderung der Stickstoffbilanz* herbeigeführt wird. Entsprechende Untersuchungen

(Prüfung der N-Ausscheidung im Harn nach KJELDAHL bei dreiwöchiger Beobachtung) haben mir gezeigt, daß die durchschnittliche N-Ausscheidung vor und nach der Transfusion ungefähr die gleiche bleibt, daß jedenfalls keine Steigerung als Zeichen eines vermehrten Eiweißzerfalles nachweisbar ist. Im Gegensatz dazu finden sich z. B. bei Malaria, wo nachweislich R.K. zugrunde gehen, hohe Stickstoffwerte im Harn, die zum großen Teil als Folge der Blutzersetzung angesehen werden. Ähnliche Untersuchungen sind bei den indirekten Transfusionen von Mensch und Tier des öfteren ausgeführt, haben aber die verschiedensten Ergebnisse gehabt.

Gerade die Ärzte, die sich besonders eingehend praktisch und theoretisch mit der Bluttransfusion beschäftigt haben, vertreten mit mir die Ansicht, daß das überpflanzte Blut eine Zeitlang lebens- und funktionstüchtig bleiben kann. Der anspruchslose Stoffwechsel der R.K. ist nach MORAWITZ ein Faktor, welcher ihre Erhaltung begünstigen muß. OEHLECKER und HEMPEL nehmen auf Grund fortlaufender Blutbestimmungen und mikroskopischer Untersuchungen an, daß die transfundierten R.K. eine Lebensdauer von 3—4 Wochen haben, wobei allerdings zu berücksichtigen ist, daß von den transplantierten R.K., die naturgemäß ein verschiedenes Alter haben, die einen etwas früher, die anderen etwas später im Kreislauf des Empfängers zerstört werden. OPITZ schließt aus seinen Beobachtungen als Pädiater, daß das Transplantat lebens- und funktionsfähig bleibt. Er glaubt, daß die nach Injektion von Vollblut zu beobachtende Mehrausfuhr von Stickstoff durch den Harn in der Hauptsache durch die Plasmakomponente verursacht ist. Nach dem gleichen Autor ist auch der Spiegel der nicht koagulablen Eiweißkörper im Blute der gleiche wie nach Zufuhr von Plasma allein, während ein stärkerer R.K.-Zerfall zu ausgeprägten Ausschlägen führt. BÜRGER und HUFSCHMIDT fanden, daß annähernd das gesamte, mit dem Blut eingeführte Eiweiß zurückgehalten werden kann. Nach Transplantation großer Blutmengen bei perniziöser Anämie blieb jede Steigerung des Grundumsatzes und der N-Ausscheidung aus, wenn die Transfusion ohne besondere Reaktion verlief. Dem gegenüber steht die Ansicht von WEICHSEL, der annimmt, daß nach Transfusion bei rezidivierender perniziöser Anämie das übertragene Blut restlos ausgeschieden wird, ja sogar noch einen Teil des Organeiweißes mitreißt und zu einer negativen Stickstoffbilanz führt, während im Remissionsstadium ein Teil der transfundierten R.K. als lebendiger Bestandteil zurückbleibt.

Neben der Untersuchung der N-Ausscheidung ist auch *die Analyse des Blutes* von Interesse, d. h. die Prüfung, ob bei etwaigem Zerfall des übertragenen Blutes im Kreislauf Schlacken des Eiweißstoffwechsels entstehen. Reststickstoffbestimmungen des Blutserums vor und nach der Transfusion haben mir bewiesen, daß nach Übertragung von 6—800 ccm Blut keine Anomalien des Eiweißabbaues nachweisbar sind, daß sich vielmehr die Reststickstoffwerte nach der Transfusion innerhalb der physiologischen Grenzen halten. OPITZ fand post transfusionem bei Kindern sogar Rückgang der anfangs vielfach erhöhten Reststickstoffwerte zur Norm, Beobachtungen, die durchaus gegen einen schnellen Zerfall der R.K. sprechen.

KÜHL glaubt auf Grund seiner Untersuchungen bei perniziöser und sekundärer Anämie über die Ausscheidung des Urobilins im Stuhl und Urin post transfusionem, daß das Transfusat innerhalb kurzer Zeit zugrunde geht und ausgeschieden wird. Ich glaube allerdings in Übereinstimmung mit vielfachen Literaturangaben, daß das Problem der Urobilinbildung zu komplex ist, als daß Parallelen zwischen Blutzerfall und Urobilinausscheidung möglich sind. Wie Fehlen von Urobilin eine Erythrocytolyse nicht ausschließt, läßt andererseits der Gehalt des Harnes an Urobilin keinen sicheren Rückschluß auf das Maß des Erythrocytenzerfalls zu.

MOLDAWSKI schließt aus der Tatsache, daß bei Kindern nach einer Transfusion die Zahl der vital färbbaren R.K. — er nennt sie Granulofilocyten — deutlich abnimmt, auf eine Beruhigung der durch die vorausgegangene Anämie angeregten Erythropoese, was im Sinne der Substitutionstherapie gewertet wird. Der Meinungen sind viele.

Neuerdings hat KUNZ bei solchen Kranken, die trotz Transfusion bald danach starben, die Milz auf Erscheinungen von Blutzerfall untersucht und glaubt dabei sowohl hämosiderotisches Pigment wie Phagocytose von R.K. festgestellt zu haben. Das nimmt nicht wunder, denn es wird nicht bestritten, daß die Erythrocyten z. T. selbst nach völlig reizfrei verlaufener Transfusion in Milz, Knochenmark und wohl auch Leber abgebaut werden.

Es ist gewiß, daß schneller Untergang der R.K. nach der Transfusion gelegentlich erfolgen kann. Für die Mehrzahl der reaktionslos verlaufenen Transfusionen ist nach meiner Überzeugung die wichtige Frage nach dem Überleben der transfundierten R.K. im positiven Sinne zu beantworten. Die Auswahl des Spenders, die Behandlung des Transplantates, die Technik der Transfusion, die Grundkrankheit und die Reaktionsfähigkeit des Empfängers sind von größter Bedeutung für den Erfolg des Eingriffes.

Zu dem Überleben des Blutes gehört naturgemäß, daß die R.K. des übertragenen Blutes ihre spezifische Aufgabe der Sauerstoffaufnahme im Organismus des Empfängers übernehmen. Die Sauerstoffkapazität des Blutes vor und nach der Transfusion kann mit Hilfe des Apparates von BARCROFT bestimmt werden. Das Sauerstoff-Bindungsvermögen des Blutes ist von dem Hämoglobingehalt in der Weise abhängig, daß der colorimetrisch gefundene Blutfarbstoffgehalt mit der Sauerstoffkapazität des Blutes identisch ist. Es muß also für den Fall, daß die transfundierten R. K. lebensfähig sind, entsprechend der Hämoglobinzunahme post transfusionem sofort auch die Sauerstoffkapazität wachsen. Das ist in der Tat der Fall, wie die Sauerstoffgasanalyse vor und nach jeder gelungenen Transfusion zweifelsfrei zeigt.

So fand ich z. B. vor der Transfusion am 20. Oktober 1,2 Mill. Erythrocyten in 1 ccm; 17% Hämoglobin (SAHLI) = Sauerstoffkapazität von 3,1 ccm pro 100 ccm Blut.

Nach der Transfusion von 800 ccm Blut mit 5 Mill. Erythrocyten und 90% Hämoglobin am 20. Oktober 2,7 Mill. Erythrocyten; 37% Hämoglobin = Sauerstoffkapazität 6,7 ccm pro 100 ccm Blut.

25. Oktober 2,9 Mill. Erythrocyten; 36% Hämoglobin = Sauerstoffkapazität 6,5 ccm pro 100 ccm Blut.

1. November 2,8 Mill. Erythrocyten; 36% Hämoglobin = Sauerstoffkapazität 6,5 ccm pro 100 ccm Blut.

Nach der reaktionslos verlaufenen Transfusion bleiben die transfundierten R. K. im Empfänger mehrere Wochen erhalten. Sie werden nicht zu integrierenden Bestandteilen des Wirtes, sondern sind wie alle Blutzellen der Abnutzung und Erschöpfung verfallen, aber sie zirkulieren in den Gefäßen des Empfängers, verhalten sich wie das bereits vorhandene Blut *und beteiligen sich am Gaswechsel.*

In dieser kaum mehr zu bestreitenden Tatsache liegt die große Bedeutung der Transfusion als Substitutionstherapie begründet und die Überlegenheit des Verfahrens gegenüber den intravenösen Infusionen. Wasser und Krystalloide diffundieren die Gefäßwand sehr schnell. Die intravenös verabfolgten Kochsalz-, Traubenzucker-, Ringer-, Locke-, usw.-Lösungen verlassen den Kreislauf gleichfalls schnell. Keine der Blutersatzflüssigkeiten, mag sie isotonisch, von gleicher physiologisch-chemischer Zusammensetzung und Wasserstoff-Ionen-Konzentration wie das Blut sein, mag sie im physikalisch-chemischen Sinne allen Anforderungen eines anorganischen Serums entsprechen wie z. B. Normosal oder Tutofusin (WEICHHARDT), mag sie die nötigen Elektrolyte und Kolloide enthalten, sie kann die Aufgabe des Blutes, den Sauerstofftransport, auch nicht vorübergehend übernehmen. Nur ein ganz geringer Bruchteil des im Blute vorhandenen Sauerstoffs befindet sich im Plasma in physikalischer Lösung (Höchstwert 0,5 Volumenprozent), der bei weitem größte Teil durch das Hämoglobin in dissoziabler chemischer Bindung. Selbst für den Fall, daß die Atmosphäre nur aus Sauerstoff bestände, kann das Blut nur so viel davon aufnehmen, als seinem Blutfarbstoffgehalt entspricht. Deswegen haben die Versuche KÜTTNERs, bei schweren Blutverlusten sauerstoffgesättigte Salzlösungen zu infundieren, den Verblutungstod nicht hindern können, sobald der Blutdefekt eine gewisse Grenze überschritten hatte.

BAYLISS hat nachgewiesen, daß Katzen einen Blutverlust von 27% ohne Zufuhr von Flüssigkeit noch vertragen. Bei nachträglicher Infusion von Ringer-Lösung konnte die Blutentziehung auf 40%, bei Zufuhr von Gummilösung auf 60% gesteigert werden. Bei Blutverlusten über 60% der Gesamtmenge bleiben die Tiere nur noch nach Transfusion am Leben. Gerade bei sehr schweren Blutverlusten erzielen wir die schönsten Erfolge, also da, wo es darauf ankommt, einen plötzlich eingetretenen großen Defekt möglichst schnell wieder zu ersetzen, d. h. durch Gefäßfüllung und Zufuhr von Sauerstoffträgern dem vulnerablen Nervensystem und den Herzzentren neuen Antrieb zu geben.

KALLIUS zeigte in Kaninchenversuchen, daß auch nach Seruminfusionen eine schnelle und gleichmäßige Regeneration der Blutelemente eintritt. Für ihn liegt die wesentliche Rolle im Serum resp. Plasma, während die Funktion der R.K. von untergeordneter Bedeutung sein soll.

Die Blutregeneration erfolgt nach jedem Blutverlust, der einen der stärksten Reize für die hämatopoetischen Organe darstellt. Ein im höchsten Grade ausgeblutetes Tier läßt sich durch Serumeinspritzung allein nicht am Leben erhalten, wohl aber durch arteigenes Blut mit lebensfähigen R.K. Das geht auch aus den Versuchen von METIS hervor, der bei anämisierten Tieren durch Injektionen von Vollblut und Einspritzungen von zerstörten R.K. zu völlig verschiedenen Resultaten gelangte. Nur Blut mit unveränderten Zellen führt zum Erfolg. Das übermittelte Serum ist indessen allen anderen intravenös einzuverleibenden Lösungen überlegen, weil sich die Blutflüssigkeit längere Zeit im Kreislauf des Empfängers zu halten vermag.

Neben der *substituierenden Wirkung* des Blutes steht der *stimulierende Effekt*. Damit wird zum Ausdruck gebracht, daß Dauererfolge nicht allein auf die Zufuhr von Blut und auf die Auffüllung der Gefäße zurückzuführen sind, sondern daß der empfangende Organismus auch befähigt sein muß, auf den gesetzten Reiz zu reagieren.

Die herrschende Ansicht geht dahin, daß das transfundierte Blut die hämatopoetischen Organe reizt und zu vermehrter Tätigkeit anregt. Die Anschauung wird besonders durch solche Krankheitsfälle gestützt, in denen der Umschwung zum Besseren nicht sofort nach dem Eingriff, sondern erst nach einigen Tagen eintritt. Steigen der R.K.-Werte und des Hämoglobins über die transfundierte Menge hinaus, Zuwachs nach vorübergehendem Rückgang, Auftreten von Normoblasten, von punktierten R.K., von Polychromasie, Leukocytose, Neutrophilie, Eosinophilie und Thrombocyten sind im Sinne der Stimulation zu bewerten. Kernhaltige R.K., die dann erscheinen sollen, wenn ein lebhafter Ersatz von Erythrocyten stattfindet, finden sich allerdings sehr selten, werden aber auch bei der Hämophilie häufig vermißt, obwohl sich das Blut der Hämophilen außerordentlich leicht und schnell regeneriert. Fehlen Normoblasten, so müßten jugendliche, unfertige, vulnerable Formen als Zeichen verstärkter Neubildung nachweisbar sein. Diffuse Polychromasie, polychromatische Netzsubstanz und basophile Punktierung sind Erscheinungsformen der basophilen Substanz, deren Auftreten die Erythrocyten als junge Zellen kennzeichnet. BOGDANO, BELJAJEWA und MAJANZ stellten mit Hilfe der Vitalfärbungsmethode fest, daß im Anschluß an große Transfusionen (4—500 ccm) die Reticulocytenzahlen in den ersten 2—5 Tagen deutlich ansteigen. Diese Zunahme kann sich über Wochen erstrecken, wobei besonders das Auftreten von vital gekörnten R.K., d. h. jugendlichen, unreifen R.K. (Substantia granulo-filamentosa), als Ausdruck einer gesteigerten Knochenmarkstätigkeit beobachtet wurde. Die erhöhte Reticulocytenzahl scheint das frühste und deutlichste Symptom der reaktiven Tätigkeit des Knochenmarks und des blutbildenden Systems zu sein. NAEGELI, der für das normale Blut 1—2% R.K. mit vital färbbarer Struktur angibt, sieht in ihrem vermehrten Nachweis die Möglichkeit einer feinen quantitativen Beurteilung der Überfunktion des Knochenmarkes. Nach SEYFAHRT ist besonders auf Körner, Fäden, Dichte und Struktur des Netzgeflechtes zu achten. Geringer Gehalt an Substantia granulo-filamentosa bei niedrigen Werten der R.K. und des Hämoglobins spricht für mangelhafte Tätigkeit des Knochenmarks. Fehlende Vitalfärbung bei erheblicher Anämie ist ein Ausdruck für die Erschöpfung der regeneratorischen Kräfte (MOLDAWSKY). Nach dem gleichen Autor sinkt die Zahl der supravital granulierten R.K. in der Regel dann, wenn die Blutübertragung anschlägt, weil sich in diesem Falle die übermäßig schnelle Regeneration des Knochenmarkes beruhigt. Auch ISTOMANAVA hat einen völligen Parallelismus zwischen der Menge der vitalgranulären Elemente und der Erythropoese im Knochenmark konstatieren können. TAKEO TORII fand im Tierversuch nach täglichem Aderlaß starke Polychromasie. Nach Blutersatz durch Transfusion erfolgt schnell Rückgang der polychromatischen Zellen zur Norm. Die Färbung der Granulocyten wird nach SCHILLINGS Vorschrift vorgenommen.

„Auf ein sorgfältig entfettetes Glas wird 1 Tropfen einer gesättigten Alkohollösung von Brilliantkresylblau oder Methylenblau aufgetragen, mit dem Rande eines anderen Gläschens ausgestrichen, darauf an der Luft getrocknet und mit einem Wattebäuschchen zur Erzielung einer gleichmäßigen Farbschicht abgerieben. Hierauf wird auf dieses Glas ein Blutausstrich gemacht. Das Glas mit dem noch feuchten Ausstrich wird hierauf möglichst rasch in die feuchte Kammer (eine Petrischale, die mit feuchtem Filtrierpapier ausgelegt ist) gebracht und daselbst 15 Minuten lang belassen. Dann wird der Ausstrich an der Luft getrocknet, 3 Minuten lang in Methylalkohol fixiert und nach GIEMSA gefärbt. Es ist zweckmäßig, nach der Trocknung des Präparates die überflüssige Farbe mit 96% Alkohol abzuspülen und erst danach das Präparat zu fixieren (Modifikation nach GAWSILOW)".

Für mich ist das Auftreten bzw. Schwinden der Granulofilocyten ein Zeichen für den Grad der erythropoetischen Tätigkeit und für die Wirksamkeit der Bluttransfusion. *Je schneller sich der Kranke nach der Transfusion erholt, um so rascher verschwinden die Reticulocyten oder kehren zur normalen Zahl zurück.*

DOAN beschäftigte sich mit dem *Verhalten der weißen Blutkörper* unter der Einwirkung des fremden Serums. Er fand eine leukotoxische Wirkung, die sich darin ausdrückt, daß die Leukocyten bei unpassender Blutmischung sehr bald ihre Beweglichkeit einbüßen, Vakuolenbildung zeigen und schließlich der Auflösung verfallen. Die Lymphocyten sind widerstandsfähiger. Diese leukotoxische Eigenschaft des Serums geht mit der Agglutinationskraft gegen die R. K. nicht parallel. Ihre praktische Bedeutung ist bestritten.

Die *Zufuhr blutstillender Stoffe* durch die Transfusion wird allgemein angenommen. Worauf der hämostyptische Effekt der Transfusion beruht, darüber gehen die Ansichten freilich vielfach auseinander. Die Erklärung der hämostyptischen Wirkung muß im Einklang stehen mit den Ansichten über die spontane Blutstillung, für welche die aktive Beteiligung der Gefäßwand und die Leistung des Blutes von Bedeutung sind. Zur Zeit besteht die Neigung, die Leistung der Gefäßwand in den Vordergrund zu stellen. MAGNUS hält den Vorgang der Blutstillung mehr für eine Angelegenheit des Gefäßes und der Capillaren. Für STEPHAN ist die Retraktionsfähigkeit der Capillarwand ein ausschlaggebender Faktor, während STEGMANN sich dahin äußert, daß weder Blutgerinnung, Thrombose noch Contraction die Hauptfaktoren der natürlichen Blutstillung sind, sondern daß vielmehr die Ablenkung des Blutstromes von der Verletzungsstelle durch Selbststeuerung des Kreislaufes von entscheidendem Einfluß sind. TANNENBERG wie seine Mitarbeiter kommen wiederum auf die Vorgänge am und im verletzten Gefäß zurück. Sie betonen neben der Retraktion, den Contractionsvorgängen der verletzten Arterie und dem Druck des gerinnenden Hämatoms die Bildung eines Thrombus in der Gefäßwunde. Meines Erachtens kann die Bedeutung der Gerinnung des Blutes für das Zustandekommen des Gefäßverschlusses zum Zwecke der Blutstillung nicht völlig außer acht gelassen werden, wenn auch die Gerinnselbildung nur einen Teil des so komplizierten biologischen Prozesses bilden mag. Die hämostyptische Wirkung entfaltet sich ja gerade in solchen Krankheitsfällen wie Hämophilie, Cholämie und anderen hämorrhagischen Diathesen, für die wir eine Gerinnungshemmung infolge eines Mangels oder verzögerter Bildung von Thrombin annehmen. Experimentelle und klinische Untersuchungen unter Benutzung der quantitativen Reihenmethoden von WOHLGEMUTH haben mir gezeigt, daß es in den Krankheitsfällen, wo der Gehalt des Blutes an Gerinnungsfaktoren (Fibrinferment) unzureichend ist, mit großer Sicherheit gelingt, durch Zufuhr gesunden Blutes den Thrombingehalt so zu erhöhen, daß kein Mangel an Fibrinferment mehr besteht. (Z. B. bei Magengeschwürsblutungen, Icterus gravis, Sepsis, Anämien.)

Nur frisch gewonnenes Blut ist in dieser Weise wirksam. Defibriniertes-, Citrat- und Vollblut unterscheiden sich dabei nicht. Die über-

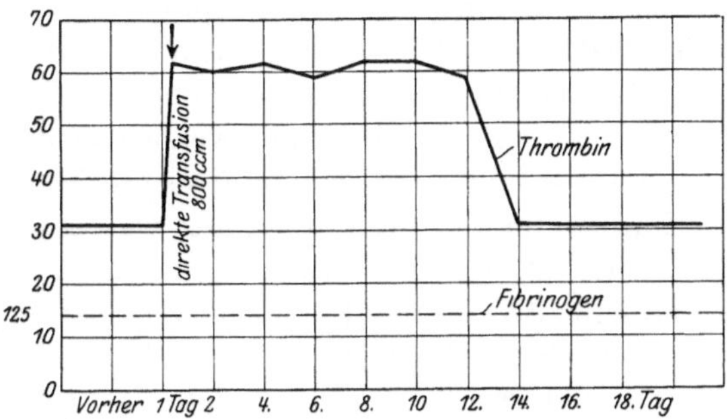

Abb. 14. Zuwachs an Thrombin nach Transfusion von 800 ccm Blut. Ulcus ventriculi. Hämatemesis.

pflanzten Aktivatoren halten sich optimal 10—12 Tage im Organismus, in der Regel jedenfalls so lange, daß der Körper genügend Zeit hat, den Vorgang der Blutstillung einzuleiten, zu beenden und nun bei fortschreitender Erholung die eigenen Kräfte zu mobilisieren. Die Übertragung der Gerinnungsfaktoren ist natürlich nicht allein ausschlaggebend für den Effekt, sondern die Blutstillung wird durch die verschiedensten Faktoren erreicht. Sehr wichtig ist eine periphere vasoconstrictorische Wirkung, wie sie FREUND besonders für das defibrinierte Blut beschreibt. Auch das Citratblut hat nach TRENDELENBURG einen gefäßverengernden Einfluß, der bei älterer Citratmischung stärker ist als bei frischer. Die Contraction des Gefäßmuskelapparates und die dadurch bedingte Verengerung des Lumens muß den Verschluß der kleinen Gefäße erleichtern, auch wenn die Vasoconstriction nur kürzere Zeit bestehen sollte. Welche Stoffe es sind, die auf das Gefäßsystem einwirken, ist vorläufig noch zweifelhaft. Zerfallshormone scheinen von Bedeutung zu sein. So ist Thrombocytenzerfall, der jeden Gerinnungsvorgang begleitet, im Citratblut z. B. bei Stehen an der Luft entsteht, in gleicher Weise auch für das Vollblut anzunehmen, das durch Berührung mit Glas und durch mechanische Schädlichkeiten beeinträchtigt wird.

Auch die ausreichende Zufuhr von Thrombocyten, die für jede spontane Blutstillung in genügender Anzahl vorhanden sein müssen, spielt eine Rolle.

Die Transfusion ist weiter ein *Stimulans des gesamten Stoffwechsels.* BIER hat stets die Wirkung durch Zersetzung betont, die ihm wichtiger erscheint als der Ersatz. Seine Anschauung allerdings gründet sich auf die Anwendung kleiner Mengen von Tierblut, das BIER bevorzugt, wenn es sich darum handelt, eine starke Reaktion zu erzeugen. In diesem Falle handelt es sich um einen starken parenteralen Proteinkörperreiz, der in geringerem Grade auch durch das homoioplastische Stimulans erfolgt. Die reaktionslose Aufnahme des Transplantates, die wir erstreben und in der Mehrzahl der Krankheitsfälle auch erreichen, läßt diese Form des Reizes allerdings vielfach scheinbar in den Hintergrund treten, aber eine Reaktionsänderung der Zellen und ihrer Funktionseinheiten derart, daß sie im Sinne WEICHHARDs auf Reize stark ansprechen, auf die sie vorher nicht oder nur wenig reagierten, läßt sich nicht leugnen. Die Einwirkung auf den Stoffwechsel ist mannigfacher Art. Von dem Einfluß auf die Stickstoffbilanz war bereits die Rede, die in der Regel positiv ist, wenn die Transfusion anschlägt. Das körperfremde Eiweiß und seine Abbauprodukte wirken anpeitschend, belebend, roborierend und vielleicht auch ernährend. *Die Eiweißüberempfindlichkeitsreaktionen* sind dadurch zu erklären, daß das Bluteiweiß eines Menschen sich von dem jedes anderen mehr oder weniger unterscheidet. Diese Differenzen sind unabhängig von Agglutination und Hämolyse und lassen sich als individuelle Idiosynkrasien gewöhnlich erst an dem ausgelösten Effekt erkennen. Von anaphylaktischen bzw. anaphylaxieähnlichen Erscheinungen darf also nur dann gesprochen werden, wenn agglutinatorische und hämolytische Vorgänge mit Sicherheit auszuschließen sind. Bei den Berichten über Transfusionszwischenfälle wird dieser Punkt nicht immer genügend berücksichtigt. Fieber, Schüttelfrost, Kopf- und Rückenschmerzen, Schwindel, motorische Unruhe, Erbrechen, beschleunigte Atmung, Cyanose, Blutdrucksenkung oder -Steigerung können lediglich infolge der Zufuhr körperfremden Eiweißes auftreten. Lidödeme oder urticariaartige Quaddeln klären meist die Situation. Die genannten Symptome können schon während oder kurz nach der Blutübertragung oder aber erst später in Erscheinung treten, sie gehen gewöhnlich schnell vorüber und gefährden den Erfolg der Transfusion nicht. Im Gegenteil besteht manchmal nach solchen Eiweißreaktionen der Eindruck, als ob sich danach die Umstimmung des Organismus besonders ausgeprägt einstellt. Die toxischen Eiweißprodukte greifen, wie HEMPEL glaubt, größtenteils im Zwischenhirn, Thalamus opticus und im centralen Grau des dritten Ventrikels in den Basalganglien an. Hier im Zwischenhirn, wo die Überwachungsstationen für die vegetativen Nerven liegen, können toxische Blutstoffe Shock und Kollaps hervorrufen, die im allgemeinen nur bei schlechter Funktion der Zirkulationsorgane gefährlich werden.

Handelt es sich um reine Proteinkörperwirkung, so bleibt bei sonst ähnlichen Symptomen Hämoglobinämie, Hämoglobinurie, Erythrocyten-, Blutplättchen- und Leukocytensturz aus. Das Fehlen von Hämoglobinämie ist durch spektroskopische Untersuchung des Serums oder mit der Benzidinprobe leicht festzustellen.

Besondere Reaktionen werden gelegentlich dann beobachtet, *wenn im Körper des Empfängers ein manifester oder latenter Bakterienherd vorhanden ist.* Die Steigerung der baktericiden Kraft durch das Spenderplasma kann den Empfänger zur Bakteriolyse befähigen, in deren Folge nun artfremde Eiweiß- und Giftstoffe in den Kreislauf gelangen, die je nach dem Zustande des Empfängers günstig oder nachteilig wirken.

Praktisch wichtig ist die *Anaphylaxiereaktion nach wiederholter Transfusion* unter Verwendung des gleichen Spenders. Nicht alle Mitteilungen über dieses Gebiet halten einer kritischen Prüfung stand, andererseits ist nicht daran zu zweifeln, daß es in seltenen Fällen unter besonderen Bedingungen zu alarmierenden Erscheinungen kommen kann (siehe S. 17 und 136). Es ist deswegen empfehlenswert, bei wiederholter Benutzung eines Spenders die gekreuzte Serum-R.K.-Prüfung vorzunehmen oder auf den gleichen Spender zu verzichten.

Die entgiftende Wirkung bei akuten Intoxikationen, bei Überschwemmung des Blutes mit Eiweiß- und Bakteriengiften, bei chronischinfektiösen Prozessen, bei Vergiftungen und Verbrennungen wird vielfach besonders hervorgehoben. Flüssigkeitszufuhr mit dem Effekt der Verdünnung der Blutgifte, besonders nach voraufgegangenem Aderlaß, Zufuhr von nativem Blut mit Eiweißstoffen, Fermenten, Hormonen, Antikörpern, Komplementen, Resistenz- und allgemeine Leistungssteigerung führen vielfach zu überraschenden Erfolgen. BAETZNER, der den Verblutungstod als eine Vergiftung ansieht, will das hypothetische Gift durch die transfundierte Blutmenge verdünnen und die Giftproduktion hemmen. Die Ansicht hat insofern etwas für sich, als zuzugeben ist, daß in blutleeren Organen autolytische Zellgifte entstehen können, die unschädlich gemacht und deren Entstehung bei besserer Durchblutung der Organe verhütet werden kann.

Die *Wirkung* der *Transfusion* ist weiter sehr *verschieden* je nachdem, *ob es sich um Übertragung von defibriniertem — Citrat- — oder Vollblut handelt.* Am stärksten sind die Reaktionen bei *Verwendung von defibriniertem Blut.* Die unter Umständen toxische Wirkung des defibrinierten Blutes ist schon lange bekannt. Beim Kaninchen führt selbst körpereigenes, defibriniertes Blut, wenn es innerhalb der ersten 10 bis 15 Minuten nach der Entnahme reinfundiert wird, unmittelbar zum

Tode. Beim Meerschweinchen entsteht der gleiche Effekt; bei Katzen und Hunden ist die Giftwirkung sehr viel geringer und meist temporär. Der Tod erfolgt durch Atemlähmung und schwere Herzschädigung. Die Giftwirkung von Tier- und Menschenblut ist um so größer, je geringer die Zeitspanne zwischen der Blutentnahme und der Überleitung des defibrinierten Blutes ist. Läßt man das defibrinierte Blut ½ Stunde bei Zimmertemperatur stehen, so bleibt die toxische Wirkung aus. Außer dem Fieber steht die periphere vasokonstriktorische Wirkung im Vordergrunde. Die Frühgiftwirkung wird von KÖHLER als Ferment-intoxikation angesehen. FREUND glaubt, daß die toxische Wirkung infolge des Zerfalls der Blutplättchen entsteht, die durch die Entfaserung des Blutes in hohem Maße geschädigt werden.

Die pyretische Wirkung entsteht auch bei Infusion von gewaschenen R.K. (LEVY).

Außer den schnell vergänglichen Frühgiften unterscheidet FREUND Spätgifte von adrenalinähnlicher, blutdrucksteigernder Wirkung. Gerade die letzteren erklären die gute blutstillende Wirkung des defibrinierten Blutes. ZELLER glaubt, daß dieses Blut wegen seines Reichtums sowohl an fertigem Fibrinferment wie an Thrombokinase. zur Hämostypsis besonders geeignet ist.

Beim Citratblut wird nach CHRIST die Gerinnung durch Bindung der freien Ca-Ionen oder durch Bildung von komplexen ionisierten Fibrinogensalzlösungen verhindert. Eine wesentliche Schädigung des Organismus und des Blutes durch den Zusatz von Natr. citric. wird im allgemeinen nicht angenommen. In der für die Transfusion erforderlichen Dosis ist keine Änderung des Blutdruckes zu bemerken, Viscosität und Refraktion werden durch Natr. citric. nicht beeinflußt. Nach BARCROFT, CAMIS u. a. wird der Gasaustausch der R. K. durch das chemische Mittel nicht gestört, desgleichen auch nicht der Calciumspiegel im Blute (MERKE). Für einen Menschen von 65 kg kann 15 g (NÜRNBERGER) bis 25 g (LOCKWOOD) Natr. citricum als Höchstdosis angesehen werden. Bei Zufuhr größerer Mengen ist eine Schädigung der Gewebe durch übermäßige Bindung von Kalksalzen und eine Störung im Ionengleichgewicht zu befürchten (WERNER). STIERLIN und KLINGER wiesen experimentell nach, daß das Natr. citrat im Organismus schnell verbrannt wird, so daß in vivo die Gerinnungsfähigkeit weder nach der einen noch nach der anderen Seite hin beeinflußt wird. Frisches Citratblut hat in der Regel im Gegensatz zu defibriniertem Blut keine Einwirkung auf Körperwärme, Herz und Gefäße, dagegen treten die gleichen Reaktionen ein, wenn Citratblut durch mechanische Schädigung, wie Schütteln mit Glasperlen, ungünstig verändert wird, eine Beobachtung FREUNDs, die in der Tat sehr dafür spricht, daß die zerschlagenen Thrombocyten für die toxische Wirkung in erster Linie verantwortlich zu machen sind.

Im allgemeinen kann man trotz einer Reihe gegenteiliger Urteile sagen, daß das Citratblut in seinen biologischen Eigenschaften sich von dem nativen Blut nachweislich kaum unterscheidet, allerdings muß betont werden, daß bei Verwendung von Natr. citric. leichtere und schwerere Reaktionen im Vergleich zum Vollblut doch häufiger zu sein scheinen. Die Komplikationen bestehen in Fieber, Herzklopfen, Schüttelfrost und erheblichen Erscheinungen, die nach BERNHEIM in 20—40% der Fälle auftreten. Ähnlich äußern sich UNGER, LEWISOHN, ASHBY, HUNT (Majo-Klinik) u. a. ASHBY glaubt, daß das Natr. citric. die R.K. doch so verändert, daß die Hämolysine leichter angreifen können. Nach H. H. SCHMIDT kann durch das Natriumcitrat infolge Bindung der Calcium-Ionen eine Kaliumhyper-Ionie herbeigeführt werden, die R.K. und Blutplättchen schädigen und so Hämolyse veranlassen kann. Für viele Zwischenfälle liegt allerdings der Verdacht nahe, daß bei der Technik der Citratblutinfusion nicht immer alle Vorsichtsmaßregeln berücksichtigt worden sind, die für das Gelingen nicht ungestraft außer acht gelassen werden dürfen (siehe Technik der Bluttransfusion).

Unter sonst gleichen Bedingungen sind die *geringsten schädlichen Reaktionen* zu erwarten, *wenn natives Blut möglichst unverändert aus dem Kreislauf des Spenders direkt in die Gefäße des Empfängers gelangt.* Wenn die Blutproben stimmen, bleiben bei Vollblut die früher als obligatorisch angesehenen und mit Recht gefürchteten Transfusionserscheinungen aus, und die Blutübertragung verläuft meistens ohne wesentliche primäre und sekundäre Störungen, weil das Spenderblut so gut wie reaktionslos empfangen wird. In diesem Falle wird dann die Wirkung der Bluttransfusion von optimalen Ausmaßen sein und alle Effekte erreichen, die möglich sind, d. h.

Flüssigkeitsersatz und Auffüllung der Gefäße durch Plasma bei großen Blutdefekten,

Zufuhr von Sauerstoffträgern,

Übertragung von Gerinnungs- bzw. Blutstillungsfaktoren,

Allgemeine Leistungs- und Resistenzsteigerung,

Anregung der blutbildenden Organe und Umstimmung des Organismus im Sinne der Steigerung der Widerstandsfähigkeit und Hebung des Allgemeinzustandes sowie schließlich Entgiftung des Körpers bei Überschwemmung mit Toxinen.

(Im Kapitel Nr. VI finden sich weitere Angaben über die Wirkung der Transfusion bei den verschiedenen Krankheiten.)

Die Substitution ist wohl der Hauptfaktor bei der *Eigenbluttherapie.* Das Schicksal und die Wirkung des Eigenblutes richtet sich vor allem nach dem Zustande, in welchem das in die Körperhöhlen ergossene Blut sich zur Zeit der Ausschöpfung befindet. Seinem Charakter nach ist das in den Höhlen vorgefundene Blut als defibriniertes Blut anzusehen. Die *Defibrinierung* kann durch die Bewegungen der in den

Körperhöhlen liegenden Organe erfolgen. Die relativ geringe Gerinnselbildung ist durch das peritoneale Transsudat zu erklären, das nach
Beimengung der aus dem Blutkuchen ausgetretenen R.K. den flüssigen
Teil des Blutes vermehrt (ISRAEL). Das Eigenblut muß funktionsfähig und unzersetzt sein. Meist wird es sich bei abundanten Blutungen
um frisches Blut handeln. Für die Funktionsfähigkeit der R.K. des
Höhlenblutes wird man indessen keine ganz engen Grenzen zu ziehen
brauchen, denn wie schon erwähnt, zeigt selbst im Reagensglas steril
aufbewahrtes, durch Kal. oxalat ungerinnbar gemachtes Blut noch
5—8 Tage nach der Entnahme aus dem Organismus eine der Färbekraft
des Blutes fast völlig parallel gehende Sauerstoffkapazität. Das zu
reinfundierende Blut kann auch einem einige Tage alten Höhlen-
extravasat entstammen, solange dieses nicht infiziert ist. Schon in-
fektionsverdächtiges Blut scheidet natürlich für die Verwendung aus.
Eine Hämolyse des Eigenblutes kann nach Reinfusion dann erfolgen,
wenn die R.K. vorher durch osmotische Einflüsse oder mechanische
Beeinträchtigung in ihrer Resistenz wesentlich herabgesetzt waren.
Temporäre Hämoglobinämie ist nach der Eigenblutreinfusion fast
stets nachweisbar, nicht ganz selten sind auch Spuren von Hämoglobin
im Harn zu finden, ein Zeichen dafür, daß die Widerstandsfähigkeit
der R.K. gegen hämolytische Einwirkungen durch den kürzeren oder
längeren Aufenthalt in der Brust- oder Bauchhöhle, durch die Behandlung
während der Infusion und den erneuten Wechsel ihres Milieus vielfach
herabgesetzt ist. Autolytische Vorgänge wie auch Blutplättchenzerfall
können in ähnlicher Weise leichtere oder schwerere Früh- oder Spät-
reaktionen nach sich ziehen, wie sie von der Bluttransfusion her bekannt
sind. HENSCHEN rechnet bei der Eigenblutreinfusion nicht nur mit
der Rückgabe lebens- und auch funktionsfähiger körpereigener R.K.,
sondern sieht in der Rücktransfusion auch den Vorteil, daß lebendes,
mit wichtigen Umsatz-, Schutz- und Reizstoffen sowie Sekreten beladenes
Serum wieder in den Kreislauf gebracht wird.

V. Die Technik der Bluttransfusion.

Bei der Übertragung von Blut auf den Menschen ist *die hetero-
plastische Transfusion* (Tierblut), *die homoioplastische Transfusion*
(Menschenblut) und *die Eigenblutreinfusion* zu unterscheiden.

Für die Tierblutübertragung, die praktisch keine Rolle spielt und nur
im Sinne von BIER als intravenöse Injektion von einigen Kubik-
zentimetern Blut geübt wird, muß das Blut auf dem Schlachthof
bei der Tötung der Tiere steril als defibriniertes oder Citratblut
aufgefangen und dann bald appliziert werden. Benutzt werden Hammel-,
Rinder- und Pferdeblut. Defibriniertes Tierblut wird nach KISCHs

Vorschlag als Hämoprotein in Serienpackungen vom pharmazeutischen Institut LUDWIG GANS in Oberursel in den Handel gebracht. Weiteres über Tierblut siehe Seite 143.

Für jede Bluttransfusionstechnik ist eine möglichst geringe Beeinträchtigung von Empfänger und Spender, Verhütung der Schädigung und Verhinderung der Gerinnung des Blutes, die Möglichkeit zur Messung der übertragenen Blutmenge und Einfachheit der Apparatur zu fordern. Es erübrigt sich, alle die Methoden zu beschreiben, die nur noch historischen Wert haben oder weniger gebräuchlich sind, weil sie dem angeführten Maßstab nicht entsprechen. Wer sich für die Geschichte der Bluttransfusionstechnik interessiert und wer sich davor bewahren will, Bekanntes wieder zu erfinden, dem sei die Lektüre der Arbeiten von FISCHER, JEGER, KÖHLER, NEUDÖRFER und BECK empfohlen. Ich beabsichtige nur die bewährten Methoden zu beschreiben, die zur Zeit in Deutschland und im Auslande mehr oder weniger verbreitet sind. Es gibt keine Methode, die allen Wünschen gerecht wird, aber es gibt auch keinen Transfusor, der für alle Verfahren geeignet ist.

Zur direkten Transfusion rechnen wir alle die Verfahren, bei denen eine Vereinigung der Gefäße des Spenders und des Empfängers mit oder ohne zwischengeschaltete Röhren oder Spritzen bzw. Spritzensysteme erfolgt und in erweitertem Sinne solche Methoden, bei denen unverändertes Blut übertragen wird. Spender und Empfänger können auf zwei Tischen nebeneinander gelagert werden oder auch räumlich voneinander getrennt sein.

Bei der indirekten Transfusion wird das Blut dem Spender entnommen, in einem Gefäß aufgefangen, durch Defibrinieren flüssig erhalten oder durch Zusatz von Natrium citricum ungerinnbar gemacht, und danach wird das durch Schlagen bzw. chemische Mittel *veränderte Blut* dem Empfänger zugeführt.

Von den direkten Verfahren sind die Methoden, welche das Blut direkt aus der Arterie in die Vene leiten, nicht mehr in Gebrauch. CRILE benutzte dazu eine kurze Kanüle. Die Vene wurde durch die Kanüle hindurchgeführt, am Ende der Kanüle wurde die Vene umgeschlagen und durch Fadenumschlingung fixiert. Die so vorbereitete Vene wurde in die Arterie eingeführt, so daß dann Intima auf Intima lag. ELSBERG-JEGER konstruierten einen Apparat, welcher eine Fixierung der Gefäße bei der End- zu End Vereinigung ermöglichte. PAYR benutzte resorbierbare Magnesiumprothesen. Die Gefäßnaht zur Vereinigung der Art. radialis des Spenders mit der Empfängervene (ENDERLEN), die SAUERBRUCHsche Invaginationsmethode (siehe S. 8), die Verwendung von Schaltstücken in Form von Kanülen aus Glas, Metall, Knochen, Arterien unter Benutzung von Paraffin sowie die veno-venöse Verbindung (SCHÖNE, WEINTRAUT) sind unzuverlässig und für die allgemeine Anwendung ungeeignet, weil die Blutgerinnung nicht mit Sicherheit verhütet werden kann, außerdem erfordern die Methoden z. T. eine subtile chirurgische Technik und vor allem besteht keine befriedigende Möglichkeit, die überfließende Blutmenge exakt zu bestimmen.

Das läßt sich erst machen, wenn zwischen den Blutgefäßen des Empfängers und des Spenders ein mit Lösungen irgendwelcher Art durchzuspülender Apparat eingeschaltet wird.

Es wird in der Regel die Vena mediana basilica oder Vena mediana cubiti benutzt. Die Zeichnung gibt die Venen der Ellenbeuge wieder (Abb. 15).

Sind, wie nicht selten, Varietäten vorhanden, so soll stets berücksichtigt werden, daß die einzubindende Kanüle beim Spender nicht zu nahe an einer Venengablung liegt, weil in diesem Falle durch Ansaugung der Venenwand oder ventilartigen Verschluß Störungen bei der Blutgewinnung entstehen können. OEHLECKER betont, daß der Ursprung der Vena mediana cubiti in der Hauptsache in der Tiefe des Vorderarmes, nicht in den subcutanen Hautvenen liegt, und empfiehlt nach der Stauung eine pralle Ellenbeugevene zu wählen, die sich distalwärts an der Oberfläche weniger gut als nach der Tiefe verfolgen läßt. Die Hauptblutzufuhr erfolgt in der Tat aus den tiefen Venen, weshalb die Be-

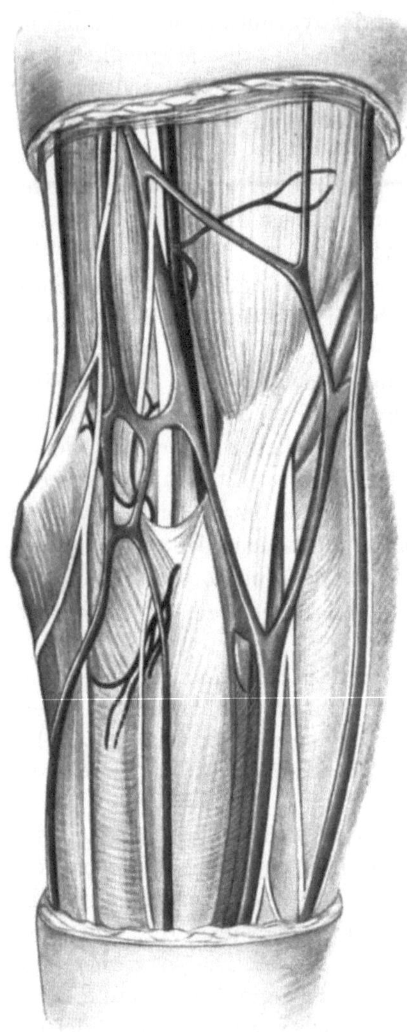

Abb. 15. Die Venen der Ellenbeuge (nach BROESICKE).

nutzung z. B. einer subcutanen Unterarmvene distal von der Regio cubitalis meist nicht befriedigt. Sind die oberflächlichen Venen, wie nicht selten bei fettleibigen oder anämischen Menschen, besonders Frauen, schlecht entwickelt, so scheue man sich nicht, die Vena brachialis oder eine der Venae comitantes der Art. radialis oder ulnaris nach Spaltung der Fascie und des Lacertus fibrosus zu benutzen.

SHAW transfundierte 5 mal bei Prostatikern durch die Corpora cavernosa penis.

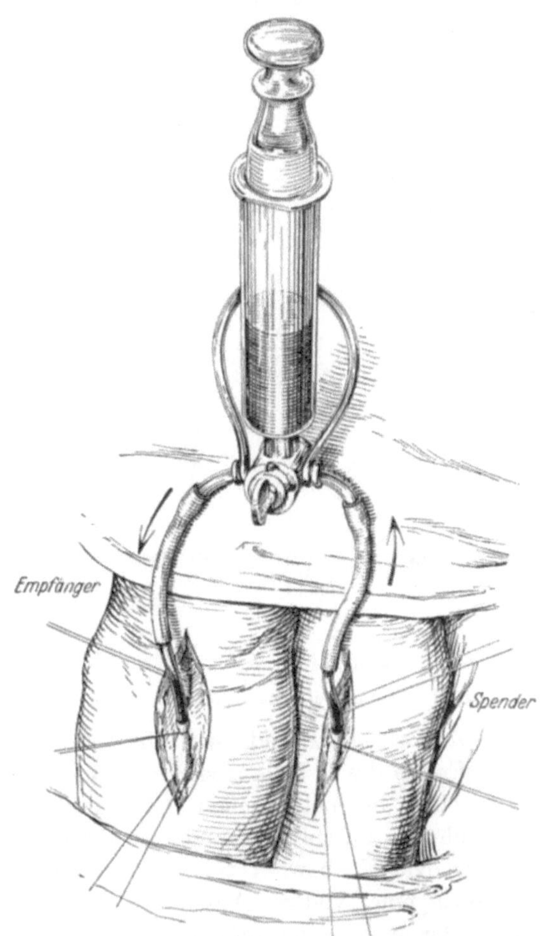

Abb. 16. Bluttransfusionsapparat von OEHLECKER.

Für das Gelingen der Transfusion ist die hoch oben gut angelegte Staubinde entscheidend. Am besten eignet sich dazu die elastische Gummibinde oder die Manschette des Blutdruckapparates, die durch ein Gummiluftgebläse gefüllt wird. Die Binde soll nicht zu fest, sondern so angelegt werden, daß eine blaue Stauung entsteht und der Radialispuls gut fühlbar bleibt. Die Freilegung der Vene erfolgt nach Desinfektion der Haut und Abdeckung durch sterile Tücher in örtlicher Betäubung mit ½% Novocainlösung. Vielfach genügt die Venenpunktion.

Der OEHLECKERsche *Apparat* bedient sich eines Zweiwegehahnes, mit dessen Hilfe das Blut von Vene zu Vene hinübergepumpt wird. OEHLECKER beschreibt seine weitverbreitete Methode folgendermaßen (Abb. 16, Seite 71).

Die Verbindung von der Vena cubitalis des Spenders zur Vene des Empfängers wird durch ein bogenförmiges Metallrohr hergestellt, das

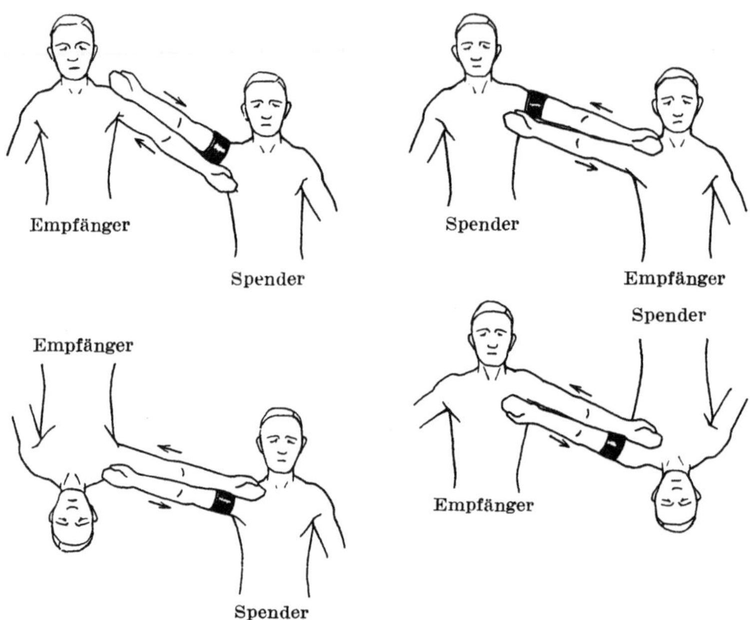

Abb. 17. Lagerung zur Transfusion (nach OEHLECKER).

in der Mitte einen Zweiwegehahn und einen Ansatz für Glasspritzen aufweist. Die beiden Enden des U-Rohres sind durch kurze feste Gummischläuche mit je einer bajonettförmigen Glaskanüle verbunden, die dicht an die Metallrohre anschließen und fest eingebunden sind. Der Zweiwegehahn aus Nickel, bzw. vernickeltem Neusilber muß sich bequem drehen lassen, einen völligen Abschluß sichern und so leicht eine Verbindung nach der einen oder anderen Seite ermöglichen lassen. 1 Tropfen Paraffinum liquidum begünstigt Drehung und Luftabschluß.

Bei der Näherung von Spender und Empfänger soll Ellenbeuge neben Ellenbeuge leicht schräg nebeneinander liegen (die verschiedenen Lagerungsmöglichkeiten von Spender und Empfänger siehe Abb. 17).

Die Position des Operateurs ist so, daß die linke Hand des Chirurgen gegenüber der Hand des Spenders liegt. Das U-Rohr mit dem Zweiwegehahn wird mit Kochsalzlösung durch die aufgesetzte Glasspritze gefüllt, der Hahn wird in die Mittelstellung gebracht. Bei Empfänger und Spender werden unter den freigelegten Venen je zwei Catgutfäden durchgeführt, die Vene des Spenders central, die des Empfängers peripher unterbunden. Der zweite Faden dient zum Anziehen der Vene beim Einführen der Glaskanüle in die quer eingeschnittene Vene und zur Abbindung der Vene nach Beendigung der Transfusion. Die mit einem Knopf versehenen Glaskanülen werden mit je einem Seidenfaden in den Venen fixiert. Die Einführung der Kanüle in die Vene kann durch ein Schielhäkchen oder eine Venenhohlsonde erleichtert werden. Dann wird die mit 10 ccm 0,9% Kochsalzlösung gefüllte Glasspritze aufgesetzt und der Zweiwegehahn, der bis jetzt in Mittelstellung stand, zum Spender gestellt. Liegt die Stauung gut, und sind die Wege frei, so wird der Stempel der Glasspritze von selbst durch das hineinschießende Venenblut in die Höhe getrieben. Durch leichten Zug am Stempel und durch rhythmischen Faustschluß des Spenders kann man im weiteren Verlauf der Übertragung die Blutentnahme erleichtern. Zunächst werden nur 10 ccm Blut vom Spender durch Umstellung des Hahns nach dem Empfänger übergeleitet *(biologische Probe)*. Treten danach innerhalb von einigen Minuten keine Erscheinungen ein, so können unter Auswechseln der Glasspritzen, die zweckmäßig mit 5 bis 10 ccm Kochsalzlösung zugereicht werden, Zug um Zug je 50 ccm Blut übertragen werden.

Jeder Glasstempel ist nur für die zugehörige, durch Zahl kenntlich gemachte Glaszylinderspritze zu verwenden und muß ebenso wie der Glaskonus in den weiblichen Metallkonus unter leicht drehender Bewegung eingesetzt werden. Zwischen Überleitung von je 50—100 ccm Blut wird das System mit Kochsalzlösung durchspritzt, besonders der Blutweg vom Spender muß freigehalten werden. Eindringen von Luftblasen ist zu verhüten. Das gelingt durch einfache Handgriffe, die der Fixation des Stempels beim Zureichen und Abnehmen dieser Spritzen dienen.

Je nach Indikation können bis zu 1000 ccm Blut auf diese Weise (= 20 Spritzen) hinübergepumpt werden. Der Spender bekommt dann in horizontaler Lage je nach Bedarf die verlorene Blutmenge in Kochsalzlösung eingespritzt. Danach werden die Glaskanülen entfernt, die Venen durch zwei Catgutfäden ligiert, das zwischen den Ligaturen liegende Venenstück wird excidiert und die Wunde erst beim Spender, dann beim Empfänger vernäht.

Es kommt bei einiger Übung so gut wie niemals zu Störungen durch Blutgerinnung. Sollte das ausnahmsweise einmal der Fall sein, so müssen die Glaskanülen ausgewechselt und das System vor erneuter Einführung der Glaskanülen in die Venen gut durchgespritzt werden.

Die Freilegung der Venen und die Einbindung der Glaskanülen in die Venen ist nicht immer zu umgehen. Statt der Glasröhrchen wird in vielen Fällen auch die *percutane Punktion* der Venen durch Hohlnadel zum Ziele führen.

Peinliche Asepsis ist in einem wie im andern Falle geboten. Der Chirurg, der es vielfach mit stark ausgebluteten oder desolaten Kranken mit kollabierten Venen zu tun hat, wird meist die Freilegung der Venen bevorzugen, der innere Mediziner und praktische Arzt wird mehr Neigung für die Venenpunktion haben. Die Venenpunktion bedeutet für den Spender eine geringere Schädigung. WALINSKI hat für das letztere Vorgehen den OEHLECKERschen Apparat modifiziert, desgleichen MARR. Die Apparatur OEHLECKERs hat den großen Vorteil, daß

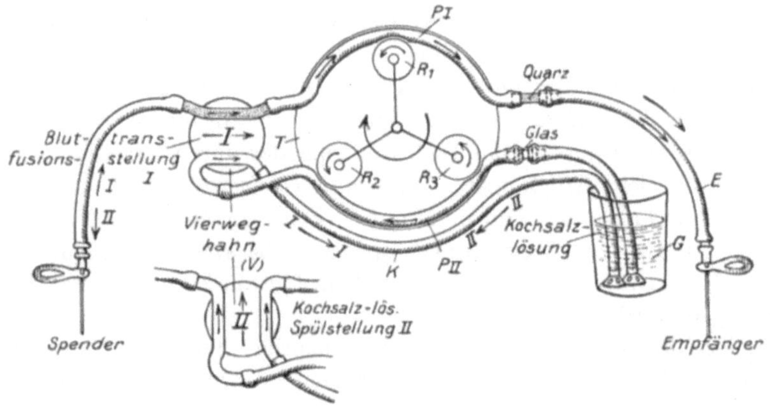

Abb. 18. Bluttransfusionsapparat von BECK (schematisch).

das Blut nur 20—30 Sekunden außerhalb des Körpers in der Glasspritze verweilt, dann sofort ohne wesentliche Abkühlung, mechanische Schädigung oder chemische Einflüsse in den Empfängerkreislauf gelangt, ehe eine Gerinnung möglich ist. OEHLECKER betont als Vorzug die völlige Trennung der Blutgefäße von Spender und Empfänger, so daß nie Blut vom Empfänger zum Spender zurückfluten kann, ferner besteht die Möglichkeit zur beliebigen Unterbrechung und Fortsetzung des Verfahrens. Durch Beobachtung der Glaskanülen wird kontrolliert, ob eine Gerinnung eingetreten ist. Die einfache Bedienung des Apparates hat der Methode OEHLECKERs sehr viele Anhänger gewonnen. Es liegt in der Natur der Dinge, daß das Verfahren vor allem in den chirurgischen Kliniken und Krankenhausabteilungen zur Anwendung gelangt.

Der BECKsche *Apparat* bedient sich des Prinzips der ventillosen Schlauchpumpe, wobei der Gummischlauch durch eine Rolle dauernd nach einer Richtung ausgepreßt wird. Durch die hinter der Rolle sich entfaltende Schlauchwand wird eine Saugwirkung ausgeübt. Die schematische Zeichnung und die Beschreibung BECKs veranschaulicht am besten die Funktion des Apparates (Erg. inn. Med. 30, 1926). (Abb. 18.)

Bei Zahnstellung I gelangt durch die rotierenden scheibenartigen Walzen das Blut vom Spender zum Empfänger auf dem Wege P I. Zu gleicher Zeit fließt Kochsalzlösung via P II durch den Schlauch K in das Gefäß G zurück. Besteht der Wunsch oder die Notwendigkeit, die Transfusion zu unterbrechen, so wird der Hahn (V) um 90⁰ gedreht

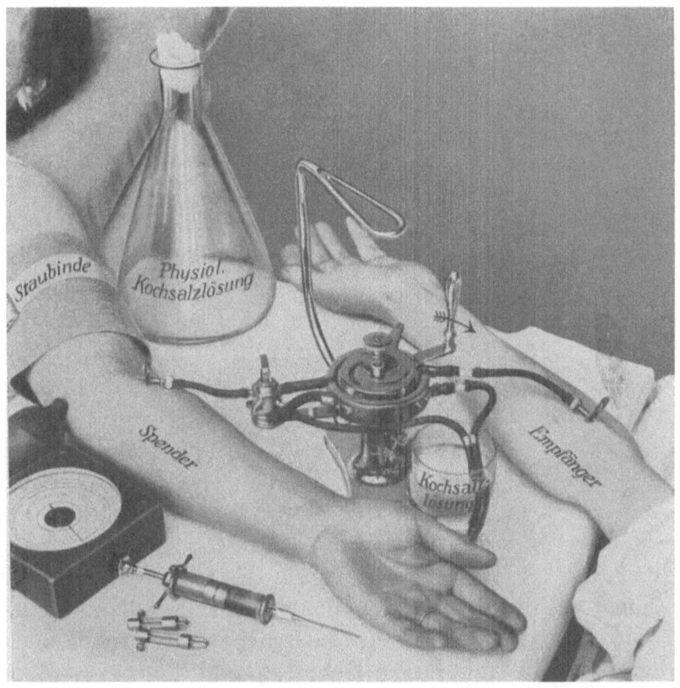

Abb. 19. Bluttransfusion nach BECK.

(Stellung II). Dann wird bei Rotation der Rollen im Schlauch P I durch Schlauch K Kochsalzlösung zum Empfänger geleitet, während im Schlauch P II Kochsalzlösung zum Spender fließt. Soll die Transfusion fortgeführt werden, so wird der Hahn in Stellung I gebracht und dann beginnt die Blutübertragung von neuem.

BECK empfiehlt im allgemeinen percutane Venenpunktion mit Hilfe einer Doppelkanüle (stumpfe Hohlnadel mit scharfer Innenkanüle), für ganz dünne Venen beschreibt BECK eine dreifache Kanüle, die in der Doppelkanüle noch eine dritte stumpfe Kanüle trägt. Die Freilegung der Vene ist nur ausnahmsweise erforderlich. Der ganze Apparat ist nach Herausnahme der Walzen auskochbar. Desinfektion der Hände, sterile Abdeckung sind nicht unbedingt erforderlich. Vor der Venenpunktion müssen Schlauchsystem und Kanülen mit Kochsalzlösung durchgespült und luftfrei gemacht werden. Nach BECK ist das Überleitungstempo so geregelt, daß das Blut vom Spender zum Empfänger etwa in 1 Sekunde überfließt. Die übergeleitete Blutmenge wird an der Zahl der Umdrehungen gemessen. Jeder Umdrehung entspricht ein bestimmtes Flüssigkeitsquantum, das vorher mit Kochsalzlösung ermittelt werden kann. Es wird empfohlen, periodenweise etwa in 30 Sekunden 100 ccm Blut herüberzupumpen und dazwischen eine Kochsalzspülung einzuschalten. Die Methode ist unter den primitivsten äußeren Bedingungen durchführbar und erfordert keine geschulte Assistenz.

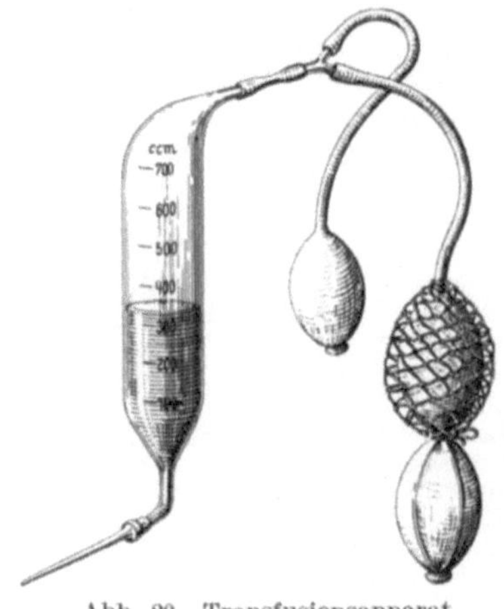

Abb. 20. Transfusionsapparat nach KIMPTON-BROWN-PERCY.

Das Verfahren von KIMPTON-BROWN-PERCY bedient sich eines graduierten Glastubus mit einem Voluminhalt von 7—900 ccm. Der Glaszylinder besitzt oben und unten verjüngte und abgebogene Enden. Das untere Ende dient zur Einführung in die Vene, das obere ist in Verbindung mit einer Saug- und Druckvorrichtung, die quasi den Spritzenstempel ersetzt und mit einem Zweiwegehahn versehen ist. Vor der Benutzung ist die Innenwand des Glaszylinders nach der Sterilisation (am besten im Trockensterilisator) mit einer dünnen Paraffinschicht zu überziehen. Das Glas muß dazu vollkommen trocken sein und wird, um Wasserreste zu entfernen, mit Alkohol und Äther gespült. Das Paraffin mit einem Schmelzpunkt von 50—60⁰ wird in einem Tiegel oder Tonschälchen über offener Flamme erhitzt, bis Dampf und Blasen aufsteigen, dann in den vorher über einer Glasflamme erwärmten Glastubus aufgesaugt oder eingegossen und durch gleichmäßiges Drehen darin überall verteilt. Das überflüssige Paraffin läßt man abfließen, die Paraffinschicht unter ständiger Rotation im Tubus erstarren, der danach wie ein trübes Milchglas aussieht. Die verjüngten Enden dürfen danach natürlich nicht verstopft sein. Der in dieser Weise vorbereitete Apparat kann in sterile Tücher verpackt eine Zeitlang so für den Gebrauch bereit gehalten werden. Soll die Transfusion beginnen, so werden 10—15 ccm Paraffinum liquidum (steril, kalt) in den unteren Glasfortsatz aufgesaugt, dieser durch Fingerdruck vorübergehend geschlossen und in die vorher beim Spender in örtlicher

Betäubung freigelegte, distal mit einer Gefäßklammer versehene, central abgebundene Vene distalwärts eingeführt. Beim Einschieben in die Vene läßt man etwas Paraffin abfließen. Der Glaszylinder füllt sich, evtl. durch Ansaugen mit dem Gummiballon unterstützt, mit dem Blut des gestauten Spenderarmes. Das erfolgt in der Regel innerhalb 4 Minuten. Die Oberfläche des Blutes wird durch den aufsteigenden Paraffinspiegel vor der Berührung mit Luft geschützt. Ist der Apparat je nach Wunsch mit Blut gefüllt, so wird die Staubinde entfernt, die Saugvorrichtung durch Umstellen des Hahns abgestellt, das Glasende aus der Spendervene herausgezogen, die Glasöffnung digital ver-schlossen und sofort in die vorher frei präparierte, peripher abge-bundene oder abgeklemmte Emp-fängervene eingeführt, in die nun das Blut aus dem Tubus, unterstützt durch mäßigen Luft-druck durch das Gummigebläse auf die Blutsäule, einfließt. Eine Assistenz hat inzwischen die Spenderwunde verschlossen. Die Einverleibung von 7—800 ccm Blut beansprucht gleichfalls 4—5 Minuten. Länger als 15 Minuten soll die Überleitung vom Beginn des Aufsaugens bis zur Beendigung der Übertragung auf den Emp-

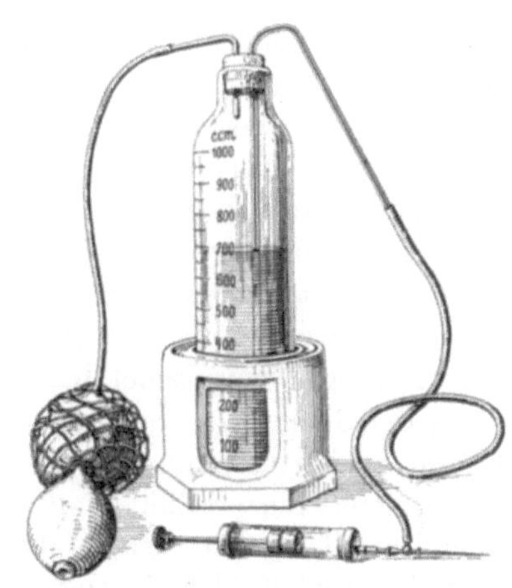

Abb. 21. Transfusionsapparat nach MERKE.

fänger nicht dauern, weil nach diesem Termin Gerinnung im Glas-zylinder zu befürchten ist. Nach Beendigung der Transfusion muß das dem Apparat anhaftende Blut sofort durch kaltes Wasser abgespült werden.

Der KIMPTON-BROWN-PERCY-Apparat ist vielfach modifiziert worden. Der untere Glasfortsatz ist durch eine Metallkanüle mit Führungssporn und Manschette zum Aufstecken auf den Glaszylinder (STAHL), durch Glaskanüle mit Schlauch und ähnliches (HABERLANDT, SCHLAEPFER) ersetzt worden.

MERKE benutzt einen nach dem Thermosflaschenprinzip umge-änderten Glaskolben. Die doppelwandige evakuierte Glasflasche von 850 ccm Inhalt, die sich nach oben verjüngt, wird paraffiniert. Das Blut wird aus der gestauten Armvene mit einer besonders gekrümmten Venenpunktionsnadel (LUBOWSKY-Kanülen mit Halteblatt aus rost-freiem Krupp V 2 a-Stahl) entnommen und gleich in den Zylinder geleitet, der beim Einfließen des Blutes in der Weise gedreht wird, daß das Blut von der oberen Öffnung an den Wänden herabfließt. Das Blut bleibt in dem Kolben längere Zeit flüssig, da die Abkühlung sehr langsam erfolgt. Zur Blutübertragung wird das mit zweifach durchlöchertem Gummistopfen geschlossene Glasgefäß in einen hölzernen Fuß gestellt. Ein langes, innen und außen paraffiniertes Steigrohr wird durch den Gummistopfen bis fast auf den Boden des Glaskolbens eingeführt und daneben eine kurze Druckröhre mit Doppelballondruckgebläse eingesetzt, die nicht ins Blut taucht und unparaffiniert bleibt. Nach Venenpunktion des Empfängers durch Rekordspritze (5 ccm) mit 10% steriler Citratlösung und Punktionsnadel mit Seitenweg, wird das Druckgebläse in Bewegung gesetzt, Steigrohr und anschließender Gummischlauch mit Blut gefüllt und mit dem Seitenweg verbunden. Während der Überleitung kann Gerinnselbildung in der Nadel durch Injektionen kleinerer Mengen Citratlösung verhütet werden. Der Thermoszylinder wird nach Beendigung des Verfahrens mit warmem Wasser abgespült, trocken sterilisiert und paraffiniert.

Zu ganz *neuen, bemerkenswerten Gesichtspunkten* kamen NEUBAUER *und* LAMPERT bei ihren Studien über die thrombogoge Wirkung fester Körper. Sie fanden gesetzmäßige Zusammenhänge zwischen Benetzbarkeit und Blutgerinnung. Stark benetzbare Körper beschleunigen die Blutgerinnung, wenig benetzbare Körper verzögern sie.

Auf der Suche nach Substanzen mit gerinnungsverzögernden Eigenschaften fanden die Autoren das Athrombit, ein Kunstharz und zwar ein Kondensationsprodukt von Phenol und Formaldehyd, das sich ähnlich wie Bernstein verhält, die Blutgerinnung stark hemmt und in dieser Eigenschaft bei Hochglanzpolitur nur wenig hinter Paraffin zurücksteht. Die Kunstharze sind säure-, nicht alkalifest, sie quellen beim Kochen etwas. Während Blut in Glasgefäßen in 5—10 Minuten gerinnt, geschieht das gleiche in Athrombitgefäßen, die außerdem schlechte Wärmeleiter sind, erst in 25—30 Minuten. (Abb. 22, S. 79.)

Die Autoren haben einen Bluttransfusionsapparat aus Athrombit geschaffen. Das Blut wird vom Spender mit einer Ainit-Hohlnadel (V 2 a-Stahl) in einen Athrombitbecher entnommen, aus diesem in eine Bürette aus Athrombit umgegossen, die unten mit Hohlnadel und Metalloder Schlauchkonus armiert ist. Aus der Bürette wird dann das Blut unter leichtem Druck durch Gummigebläse in die punktierte Empfängervene übergeleitet. In 1 Minute sollen nicht mehr als 100 ccm Blut einfließen, der ganze Eingriff nicht länger als 15 Minuten dauern. Während des Einfließens in die Empfängervene kann die Bürette mit neuem Blut nachgefüllt werden. Der Athrombitbecher (150—200 ccm) wird nach Entleerung des Blutes mit physiologischer Kochsalzlösung ausgespült. Dieser Apparat hat sich nicht recht eingebürgert, weil das Umgießen des Blutes, die Berührung mit Luft und die Verwendung eines Gummischlauches auch bei gut fließendem Spenderblute bei größeren Transfusionen vorzeitige Gerinnung nicht immer verhüten konnte. Die Verwendung des Bechers gestattet Wechseln des Spenders ohne Unterbrechung der Transfusion.

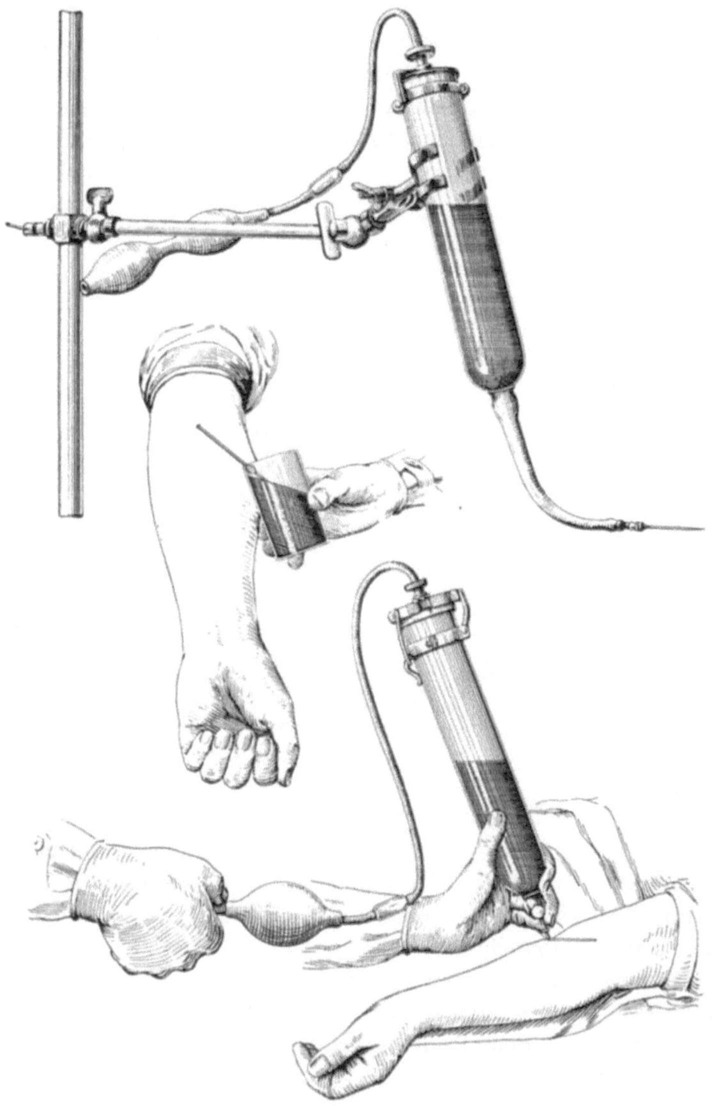

Abb. 22. Athrombit-Becher-Transfusionsmethode nach LAMPERT u. NEUBAUER.

LAMPERT hat dann den KIMPTON-BROWN-PERCYSCHEN Apparat durch Herstellung des Gefäßes aus Athrombit wesentlich verbessert. Bei dem alten PERCYSCHEN Verfahren erfordert die sterile Paraffi-

nisierung des Glaskolbens auch bei eigens geschultem Personal längere
Zeit. Eine gut eingeübte Schwester braucht etwa 1 Stunde Zeit dazu.
Bei Herstellung der Bürette aus Athrombit erübrigt sich die Paraffi-
nisierung. Dieser LAMPERTsche Transfusionsapparat besteht aus einer
mit Verschlußdeckel und Hahn versehenen Athrombit- bzw. Bernstein-
bürette, die am unteren Ende konusartig ausläuft oder einen Konus
aus V 2 a-Stahl trägt, dem Punktionsnadeln verschiedener Größe aus
Ainit (polierter Edelstahl) direkt aufgesetzt werden können. Der Hahn
am Verschlußdeckel dient zur Ausnutzung der Stechheberwirkung nach

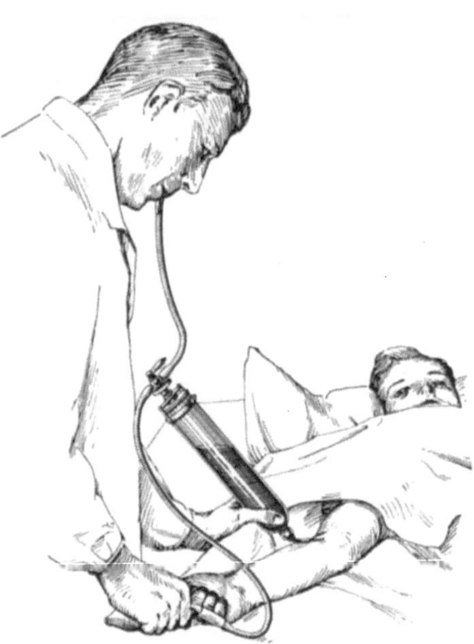

der Paraffin- und Blutentnahme. Der Apparat wird
5 Minuten in kochendes Wasser
(ohne Soda!!!) gelegt und kann
danach sofort durch alkalifreies
kaltes Wasser (Aqua destillata)
abgekühlt werden, muß aber
bei der Verwendung vollkommen
trocken und abgekühlt sein, da
sonst Gerinnungsbeschleuni-
gung zu befürchten ist. Nach
längerem Kochen verändert das
Athrombitgefäß seine Form. Die
Hochglanzpolitur der Athrom-
bitgefäße muß sorgfältig ge-
schont werden (z. B. keine
Bürsten, keine rauhen Lappen
zur Reinigung benutzen). Vor
der Blutentnahme werden einige Kubikzentimeter Paraffinöl

Abb. 23. Transfusionsapparat nach LAMPERT.   mit Mundstück aufgesaugt

oder eingegossen. Die Blutentnahme beim Spender erfolgt durch
Venenpunktion und das Ansaugen in 1—5 Minuten. Das flüssige
Paraffin schwimmt als luftdicht abschließender Deckel auf dem Blute
in der Bürette, das durch leisesten Gebläsedruck in die punktierte
Empfängervene in wenigen Minuten übertragen wird. Sollen mehr
als 300 ccm übertragen werden, so werden der Rest des Blutes und
das Paraffinöl aus dem Rohr entfernt und die Transfusion kann fortgesetzt werden.

BÜRKLE-DE LA CAMP hat den LAMPERTschen Apparat noch weiter
dadurch modifiziert, daß er die Athrombitröhre, die gleichfalls Verschlußdeckel mit Zweiwegehahn für Ansaugen bei der Entnahme
und Gebläsedruck bei der Überleitung trägt, mit einem seitlichen unteren
Schraubenansatz aus Bernstein versah, und den Inhalt auf 600 ccm

erweiterte. Die Übertragung von 600 ccm Blut kann in 4—10 Minuten erfolgen. Im übrigen bestehen keine wesentlichen Unterschiede gegenüber der LAMPERTschen Konstruktion, deren besonderer Wert ja nicht in der Form des Apparates, sondern in der Art des gewählten Materials liegt.

Ohne den bemerkenswerten Untersuchungen LAMPERTs über das Problem der rauhen Oberfläche Abbruch zu tun und ihre Bedeutung für die Gerinnung des Blutes sowie weitere hämatologische Studien irgendwie herabzusetzen, so bestehen doch Zweifel, ob in dem Athrombit für die Zwecke der Bluttransfusion bereits schon das Material entdeckt ist, das unsere Wünsche voll befriedigt. Niemand wird bezweifeln, daß die Oberflächenkräfte für die Blutgerinnung von größtem Einfluß sind, aber es ist die Frage, ob die rein physikalische Betrachtung ohne

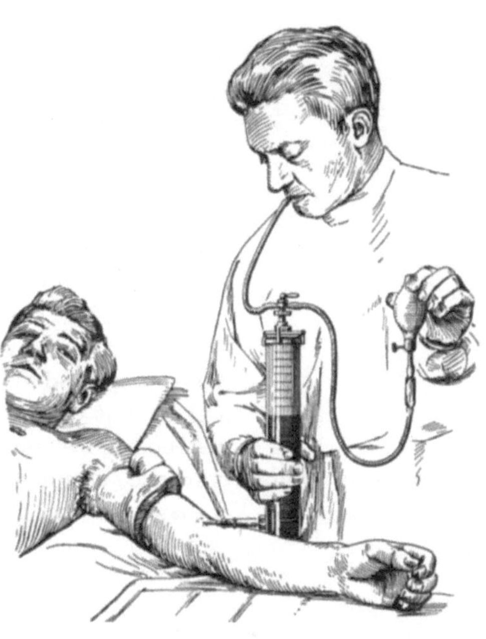

Abb. 24. PERCY-Methode mit Athrombitbürette nach BÜRKLE-DE LA CAMP.

Berücksichtigung der kolloidchemischen oder fermentativen Prozesse im extravasculären Blut dem komplizierten Vorgang der Gerinnung und ihrer Verhütung voll gerecht werden kann. LAMPERT betont im übrigen auch selbst, daß Bernstein für die Zwecke der Bluttransfusion zunächst genügt. Immerhin ist festzustellen, daß rein praktisch in der Benutzung des Athrombit für die Herstellung der Transfusionsgefäße ein erheblicher Fortschritt gegenüber den bisherigen Methoden zu erblicken ist.

Neuerdings werden die Apparate auch aus natürlichem Bernstein hergestellt, der haltbarer ist.

CURTIS und DAVID beschrieben folgenden Apparat. Ein Glaszylinder (400 ccm) mit zwei hörnerartigen Fortsätzen an einem Ende für die Venen des Spenders und Empfängers ist an der entgegengesetzten Seite mit einer Rekordspritze verbunden. Das Glasgefäß wird vor dem Gebrauch mit Paraffin ausgegossen. Bei der Ansaugung des Spenderblutes wird die Empfängervene abgeklemmt und bei der Injektion umgekehrt verfahren.

UNGER (Amerika) bedient sich eines Vierwegehahns mit vier Ansätzen, zwei davon sind für Spender und Empfänger bestimmt, der dritte trägt die Spritze zur Überleitung und der vierte ist mit einer Spritze mit Kochsalz- oder Citratlösung verbunden.

Nr. 3 wird vom Operateur bedient, Nr. 4 vom Assistenten. Zunächst wird bei entsprechender Hahnstellung Blut vom Spender entnommen und dem Empfänger zugeleitet. Während des Hinüberpumpens zum Empfänger wird vom Assistenten der Weg zum Spender durchgespritzt und danach in gleicher Weise zum Empfänger, während der Operateur Blut vom Spender aspiriert. Die Blutspritze wird durch einen Ätherspray gekühlt.

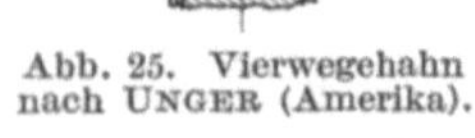

Abb. 25. Vierwegehahn nach UNGER (Amerika).

BRINES hat die UNGERsche Methode insofern abgeändert, als er unter Verzicht auf den lästigen Ätherspray und die Kochsalzlösung so vorgeht, daß er mit der zweiten Spritze Blut ansaugt, während die erste Spritze überleitet. Gute Stauung und flotte, ununterbrochene Zusammenarbeit zwischen Operateur und Assistent bilden die Voraussetzung für gutes Gelingen der Transfusion.

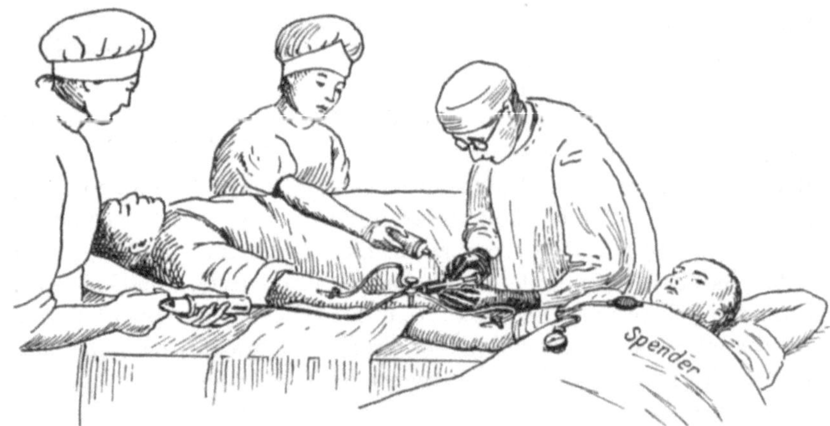

Abb. 26. Transfusionsapparat nach UNGER (Amerika).

Auch JANES' in Amerika vielfach in Gebrauch befindliche Apparatur verfügt über zwei, in ihrer Funktion sich abwechselnde Spritzen. Die Spritzen sind so miteinander verbunden, daß, während die eine saugt, die andere zwangsläufig pumpt. Ein Vierwegehahn wird so gestellt, daß das Blut zum Empfänger in ununterbrochenem Strom überfließt, der nur kurz beim Rotieren des Hahns für einen Moment zum Stillstand kommt.

Koster hat eine kleine Pumpe mit zwei automatisch wirkenden Kugelventilen konstruiert.

In *Frankreich* wird die *Spritze von* Bécart bevorzugt. Es handelt sich um eine große Glasspritze, deren Kolben so konstruiert ist, daß er mit einem Vaselin-Paraffingemisch (Vaselin. pur. 70,0 Paraffin [55] 30,0) gefüllt werden kann. Die Spritze wird mit Vaselin eingefettet, es werden 1—2 ccm Ol. paraffini in den Zylinder hineingegossen und während der Aspiration und folgenden Injektion des Blutes wird die Innenwand der Glasspritze durch Schraubenbewegung vom Stempel mit dem Vaselin-Paraffingemisch, das durch

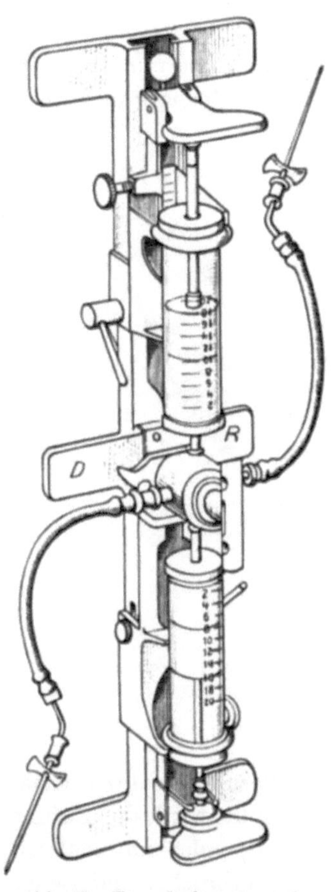

Abb. 27. Transfusionsapparat nach JANES.

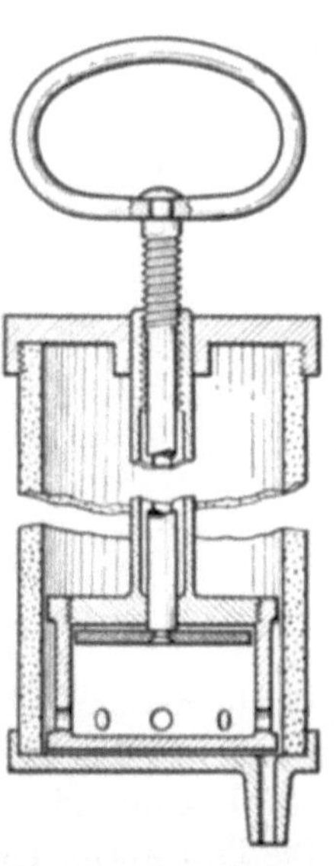

Abb. 28. Transfusionsapparat nach BÉCART.

seitliche Öffnungen des Kolbens austritt, eingefettet. Der Apparat ist für die Venenpunktion mit oder ohne Freilegung der Gefäße gedacht und eignet sich auch für die Transfusion beim Neugeborenen mittels Punktion des Sinus longitudinalis in der vorderen Fontanelle.

Andere in Frankreich in Gebrauch befindliche Methoden sind die von Jubé und Tzank. Die Konstruktion Jubés besteht aus einer Spritze, die nicht vorn den Spritzenansatz, sondern seitlich in der Mitte je einen röhrenförmigen Fortsatz für Spender und Empfänger trägt. Der Stempel

6*

zeigt eine Rille, die je nach Drehung das Blut vom Empfänger ansaugt oder nach dem Spender leitet (Abb. 29).

Das System wird mit Paraffinöl schlüpfrig gehalten. Die Art der Betätigung des Apparates ergibt sich aus der schematischen Zeichnung. Für Spender und Empfänger sind besondere Kanülen beigegeben. Mit der 10 ccm-Spritze können nach und nach angeblich ohne Gerinnungsstörungen bis zu 1 l Blut transfundiert werden.

Tzank verwendet eine Spritze mit Dreiwegehahn, die mit 3 ccm Ol. paraffini durchgespritzt wird. Je ein Weg führt zum Spender und Emp-

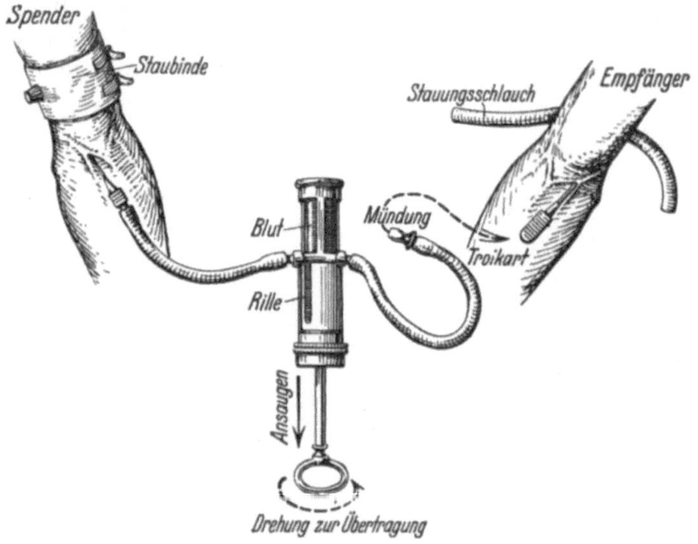

Abb. 29. Transfusionsspritze von Jubé.

fänger, der dritte zu einem mit künstlichem Serum gefüllten Glasbehälter, von dem aus das System gefüllt und gespült wird, die Zufuhr des Serums wird während der Injektion zum Spender automatisch aufgehoben. Die Transfusion kann nach Belieben unterbrochen und wieder fortgesetzt werden.

Soresi empfahl ein Instrument, das aus einer Spritze und zwei automatisch wirkenden Kugelventilen besteht. Die obere Kugel verlegt den Weg zum etwas höher gelagerten Arm des Empfängers, die untere Kugel verschließt die Leitung zum Spender. Das System funktioniert in der Weise, daß bei Entnahme des Blutes der Weg zum Spender frei und der Gang zum Empfänger geschlossen bleibt. Bei der Transfusion betätigen sich die Kugeln in umgekehrtem Sinne. Soresi wählte eine Spritze von 1 ccm Inhalt, um den Aufenthalt des Blutes außerhalb der Gefäßbahn möglichst kurz zu gestalten (Abb. 30, S. 85).

Der *Bluttransfusionsapparat von* Graaz (Hamburg) besteht aus
einem Auffangtrichter aus Glas von 100 ccm Inhalt, aus einer Trans-
fusionsglasspritze von 50 ccm mit eingeschliffenem Glaskolben und

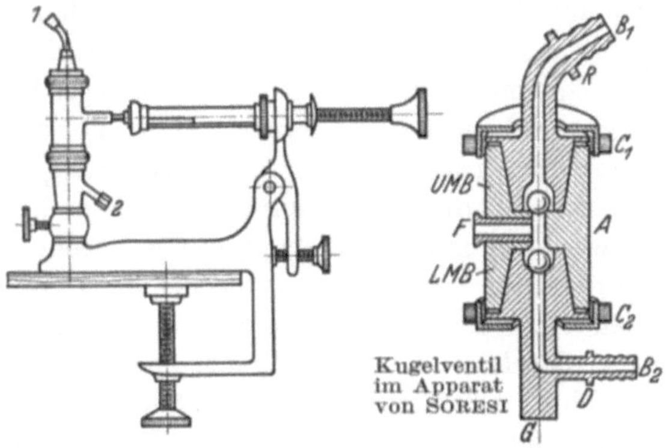

Abb. 30. Transfusionsapparat von Soresi.
Bei 1 und 2 wird je ein Schlauch mit Punktionskanüle angebracht.

Entlüftungsöffnung mit Verschluß, einem Verbindungsteil mit selbsttätigem Kugelventil aus Metall oder Glas, einem Schlauchverbindungs-
stück mit Kontrollglasröhrchen und Fingerringgriff. Das Ganze wird

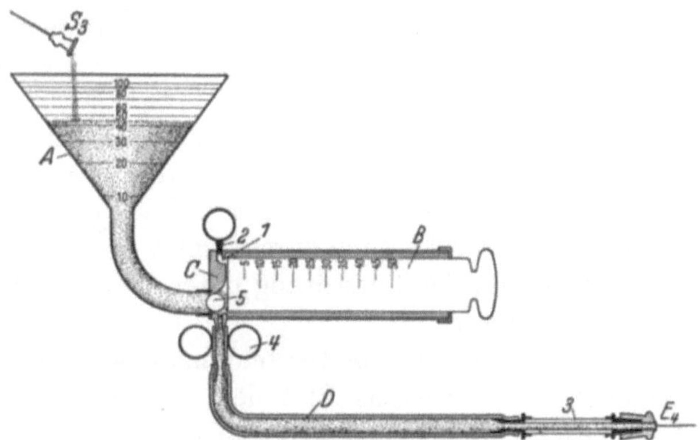

Abb. 31. Transfusionsapparat von Graaz.

von einem Stativ mit beweglicher und fixierbarer Platte getragen. Die
Spritze wird mit Vaseline eingefettet, und das System mit 30 ccm
physiologischer Kochsalzlösung gefüllt. Das Empfängerblut wird im
Trichter durch Venenpunktion aufgefangen, in die Spritze angesaugt
und bei selbsttätigem Kugelventilverschluß zum Trichter durch den
Verbindungsschlauch und das Kontrollglasröhrchen in die Empfänger-

vene gepreßt. Etwa auftretende Luftblasen können durch Öffnen des Luftventils leicht beseitigt werden. In der Regel werden periodenweis 30 ccm und so z. B. durch 20 Spritzen 600 ccm Blut übertragen.

Das einfachste Verfahren besteht in Punktion bzw. Freilegung der Venen, Ansaugen und Injektion von Blut mit wechselnden Spritzen, die inzwischen mit Kochsalz- oder Natrium citricum-Lösung durchgespült werden. Bequeme Lagerung und zweckmäßige Fixation der Arme des Patienten erleichtert das Vorgehen. Cahn konstruierte dazu ein Lagergestell für die Arme mit Fixierungsvorrichtung für die Infusionsnadeln, Ansinn, Lindemann, Ziehlke u. a. besondere Kanülen, die leicht fixiert werden können und genügend weit sein müssen.

Strauss beschrieb „the syringe canula needle method", für die er besondere Kanülen konstruierte. Die Vene wird durch eine quer durchgesteckte Nadel an der Haut fixiert und nach der Punktion wird die Venenkanüle, die einen Obturator trägt, gleichfalls durch eine quer geführte Nadel befestigt. Es werden drei Glasspritzen von 150 ccm Fassung benutzt, die zwischendurch mit Kochsalz- und Natrium citricum-Lösung durchgespült werden.

Boller empfiehlt eine Methode, bei der das Blut mit Hilfe von Spritzen vom Spender zum Empfänger nach Venenpunktion übertragen wird. Zwischen Kanüle und Spritze wird ein Zwischenstück eingeschaltet, das die Durchspülung der Empfängerkanüle mittels Irrigator, der Spenderkanüle mittels Überdruckspritze und Kochsalzlösung gestattet. Drei bis vier 20 ccm-Spritzen wandern abwechselnd vom Spender zum Empfänger und werden von zwei Ärzten und einer Schwester bedient.

Der *Apparat von* Dresel setzt sich zusammen aus einem Vierwegehahn, einer 20 ccm-Glasspritze, einem Becherglas (300 ccm), einigen Schläuchen und zwei Krausschen Kanülen. Das System wird vom Becherglase aus mit Kochsalzlösung durchgespült und gefüllt. Danach folgt nach Venenpunktion die Überleitung unter entsprechender Hahnstellung und Durchspülung.

Unter *indirekter Bluttransfusion* versteht man, wie schon erwähnt, alle die Verfahren, bei denen das Blut dem Spender mittels Venenpunktion oder Venensektion entnommen, in einem Gefäß gesammelt, in bestimmter Weise vorbehandelt und danach dem Empfänger intravenös infundiert wird. Es handelt sich dabei nicht um die Verwendung von Vollblut, sondern um die Überleitung von präpariertem Blute, das durch Zusatz von Chemikalien zur Verhinderung der Gerinnung oder durch Defibrinierung mehr oder weniger in seiner natürlichen Beschaffenheit verändert ist. Die *Transfusion von Citratblut* wird in der Regel in folgender Weise vorgenommen. In eine Mensur tut man 25 ccm einer 2,5% isotonischen, neutralen, frisch bereiteten und sterilen Natriumcitratlösung, fängt darin durch Aderlaß 250 ccm Blut auf, das beim Einfließen mit Glasstab umgerührt wird. Danach gießt man erneut 25 ccm 2,5% Natriumcitratlösung hinzu, läßt wiederum 250 ccm Blut einlaufen und so fort, bis man die gewünschte Blutmenge erzielt hat. Die Abkühlung des Blutes wird dadurch verhindert, daß das Glasgefäß in ein Wasserbad von 40—42⁰ gestellt wird. Thermosflaschen oder ein Thermostat, der elektrisch, durch Öl oder anderweitig heizbar ist, leisten dieselben Dienste. CLAIRMONT und MÜLLER halten die 2,5% Natriumcitratlösung für hypotonisch, weil sie etwa einer 0,5% Kochsalzlösung entspricht. Die Autoren glauben, daß das erste in die Natriumcitratlösung einfließende Blut hämolysiert, und daß der Zustand der Isotonie erst allmählich erreicht wird. Sie empfehlen das Blut lieber in ein Gemisch von isotonischer 5,4—5,6% Traubenzuckerlösung mit dem Natriumcitratzusatz wie oben einfließen zu lassen.

Die Stellung zu der Frage, *wieviel Natriumcitrat für die Verhütung der Blutgerinnung erforderlich* ist, wechselt. In der Mayo-Klinik, wo die Citratbluttransfusion sehr beliebt ist, wird eine 0,4% Natriumcitratblutmischung verwandt, d. h. auf je 250 ccm Blut werden 10 ccm einer 10% Natriumcitratlösung berechnet. BEHNE ist der Ansicht, daß 150 ccm 1% Natriumcitratlösung auf 500 ccm Blut als die beste Mischung anzusehen ist. HUSSEY, nach dessen Vorschrift in der amerikanischen Armee verfahren wird, arbeitet mit 1,5 g Natrium citricum auf 100 ccm physiologische Kochsalzlösung, in die er 600 ccm Blut auffängt. Auch HABERLANDT bevorzugt gegenüber dem Aqua destillata physiologische Kochsalzlösung. Die Angaben über die erforderliche Dosis schwanken bei den verschiedenen Autoren. BUMM vermischte 500 ccm Blut mit 2—300 ccm 0,9% NaCl-Lösung und 1% Natricum citric.-Lösung. HÖST und KEYNES wiederum glauben, daß 3,8 g Natr. citricum in 100 ccm Kochsalzlösung pro 1 l Blut die zweckmäßigste Vorschrift ist. In einer 0,3—0,4% Natriumcitratblutmischung wird die Gerinnung bei Beachtung der genannten Vorsichtsmaßregeln mit einiger Sicherheit verhütet. Würden, was im allgemeinen als maximale Dosis zu betrachten ist, 1000 ccm Blut infundiert, so erhält der Empfänger im Höchstfalle 4 g Natr. citr., während die toxische Menge je nach Körpergewicht und Konzentration zwischen 10—25 g schwankt.

Etwaige kleine Gerinnsel werden dadurch beseitigt, daß das Blutgemisch durch eine zehnfache Gazelage durchgeseiht wird. Danach wird das warmgehaltene Citratblut mittels einer Spritze oder nach Art einer intravenösen Infusion mit Trichter oder Irrigator verabfolgt. Es ist zu empfehlen, Gefäß und Schlauchleitung vorher mit Natriumcitratlösung durchzuspülen oder das Blutgemisch mit Kochsalzlösung zu verdünnen.

JÜNGLING, dem das Wechseln der Spritzen, das Abnehmen und Einsetzen beim OEHLECKERschen Apparat nachteilig erschien, benutzt eine dreiläufige Spritze, Rotanda, d. h. eine Spritze, die in einen Konus ausläuft. Auf diesem Konus sitzt ein Hahn mit drei Ansätzen. Die Spritze kann durch Drehung mit einem der Ansätze verbunden werden. Zwei dieser Ansätze sind durch Gummischläuche mit Glaskanülen verbunden, die beim Spender und Empfänger in die Venen eingeführt werden. Der dritte Fortsatz trägt einen Gummischlauch, der in ein

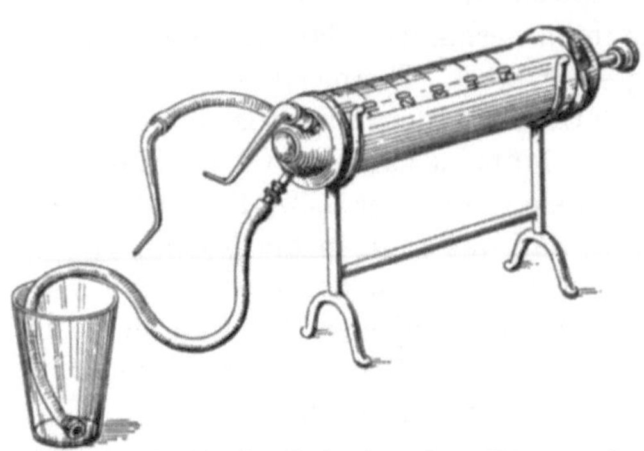

Abb. 32. Dreiläufige Rolandaspritze (JÜNGLING).

Gefäß mit Natriumcitratlösung führt. Die Spritze wird vor der Einführung in die Venen mit etwas Natriumcitratlösung gefüllt und nach

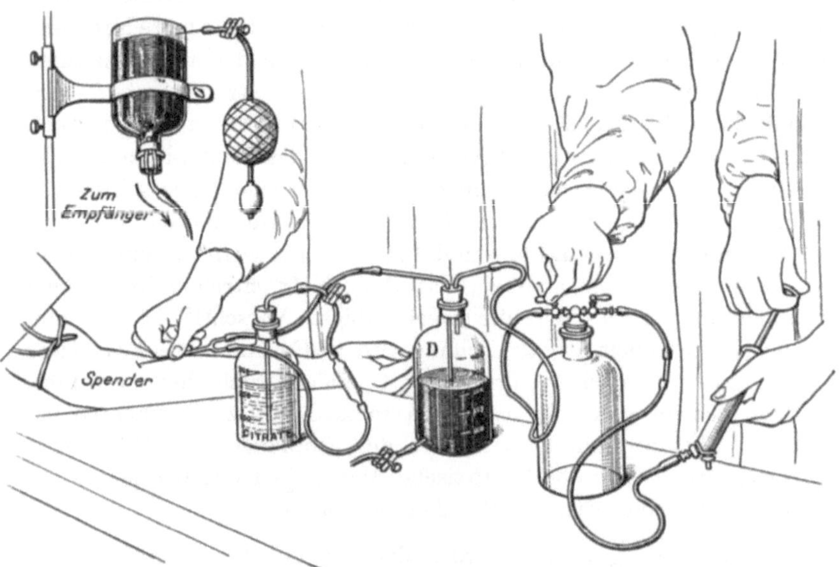

Abb. 33. Apparat von BRINES zur Citrattransfusion.

jeder Überleitung von 50 ccm Blut wird etwas von der Lösung nach dem Empfänger und Spender hin injiziert.

ROGGEs *Transfusionsinstrument* älterer Konstruktion trägt ein gläsernes Schaltstück mit vier Fortsätzen. Zwei davon führen zu den

Venen, der dritte zur Bürette, der vierte trägt eine Glasspritze von
10 ccm Inhalt. Der Apparat wird mit Paraffin durchgespritzt und die
Bürette, sowie das System mit 2% Natriumcitratlösung gefüllt. Der
Schlauch zum Glasgefäß wird während der Überleitung abgeklemmt.
Der Weg zum Empfänger und Spender wird abwechselnd durch Finger-
druck geschlossen. Nach jeder fünften Spritze wird der Schlauch der
Bürette freigegeben und der Operateur spritzt Natriumcitratlösung
zum Empfänger und Spender.

Die Berührung mit Luft wird in den *Apparaten von* BRINES und
HOFFMANN-HABEIN vermieden, die in Amerika breiteste Aufnahme
gefunden zu haben scheinen. *Bei der Methode von* BRINES wird das

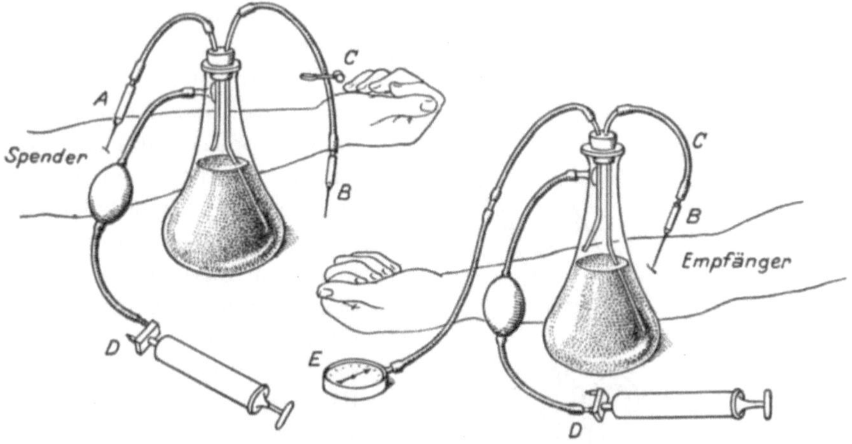

Abb. 34. Citrattransfusionsapparat von HOFFMANN-HABEIN.

Blut nach Art eines POTAINschen Apparates angesaugt; dabei ist die
Einrichtung getroffen, daß sich das Blut bereits dicht hinter der Spender-
kanüle mit Citratlösung mischt und als Citratmischblut in die mittlere
Flasche einfließt.

Die Flasche wird dann umgedreht, unter Verwendung eines besonderen Stativs aufgestellt und danach kann, unterstützt durch ein
Gebläse, die Überleitung erfolgen. Die Asepsis ist bei Benutzung einer
sterilen Apparatur sicherlich weniger gefährdet als beim Umgießen.
Auch ist anzunehmen, daß die Blutschädigung infolge der Vereinfachung
der mechanischen Manipulationen verringert wird.

Das gleiche gilt von .dem *Verfahren von* HOFFMANN-HABEIN. Bei
dieser Methode wird gleichfalls im Glasgefäß ein luftverdünnter Raum
mit Luftpumpe hergestellt und dadurch das Spenderblut aspiriert,
das in der Flasche mit der entsprechenden Menge Natriumcitratlösung
gemischt wird. Im Anschluß daran wird das Blut durch Druckpumpe

unter Kontrolle eines Manometers, das an Stelle der Spenderkanüle eingeführt wird, dem Empfänger injiziert.

HEUSSER entnimmt das Spenderblut in eine paraffinierte Thermosflasche, die mit 70 ccm 10% Natriumcitratlösung gefüllt ist. Entsprechend der Größe der Blutmenge wird nach und nach Natr. citric.-Lösung hinzugefügt. Für 1 Liter Blut genügen etwa 40 ccm der 10% Lösung. Der Inhalt der gefüllten Thermosflasche kann sofort oder nach einiger Zeit durch Steigrohr und mit Hilfe eines Druckgebläses in den Empfänger übertragen werden. Venenpunktion ist ausreichend.

FIESSINGER, STANLEY, BOURRET benutzen Spritzen mit automatisch wirkenden Saug- und Druckventilen. Spritzen mit exzentrisch angebrachtem Konus sollen die Technik erleichtern. (WEIL, LOEB u. a.)

TAKEO TORIIs Apparat besteht aus drei Hauptteilen, dem Klappenapparat (A), der Spritze (B), und dem Mundstück mit Injektionsnadel (C). Der Klappenapparat besteht aus zwei miteinander durch das Glasrohr verbundenen Glaskammern (α, β), von denen die eine (β) einen ihrer Innenfläche gut angepaßten massiven Glaskörper (b), die andere einen ebensolchen, aber hohlen Glaskörper (a) enthält. Jede Kammer hat an ihrer Innenwand neun in drei Reihen angeordnete Vorsprünge, um den

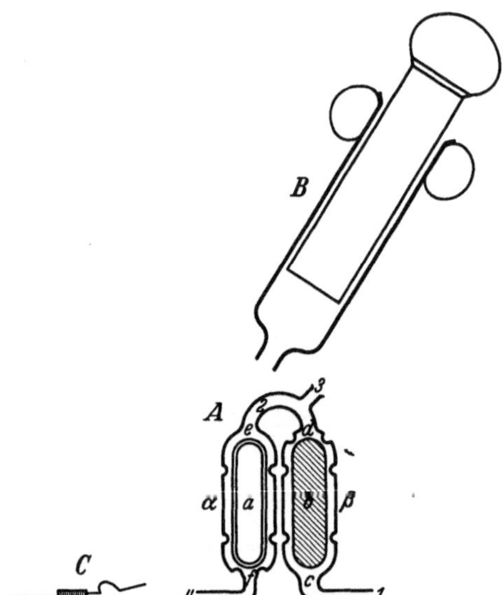

Abb. 35. Transfusionsapparat von TAKEO TORII.

Reibungswiderstand zu verhüten und die Ausflußstelle offen zu halten. An den Einflußstellen (c und e) sind die Kammerinnenflächen und die Oberflächen der Glaskörperchen (a und b) wasserdicht ineinander eingeschliffen. Zieht man den Stempel der zugehörigen Spritze an, so werden durch Ansaugen der beiden Glaskörperchen die Einflußkammer geöffnet und die Ausflußkammer geschlossen. Auf diese Weise wird das Citratblut aus einem Standgefäß abgesaugt. Durch Druck auf den Spritzenstempel wird das Blut dann in entgegengesetzter Richtung zum Empfänger geleitet.

JEANBREAU hat eine Methode beschrieben, die während des Krieges auf französischer Seite vielfach zur Anwendung gekommen ist. Das Blut des Spenders wird in einen Glaszylinder, der mit Natriumcitratlösung gefüllt ist, angesaugt, etwas geschüttelt und dann durch ein kurzes Auslaufrohr am Boden des Rezipienten dem Empfänger unter mildem Druck zugeführt.

LEWISOHN fängt das Blut nach Venenpunktion in ein Glasgefäß mit Natriumcitratlösung unter Umrühren auf. Die Injektion wird mit Hilfe eines Glasgefäßes mit Gummischlauch in der Form des früher zur Salvarsaninfusion üblichen Gerätes ausgeführt.

Vom Erlenmeyerkolben bis zu dem Glaszylinder von KIMPTON-BROWN-PERCY mit seinen zahlreichen Modifikationen (SCHLAEPFER, HABERLANDT, BÉCART, NATHER und OCHSNER u. s. f.) finden sich alle Übergänge. Eine Reihe besonders konstruierter Kanülen (z. B. HUSTIN, BOND, HARTMANN) geben die Möglichkeit, dem Spenderblut schon in der Punktionsnadel Natriumcitratlösung zuzufügen, andere verbesserten die Kanülen zur intravenösen Injektion (KAUSCH, SPENCE u. a.). ABELMANN empfahl als Ersatz des Paraffinüberzuges Spritzen und Kanüle mit einer Citratsalbe vorzubereiten (Adeps lanae 10,0 Natr. citric. 10,0 Aqu. dest. 10,0 Petrol. qu. s. ad 100,0).

ENGEL hat in Anlehnung an die Methode BÉCARTs eine Transfusionsspritze von 20 ccm mit Citratfüllung konstruiert. Ein im Kolben der Spritze befindlicher Hohlraum wird mit Natriumcitratlösung gefüllt. Der Kolben steht durch Löcher in der Kolbenwand mit dem Spalt zwischen Spritzenwand und Stempel in Verbindung. Bei leichten Drehbewegungen des Kolbens wird dieser und der korrespondierende Abschnitt des Glaszylinders mit Natriumcitratlösung (6%) benetzt, dadurch Blutgerinnung und Festsetzen des Kolbens verhütet. Die Transfusion erfolgt im übrigen durch Aspiration und Entleeren der Spritze mittels Zweiwegehahn und den zugehörigen Schläuchen und Kanülen.

In der Pädiatrie wird meistens die Citratmethode benutzt. Bei kleinen Kindern, insbesondere bei Neugeborenen ist die veno-venöse Blutübertragung vielfach wegen der schwachen Ausbildung der subcutanen Venen schwierig oder unausführbar. Als Empfängervene wird in der Regel eine Vene des Schädels benutzt, die nach Abrasieren der Haare und Abreiben mit Xylol deutlich hervortritt. OPITZ bevorzugt die Venen an der Temporalseite des Schädels oder an der Stirn. Der gleiche Autor sah bei Benutzung der Vena jugularis nach Injektion von 30 ccm Blut einen Todesfall, den er durch Überlastung des rechten Vorhofs erklärt. FALLS und LOSEE empfehlen im Gegensatz dazu die Benutzung der Vena jugularis beim Empfänger. Die Transfusion in den Sinus longitudinalis wird man nur dann ausführen, wenn keine andere Möglichkeit der intravasalen Blutzufuhr besteht und die intraperitoneale Methode nicht angebracht erscheint.

Zur intrasinösen Applikation bedient man sich einer Kanüle mit Metallknopf, welcher das zu tiefe Eindringen der Kanüle in den Sinus, resp. ins Gehirn verhindern soll. Zum Einstich wählt man am hintern Rand der vorderen Fontanelle die Stelle, an der die Scheitelbeine zusammenstoßen. Entleert sich aus der eingeführten Hohlnadel das Blut im Strahl, so kann man die mit Citrat bzw. Vollblut gefüllte Spritze aufsetzen und langsam injizieren. Die Sinustransfusion hat ihre Anhänger, aber auch energische Gegner. SPOHN, LOSEE halten das Verfahren für gefährlich. SPOHN glaubt, daß Blutungen in die Hirnrinde auftreten können. LOSEE befürchtet Gehirnkompression. HERR, STRAUSS, LOWENBURG verhalten sich der Methode gegenüber weniger ablehnend. WEINSTEIN bedient sich eines Glastrichters mit einem Gummischlauch, der auf der anderen Seite die Infusionskanüle mit Knopf trägt. Der Glastrichter kann 100 ccm Citratblut aufnehmen, das im Wasserbade warm gehalten wird. OPITZ übertrug 0,2% Citratblut und zwar $^{1}/_{5}$ bis zu $^{1}/_{3}$ der Gesamtblutmenge des Empfängers in den Sinus longitudinalis, ohne daß besondere Erscheinungen auftraten. Er benutzt einen Irrigator (Glaszylinder) mit $1^{1}/_{4}$ m langem Gummischlauch, der am Ende kurz hinter dem

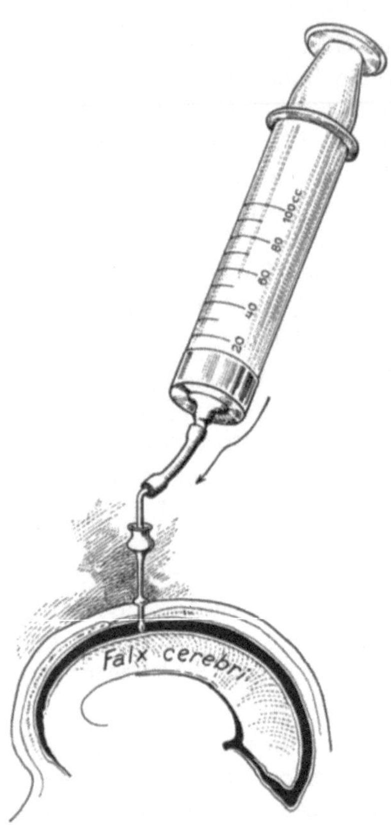

Abb. 36. Die Sinustransfusion beim Kinde.

Ansatzstück zwei 10 cm voneinander entfernte Glasschaltröhrchen trägt. Das System wird bis zur Ausflußöffnung des Zylinders mit Kochsalzlösung gefüllt, dann wird das Citratblut direkt in den Irrigator filtriert und von der Kochsalzlösung so viel abgelassen, bis das Blut im ersten Glasrohr erscheint. Es folgt die Sinuspunktion am liegenden Kinde mit Spritze und einer Platinkanüle, die danach mit dem Gummischlauch in Verbindung gesetzt wird. Zum Schluß wird mit Kochsalzlösung nachgespült. 150 ccm Citratblut laufen in 20—30 Minuten ein.

Gorther präpariert die Vena femoralis, falls keine Schädelvene aufzufinden ist. .

Für die beim Neugeborenen und Kleinkinde besonders wichtige Bestimmung der zu übertragenden Blutmenge sind Alter, Körpergewicht, Entwicklungsgrad des Kindes und die Indikation maßgebend. Das Blutvolumen ist beim Kinde keine Konstante. Nach Halbertsma steigert die Transfusion von 15 ccm Blut pro Kilogramm Körpergewicht die Zahl der R.K. pro Kubikmillimeter um eine Million. Ein Kind von 6 kg würde demnach 6mal 15 = 90 ccm Blut erhalten.

Nach Laqua und Liebig gestaltet sich die Berechnung in etwas anderer Weise. Wenn das Spenderblut 5 Millionen R.K. pro Kubikmillimeter enthält, so ist für den Fall, daß man die R.K.-Zahl des Empfängers um 1 Million zu steigern beabsichtigt, die Blutmenge des Empfängers durch fünf zu teilen, um die erforderliche Blutmenge zu errechnen. Die Autoren führen folgendes Beispiel an. Das Gesamtvolumen wird mit ¼ des Körpergewichtes zugrunde gelegt. Ein Kind von 5600 g hat 2,5 Millionen R.K. Soll eine Erhöhung um eine Million erreicht

werden, so muß man $\dfrac{5600}{14} = 400$ Blutmenge : 5 = 80 ccm Blut transfundieren.

Opitz hat auch große Transfusionen in halbwöchentlichen Abständen wiederholt. In den Fällen, wo insbesondere die Zufuhr von Sauerstoffträgern erwünscht ist, kann man das Volumen des zu transfundierenden Blutes durch Plasmaentziehung auf $^2/_3$ bis $^3/_4$ des ursprünglichen Umfanges eindicken (Opitz).

Die Sinustransfusion ist ohne Zweifel als ein ernster Eingriff anzusehen, dessen Anwendung nur ratsam erscheint, wenn sonstige Venen nicht zur Verfügung stehen. Nur selten wird eine Blutinjektion in die noch offenstehende Vene der frisch durchtrennten Nabelschnur nötig sein, wie sie von Dieffenbach, Bennecke und Sidbury bei asphyktischen Neugeborenen ausgeführt wurde. Bei älteren, 2—3jährigen Kindern empfiehlt Beck die von ihm angegebene Methode (S. 75). Bei Säuglingen wird das Verfahren modifiziert, um die sonst bei Übertragungen erforderliche Kochsalzinfusion zu vermeiden. Nach Becks Angaben wird zwischen Empfängerkanüle und das dazugehörige Ansatzstück ein kleiner Vierwegehahn eingeschaltet, bei dem auf einen dritten Ansatz eine Rekordspritze mit Kochsalzlösung, auf den vierten ein kleiner, in ein Gefäß führender Gummischlauch gesetzt wird. Der Vierwegehahn wird so gestellt, daß die Spritze mit der Kanüle, das Schlauchsystem mit dem am vierten Ansatz befindlichen Schlauchsystem verbunden ist. In dieser Stellung bleibt der Hahn so lange, bis aus dem Schlauch des vierten Ansatzes reines Blut strömt. Danach wird der Hahn umgeschaltet, so daß nun das Blut zum Empfänger strömt. Gleichzeitig wird mit der Spritze vom dritten Ansatz aus der Schlauch durchspült. Es werden Schübe von je 10 ccm übertragen und abwechselnd wird das System so durchgespült, daß der Säugling keine Kochsalzlösung erhält. Die Übertragung in kleinen Portionen ist insofern günstig, als dadurch eine plötzliche Überlastung des Kreislaufes vermieden wird, die bei der relativ geringen kindlichen Blutmenge gefährlich werden kann.

Neben der intravasalen Blutzufuhr ist in der Pädiatrie *die intraperitoneale Blutübertragung* in Gebrauch, die nach den Untersuchungen von SIPERSTEIN, L. F. MEYER und OPITZ in ihrer Wirkung grundsätzlich der ersteren ähnlich ist. Die intraperitoneale Blutzufuhr fällt nicht mehr unter den Begriff der Bluttransfusion, sie ist aber in gleicher Weise wie diese befähigt, einen Blutersatz herbeizuführen, da es feststeht, daß die fremden Erythrocyten durch das Bauchfell in die Gefäßbahn aufgenommen werden. Der Übergang der R. K. aus der Bauchhöhle in den Kreislauf beansprucht 16 Stunden bis zu 4 Tagen. Die Schnelligkeit der Resorption hängt nach OPITZ vom Zustand der Kreislauforgane, dem Wasserbedürfnis des Organismus, den Druckunterschieden zwischen Thorax- und Peritonealhöhle, von dem Grad der Darmbewegung und anderen mechanischen Einflüssen ab. Der Nachteil der intraperitonealen Blutzufuhr besteht darin, daß Citratblut und defibriniertes Blut zu unerwünschten Reizerscheinungen von seiten des Peritoneum führen können und daß ein Effekt im Sinne der Substitution nur ganz allmählich erreicht wird. Die intraperitoneale Blutapplikation wird deswegen nur dann in Erwägung zu ziehen sein, wenn die intravasale Blutzufuhr bei Kindern auf unüberwindliche Hindernisse stößt oder wenn zur Schonung des Kreislaufes eine ganz allmähliche Blutzufuhr angestrebt wird (OPITZ). 100 ccm Blut werden bei der Entnahme mit 10 ccm einer frisch bereiteten 2% Natr. citr.-Lösung gemischt, körperwarm gehalten und mit Glasspritze und stumpfer Kanüle in der Mittellinie zwischen Nabel und Symphyse bald nach der Entnahme injiziert.

Das älteste Verfahren der Transfusion ex homine in hominem ist die *Übertragung defibrinierten Blutes.* Das meist durch Punktion der gestauten Vena cubitalis gewonnene Blut wird in einem sterilen Gefäß aufgefangen und durch sanftes, langsames Schlagen mit Holz- bzw. Glasstäben, Spiralfedern oder Pinzetten defibriniert. Das Schlagen soll 20 Minuten lang erfolgen. Statt des Schlagens kann auch so verfahren werden, daß das Blut in einem Gefäß mit Glasperlen aufgefangen und die gleiche Zeit kräftig geschüttelt wird. Nach diesen Manipulationen muß das Blut ½—1 Stunde im Wasserbade stehen, um die sogenannte Fermentintoxikation zu vermeiden. Vor der dann in die Wege geleiteten Blutübertragung wird das defibrinierte Blut noch durch einen

Trichter, der mit 10facher Gazelage ausgelegt ist, gegossen, um etwaige Gerinnsel oder Blutklümpchen zu beseitigen. Das gewonnene Filtrat kann danach möglichst körperwarm nach Art einer intravenösen Infusion mit Spritze oder Irrigator appliziert werden. Es ist zweckmäßig, das Blut vorher mit physiologischer Kochsalzlösung auf die Hälfte oder auch stärker zu verdünnen. Die Ausführung der Transfusion mit defibriniertem Blute ist sehr einfach. Indessen wird diese Form der Blutübertragung nur noch selten benutzt, so von UMBER, WEDERHAKE u. a. Das defibrinierte Blut ist minderwertig, weil die R.K. wie überhaupt die morphologischen Elemente durch die Vorbereitungen geschädigt werden und das Blut eines nicht unwesentlichen Bestandteiles, des Fibrins, beraubt ist. Gleichwohl kann man sich im Notfall, wo andere Möglichkeiten nicht vorhanden sind, dieser Methode bedienen. Sie leistet Gutes, insbesondere zum Zwecke der Blutstillung, vorausgesetzt, daß beim Defibrinieren, Durchseihen, Konservieren und Erwärmen die Sterilität in keiner Weise leidet.

HÜTER bediente sich der *arteriellen* Transfusion defibrinierten Blutes. Das durch Aderlaß wie oben entnommene und vom Fibrin durch Schlagen befreite Blut wurde in die Arteria radialis oder Arteria tibialis posterior injiziert. Zu diesem Zwecke wurde die Arteria radialis am Handgelenk oder die Arteria tibialis posterior unterhalb des inneren Knöchels freigelegt, das präparierte Gefäß central unterbunden und nun die Injektion peripherwärts ausgeführt. Danach folgte periphere Unterbindung und Resektion des zwischen den Ligaturen liegenden Arterienrohrs.

Mit der Transfusion *konservierten* Blutes haben sich besonders ROUS, TURNER und ROBERTSON beschäftigt. ROBERTSON empfahl folgendes Verfahren: $\frac{1}{2}$ l Blut wird mit 350 ccm einer 3,8% Natriumcitratlösung und mit 850 ccm einer 5,4% Dextroselösung gemischt. Vor dem Gebrauch läßt man die abgesetzte Flüssigkeit ablaufen und gießt das Blutkörpersediment in 0,9% Kochsalzlösung, 2,5% Gelatine- oder 2—3% Gummiarabicumlösung, die dann intravenös verabfolgt wird. Ähnlich gehen ROUS und TURNER vor, die eine Mischung von drei Teilen Blutkörperchen, zwei Teilen einer isotonischen 3,8% Natriumcitratlösung und fünf Teilen einer isotonischen 5,4% Dextroselösung herstellen. Die menschlichen Blutkörperchen sollen sich in der Konservierungsflüssigkeit bis zu 4 Wochen halten.

Gewiß unterliegt es keinem Zweifel, daß entsprechend aufbewahrtes Blut sich eine Zeitlang morphologisch und funktionell erhält. So geht, wie oben ausgeführt, die Sauerstoffkapazität des steril entnommenen, durch Kaliumoxalat ungerinnbar gemachten und steril aufbewahrten Blutes noch 5—8 Tage nach der Entnahme aus dem Organismus der Färbekraft des Blutes völlig parallel. Auch makroskopisch kann man

14 Tage und länger beobachten, daß sich das bei Aufbewahrung infolge reduzierten Hämoglobins dunkle Blut nach Schütteln an der Luft durch Umwandlung in Oxyhämoglobin wieder scharlachrot färbt. Nach Rous und Turner konservierte R. K. des Kaninchens lassen sich ohne Schaden etwa 14 Tage lang gut erhalten, bei längerer Verwahrung tritt post transfusionem Hämolyse auf. Opitz kommt auf Grund seiner Versuche zu dem Schluß, daß bis zu 5 Wochen altes Kaninchenblut verwendungsfähig bleibt, ist aber für den Menschen keineswegs dafür, Citratblut, das älter als 48 Stunden ist, zur Transfusion zu benutzen, da bei länger aufbewahrtem Blut Hämolyse eintreten kann und auch Peptonvergiftungen infolge der Zersetzungsprozesse zu befürchten sind.

Für allgemeine Maßnahmen, etwa die Ausstattung von Rettungsstationen mit aufbewahrtem Blut liegt kein Anlaß vor, da in der Regel stets frisch gewonnenes Blut bei ausreichender Organisation zur Verfügung steht und da wegen der schon nach kurzer Zeit eintretenden Unbrauchbarkeit konservierten Blutes die Gefahren relativ größer sind als der entsprechende Nutzen. Man könnte allenfalls daran denken, unter Kriegsverhältnissen vor Kampfhandlungen großen Ausmaßes kurz vorher gewonnenes, konserviertes Blut für die zu erwartenden großen Verluste bereitzustellen.

Auch die Technik der *Bluttransfusion von der Leiche* wird nur ganz ausnahmsweise zur Anwendung gelangen. Allgemeine Erfahrungen liegen nicht darüber vor (siehe Seite 26 und 49). Sakajan hat im Sklifassovsky-Institut bei einem Massenunglück sieben Leichenblutübertragungen mit Erfolg vorgenommen. Er entnahm das Leichenblut 2—8 Stunden post mortem durch Punktion aus der unteren Hohlvene nach aseptischem Bauchschnitt. Er bediente sich dabei einer Janetspritze, in der das Blut mit der entsprechenden Menge Natriumcitratlösung gemischt wurde. Das Blut wurde dann nach Agglutinationsprüfung und biologischer Probe durch Venenstich mit Hilfe des Bobrovschen Apparates transfundiert.

Die *Technik der Eigenblutreinfusion* ist abhängig von der Art der Blutung. Das Verfahren, von Thies 1914 ursprünglich für die Graviditas extrauterina rupta empfohlen, ist in der Folge nicht nur bei dieser Krankheit, sondern auch bei anderen großen Blutungen in die Brust- und Bauchhöhle, bei Schußverletzungen, besonders Milz- und Leberrupturen angewandt worden. Ihr Hauptverwendungsgebiet ist allerdings die geplatzte Bauchhöhlenschwangerschaft geblieben. Voraussetzung für das Verfahren ist die Untersuchung des Blutes nach der Richtung, ob das Extravasat nach Vorgeschichte und Operationsbefund als aseptisch und nicht toxisch angesehen werden kann. Das Vorgehen bei der Graviditas extrauterina rupta gestaltet sich in der Regel so, daß nach Eröffnung des Bauchfells die Blutung aus der rupturierten Tube bzw. dem Ovarium oder die ausnahmsweise anderweitig lokalisierte Hämorrhagie durch Abklemmen gestillt wird. Nunmehr werden das freie Blut der Bauchhöhle und die gesamten Koagula mit einem Schöpflöffel aus der Peritonealhöhle entfernt und durch einen Glastrichter, der mit 10—12facher Mullschleierlage ausgekleidet ist, in einen großen Erlenmeyerkolben oder Glasirrigator geseiht. In diesem Kolben wird das Blut zweckmäßig zu gleichen Teilen mit 0,9% Kochsalzlösung oder Ringer-Lösung verdünnt und im Wasserbade auf Körperwärme gehalten. Das ausgeschöpfte Blut braucht bei dieser Art des Vorgehens weder mit Natrium citricum versetzt noch defibriniert zu werden. Während der Operateur den Eingriff beendet, läßt ein Assistent das Blut in die Vena mediana cubiti nach Punktion oder nach Einbindung einer Kanüle in das freigelegte Gefäß einfließen. So erhält die ausgeblutete Frau schon wenige Minuten nach dem Bauchschnitt ihr Blut in den Kreislauf zurück. Gelegentlich ist die Vena spermatica interna oder eine größere Netzvene zur Infusion benutzt worden (DÖDERLEIN, THIES, LICHTENSTEIN), SCHOLTEN transfundierte in eine Vene des lig. latum.

Da die Infusion von 1000 ccm Flüssigkeit 10—40 Minuten dauern kann, ist die Benutzung von subcutanen Venen naturgemäß die Regel, zumal die Mesenterialvenen sich meistens als zu klein erweisen und außerdem der schnelle Schluß der Bauchhöhle hinausgeschoben wird. DÖDERLEIN und WAGNER wollen das Blut durch Umrühren in einer flachen Schüssel mit Sauerstoff sättigen. Wenn 100 ccm Blut 13 g Hämoglobin mit 0,35% Eisen enthalten, so würde das Blut unter optimalen Bedingungen bei vollständiger Sättigung pro 100 ccm $1,4 \cdot 13 = 18,2$ ccm Sauerstoff aufnehmen können. Dabei ist zugrunde gelegt, daß 1 g Hämoglobin 1,4 ccm Sauerstoff bindet. Da die Lungen nach einer ruhigen Einatmung etwa 3000—3900 ccm Luft, nach einer ruhigen Ausatmung 2500—3400 ccm enthalten (LANDOIS-ROSEMANN), so ist der einmalige Sauerstoffzuwachs durch die Transfusion irrelevant, das Schlagen des Blutes sogar besser zu vermeiden. Wichtiger und entscheidend für den Erfolg ist vielmehr die Tatsache, daß die in den Kreislauf zurückgebrachten R. K. sofort wieder ihre vollwertige Funktion, den Gasaustausch zwischen dem Blute, den Geweben und der äußeren Luft übernehmen.

Eine Reihe von Autoren hält an der Verdünnung des ausgeschöpften Blutes mit Citratlösung fest und verfährt in Art und Konzentration so, wie das für die indirekte Transfusion oben beschrieben ist. (Auf 200 ccm Blut 20 ccm einer 2% Natriumcitratlösung.) Das Aufsaugen des Blutes aus der Bauchhöhle mit Tüchern, die dann ausgepreßt werden, ist nicht empfehlenswert. Die übermittelten Eigenblutmengen bewegen sich gewöhnlich um 500—900 ccm, das Maximum betrug 2700 ccm (HEMPEL).

DÖDERLEIN senior hat einen rinnenförmigen Bauchwandhalter angegeben, der die Blutgewinnung erleichtern soll. LICHTENSTEIN bedient sich eines Ventilspritzenapparates. Vielfach ist auch der Oehlecker-Apparat in Benutzung, indem in sinngemäßer Abänderung das Blut nach entsprechender Vorbereitung statt vom Spender aus einer Schale angesaugt und dann zum Empfänger herübergepumpt wird. Die Infusion soll langsam erfolgen; ferner ist es ratsam, stets die gesamte, gewonnene Blutmenge zu übermitteln. Ist das nicht angebracht, so kann der Rest des Blutes später als Nährklysma verabfolgt werden (Schaefer). Friedemann beginnt vor der Operation der Grav. tubaria rupta mit einem intravenösen Kochsalztropfeinlauf, mischt das ausgeschöpfte Blut mit einer 3% Natrium citricum-Lösung im Verhältnis 9:1, gießt das Blut dann in die Kochsalzlösung und verabfolgt die Mischung als intravenösen Tropfeinlauf, der sich bis zu 10 Stunden hinziehen kann.

Auf den Vorschlag von Henschen sind Eigenblutreinfusionen auch bei sonstigen inneren Verletzungen der Bauchhöhle und bei Hämato-thorax zur Anwendung gekommen. Eine perforierende Magen-Darm-verletzung, eine Kontusion, die eine Durchwanderung von Bakterien durch die Darmwand begünstigen könnte, wie überhaupt jede Möglich-keit einer Infektion des Blutes muß mit Sicherheit ausgeschaltet sein. Reine Milz- und Leberrupturen wie andere große Blutungen in die Bauchhöhle, wie z. B. nach Ruptura mesenterii, gaben des öfteren Ge-legenheit, sich von dem belebenden Einfluß der Eigenblutzufuhr zu überzeugen.

Welche Transfusionsmethode soll gewählt werden?

Bei jeder Transfusion besteht das Ziel, möglichst unverändertes d. h. weder mechanisch noch thermisch oder chemisch geschädigtes Blut in ausreichender, meßbarer Menge vom Spender zum Empfänger so überzuleiten, daß das Transplantat dem Empfänger voll zugute kommt, ohne daß Störungen oder sogar Gefahren durch den Eingriff entstehen.

Von den angeführten Transfusionsapparaten sind eine ganze Reihe vorzüglich geeignet, den angestrebten Zweck in befriedigender Form zu erreichen. Es kommt mehr darauf an, daß der operierende Arzt sich eine Methode zu eigen macht und mit dieser technisch vollendet arbeitet, als daß ihm eine Reihe von Apparaten zur Verfügung stehen. Am ver-breitetsten sind die Apparate von Oehlecker, Beck, Lampert-Neu-bauer, Bürkle-de la Camp, Kimpton-Brown-Percy. Die biologische Vorprobe ist wohl bei allen Verfahren ohne besondere Schwierigkeiten auszuführen, auch die Frage, ob die Vene freigelegt und später abge-bunden oder nur punktiert wird, ist nicht ausschlaggebend für die Wahl des Verfahrens, da bei genügender Geschicklichkeit und bei Vorhanden-sein geeigneter Venen bei den meisten Transfusionsapparaten auf eine Freilegung der Venen verzichtet werden kann. Die Punktion wird

stets von solchen Spendern gewünscht, die sich wiederholt zur Transfusion einfinden und die ihre Venen als ihr Kapital betrachten, das
mit jeder Ligatur einem fortschreitenden Schrumpfungsprozeß unterliegen würde.

Von Bedeutung für die Auswahl der Methode ist die Frage, ob es
wünschenswert erscheint, Spender und Empfänger bei der Transfusion
räumlich und zeitlich zu trennen. Für viele Kranke hat sich nach meiner
Erfahrung der Gedanke, daß neben ihnen ein gesunder Mensch liegt,
der sein Blut hergibt, nichts Befremdliches. Ich gebe indessen zu, daß
psychische Gründe eine Absonderung von Spender und Empfänger
notwendig erscheinen lassen können, daß es auch zweckmäßig sein kann,
wenn die Beteiligten sich nicht sehen und ihre Namen nicht erfahren.
Auch dann, wenn beim Empfänger eine Infektionskrankheit besteht,
ist räumliche Absonderung geboten.

Für diese Krankheitsfälle wären dann die Apparate zu benützen,
die nach dem Prinzip von PERCY arbeiten und die gestatten, Blutentnahme und Blutzufuhr an verschiedenen Orten vorzunehmen.
Neuerdings hat UNGER für diesen Zweck empfohlen, das Spenderblut
im Athrombitbecher in Portionen zu 100 ccm aufzufangen, es mit
OEHLECKER-Glasspritze zu aspirieren und dann zu übertragen. Die
Verwendung von Citratblut würde Spender und Empfänger auch
zeitlich voneinander unabhängig machen.

Die Verwendung von Vollblut steht gegenüber dem Citratblut an
erster Stelle, während die Überleitung von defibriniertem Blut nur noch
ganz ausnahmsweise herangezogen werden sollte und besser ganz
unterbleibt.

VI. Die Indikationen und Kontraindikationen.

Die Bluttransfusion ist ein ernster operativer Eingriff, der in jedem
einzelnen Krankheitsfalle einer eingehenden Würdigung des zu er-
strebenden Nutzens sowie einer gewissenhaften Abschätzung der etwa
erwachsenden Gefahren bedarf. Das Hauptanwendungsgebiet der
Transfusion liegt da, wo es gilt, wirklich große Blutverluste zu ersetzen,
eine auf anderem Wege nicht zu erreichende Blutstillung zu bewirken
und überall da, wo eine Blutneubildung sowie eine allgemeine Leistungs-
und Resistenzsteigerung erstrebenswert erscheint. Die mannigfachen
und vielgestaltigen Anämien sind ein dankbares Objekt für die Transfusionsbehandlung. Bei den verschiedenen hämorrhagischen Diathesen
wird nicht nur ein Ersatz des Blutdefektes, sondern auch eine günstige
Beeinflussung sowohl der Gerinnungsfähigkeit des Blutes wie der geschädigten Gefäßwand erwartet. Die entgiftende Wirkung kommt bei
allen Schädigungen durch Blutgifte und bei Überladung des Kreislaufs
durch Stoffwechselgifte zur Geltung. Der antibakterielle bzw. anti-

toxische Effekt spielt eine Rolle bei der Bekämpfung von schweren Infekten und manchen Infektionskrankheiten. Schließlich ist die Blutübertragung auch bisweilen angezeigt, um eine Entlastung der Blutbildungsstätten herbeizuführen.

Aus diesen allgemeinen Hinweisen ergeben sich *die besonderen Indikationen,* über die eingehende Angaben erforderlich sind.

Der Wiederersatz verlorenen Blutes bei akuten Hämorrhagien höheren und höchsten Grades steht an erster Stelle. Als große Blutverluste sind solche zu betrachten, bei denen schätzungsweise mehr als ein Drittel der Blutmenge das Gefäßsystem verlassen hat. Voraussetzung für die wirksame Hilfe bei Verletzungen ist naturgemäß eine Versorgung der Blutgefäße, damit das übertragene Blut im Kreislauf des Empfängers zirkulieren kann und nicht wieder sofort die Gefäßbahn verläßt. Die Wirkung der Bluttransfusion ist vielfach erstaunlich. Ausgeblutete, pulslose, bewußt- und reaktionslose, dem Tode nahe Verletzte erholen sich in überraschender Weise. Der Puls wird wieder fühlbar, das Gesicht rötet sich, die oberflächliche, schnappende Atmung wird ruhiger, das Bewußtsein kehrt wieder. Die Bluttransfusion kann im wahrsten Sinne des Wortes ein lebensrettender Eingriff sein. WEDERHAKE, VAUGHAN, OEHLECKER und viele andere berichten über dem sicheren Tode Verfallene, bei denen bei weiten Pupillen, fehlenden Cornealreflexen und Zeichen von Atemlähmung eine Wiederbelebung durch die Transfusion gelungen ist. Unter Umständen muß in verzweifelten Fällen die Transfusion einmal oder des öfteren wiederholt werden. Blutübertragungen von 1 l und darüber unter Benutzung von zwei bis drei Spendern sind bei hochgradigen Blutungsanämien bisweilen erforderlich und vielfach mit Erfolg ausgeführt. Bei Nachblutungen nach Magenresektionen sind geradezu Massenbluttransfusionen zur Anwendung gekommen. So haben OTT und POPPER über derartige Blutungsanämien berichtet, bei denen $2\frac{1}{4}$ l Blut in drei bis vier Transfusionen von gruppengleichen Spendern innerhalb 15—17 Stunden schließlich lebensrettend wirkten. Solche großen Blutmengen sind indessen nur selten erforderlich und auch nur bei enormen, durch einmalige oder wiederholte große Hämorrhagien hervorgerufenen Anämien am Platze. Bisweilen ermöglicht erst die Transfusion den zur Blutstillung nötigen Eingriff (SCHMIEDEN). Es gelingt ferner vielfach Verletzte am Leben zu erhalten, die ohne Transfusion erfahrungsgemäß sehr selten zur Heilung gelangen. So konnte ich einen jungen Mann mit einer Messerstichverletzung der Aorta abdominalis, der einen enormen Blutverlust erlitten hatte, durch Naht der Aorta und nachfolgende Transfusion retten.

Besonders eindrucksvoll ist die Transfusion bei den *schweren Blutungen der Magen- und Zwölffingerdarmgeschwüre,* die nicht selten zu einem Hämoglobingehalt von 15—20% mit Somnolenz oder gar zum Tode führen. Die Behandlung ist geradezu eine Freude, weil der Erfolg sich unmittelbar und immer dann einstellt, wenn kein größeres Gefäß arodiert ist, aus dem es weiter blutet. Heruntergekommene Ulcuskranke werden operationsfähig und bereits operierte entscheidend günstig beeinflußt. v. HABERER berichtet von drei Kranken mit bereits ausgesprochener motorischer und sensorischer Aphasie, peripheren Lähmungserscheinungen und einseitiger Amaurose infolge Gehirnanämie, die durch Transfusion am Leben erhalten werden konnten. Neben dem Blutersatz spielt dabei noch die Blutstillung eine Rolle, von der noch zu sprechen sein wird.

Bei vielen *subakuten und chronischen Blutungen* ist die Blutübertragung häufig äußerst erfolgreich. Bei den chronischen Blutungsanämien besteht nach HIRSCHFELD häufig ein beträchtlicher Unterschied zwischen Blutfarbstoffgehalt und Zahl der roten Blutkörperchen nach der Richtung, daß die niedrigen Hämoglobinwerte mit den relativ hohen Erythrocytenzahlen nicht übereinstimmen, weil Neubildung von roten Blutkörperchen und Blutfarbstoffgehalt nicht gleichmäßig erfolgen, sondern zunächst blutfarbstoffarme Erythrocyten gebildet werden. Für diese Krankheitsfälle sind wiederholte kleine Transfusionen zweckmäßig.

Für die *Bekämpfung des Shocks* finden sich besondere Hinweise in der englischen, amerikanischen und französischen Literatur. Es wird der sich unmittelbar an die Verwundung anschließende, durch nervöse Reflexe ausgelöste primäre Shock und der sekundäre, mit Blutung einhergehende Wundshock unterschieden. Nur der letztere ist für die Transfusionsbehandlung geeignet. BUTLER gibt genaue Hinweise für die Indikationsstellung. Die Exhämie, die capilläre Blutkonzentration, die durch Zählung der Blutkörperchen bestimmt wird, ist ihm ein Maßstab für die Schwere des Zustandes. Verwertbarer ist schon die Messung des systolischen und diastolischen Blutdruckes. Wenn trotz Wärmeapplikation und intravenösen Infusionen der Blutdruck auf 70—80 mm oder darunter sinkt, so ist die Transfusion erforderlich. Beim Wundshock handelt es sich nicht allein um den Ersatz der verlorenen Blutmenge, Erhöhung des Blutdruckes und Besserung der Sauerstoffaufnahme, sondern es muß die Resorption von Eiweißabbauprodukten aus dem Gewebstrümmerfeld der Wunde und die Capillarstase beseitigt werden, die durch die Blutanschoppung im Capillargebiet und durch den Austritt des Plasmas durch die geschädigten Capillaren ins Gewebe hervorgerufen wird. (Englische Shock-Kommission.) E. WEIL und ISCH-WALL sind gleichfalls der Ansicht, daß die Bedeutung der Transfusion beim Wundshock besonders auf der Beseitigung der Capillarstase und der durch die Plasmakonzentration hervorgerufenen Störungen beruht. Außerdem scheint die Transfusion bei diesen Zuständen abdichtend auf die Capillaren zu wirken. JAGIC sah Günstiges bei Shock mit peripherer Gefäßlähmung (Bluttransfusion, Coffein, Strychnin, Ephetonin).

In der *Unfallchirurgie* ist die Blutübertragung bei der Behandlung bedrohlicher Shockzustände unentbehrlich. Das gleiche gilt für die *Kriegschirurgie,* wo es sich darum handelt, Verblutung und Shock wirksam zu bekämpfen. Wer bei der kämpfenden Truppe tätig war, weiß allerdings, daß der Verblutungstod auf dem Schlachtfelde bei Zerreißung etwa der Extremitäten, oder Eröffnung großer Körperhöhlen häufig so schnell erfolgt, daß selten eine wirksame Hilfe möglich ist. Bei der Fülle der geschlagenen Wunden und schwerster Verblutungszustände ist wenigstens auf seiten der Mittelmächte von der Transfusion relativ selten Gebrauch gemacht worden. Die Feldchirurgen, die bei den vorderen Sanitätsformationen die Transfusion zielbewußt angewandt haben, äußern sich allerdings vielfach begeistert über den lebensrettenden Effekt (WEDERHAKE, COENEN, HABERLANDT, CONSTANTINI-VIGO, FONIO, KÜTTNER).

Sehr günstig werden *postoperativer Shock und postoperative Kreislaufstörungen* durch die Transfusion beeinflußt. Nach OEHLECKER kommt es bei diesen Zuständen nicht nur darauf an, die R.K. zu ersetzen, sondern durch die Zufuhr von Plasma die schädlichen Einflüsse der Narkose herabzusetzen. Die Transfusion als *Vorbereitung* zu *eingreifenden Operationen* von Anämischen und als *Unterstützungsmittel nach solchen Eingriffen* ist vielfach in Gebrauch (BECK, CLAIRMONT, KÜTTNER, NATHER, OCHSNER und viele andere), sei es, daß es sich mehr darum handelt, verlorenes Blut zu ersetzen, sei es, daß eine vorübergehende Entlastung des hämatopoetischen Apparates erstrebt wird. Der Körper wird über eine Krise hinweggeführt und nach einer reaktionslos vertragenen Blutaufnahme in den Stand gesetzt, sich schnell und so wirksam zu erholen, daß er in der Lage ist, seine blutbildenden Organe wieder mobil zu machen. So können z. B. Carcinome verschiedenster Lokalisation, Uterusmyome mit hochgradiger Anämie, Kranke, die durch Duodenal- und Dünndarmfisteln oder durch Pankreas- bzw. Gallenfisteln große Säfteverluste erlitten haben, durch Blutzufuhr Operationsreife erlangen. Die Bluttransfusion gibt die Möglichkeit, Operationen erfolgreich durchzuführen, die ohne diese Unterstützung nicht möglich wären. Ich denke besonders an solche *malignen Tumoren,* bei denen neben der Anämie auch die Kachexie zu bekämpfen ist. Jeder *Carcinomkranke* sollte vor und nötigenfalls nach der Operation in seiner allgemeinen Widerstandskraft durch Transfusionen gestärkt werden. Vielfach wird die Meinung vertreten, daß kein anderes pharmakologisches Mittel als Herzstimulans die biologische Wirkung der Transfusion erreicht (SEIFERT, WEDERHAKE, ZELLER u. a.).

Neben dem Blutersatz ist eine weitere höchst bedeutsame Indikation

die Stillung von capillaren (parenchymatösen) *Blutungen und Hämorrhagien* aus kleinen Gefäßen, die mechanisch nicht zu beherrschen sind.
Gegenüber den zahlreichen inneren hämostyptischen Mitteln der
Pharmakologie, deren therapeutischer Wert vielfach zweifelhaft erscheint, ist die Transfusion ein unentbehrliches, unübertreffliches
Hämostypticum, dessen überlegene Wirkung fast allgemeine Anerkennung gefunden hat (KIRSCHNER, STICH, OEHLECKER, KÜTTNER u. a.).
Praktisch am wichtigsten ist die Transfusion zum Zwecke der Blutstillung bei allen akuten und chronischen Blutungen, bei denen es neben
dem Blutersatz vor allem darauf ankommt, neue Blutverluste zu verhüten. Es sind hier nochmals die blutenden Magen- und Duodenal-
blutungen und die oft verhängnisvollen Blutungen nach Magendarm-
operationen, insbesondere nach Magenresektionen zu nennen. Die erfolgreiche Hämostypsis auf diesem Gebiete ist vielfach gepriesen worden
(KÜTTNER, V. HABERER, SCHMIEDEN, WILDEGANS). Eigene Erfahrungen,
wie außerdem solche von CLAIRMONT, ENDERLEN, OEHLECKER u. a.
sprechen dafür, daß kleinere Geschwüre post transfusionem schließlich
nicht selten zur Ausheilung gelangen. Sind größere Gefäße arrodiert,
wie besonders beim Ulcus penetrans, so muß die Quelle der Blutung
aufgesucht und chirurgisch versorgt werden. Die Bluttransfusion ermöglicht dann vielfach erst den chirurgischen Eingriff, der so vorgenommen wird, daß ihm eine Transfusion vorausgeht und eine weitere
nach Möglichkeit folgt. Die Tatsache, daß die Transfusion gerinnungs-
fördernde Stoffe und außerdem solche Blutbestandteile überleitet, die
einen erheblichen Reiz auf die Gefäße des Empfängers ausüben und
vielleicht auch, wie v. BAKAY glaubt, den Empfänger zur Produktion
von Gerinnungsfaktoren anregen, macht das Verfahren besonders zur
Behandlung solcher Krankheiten geeignet, bei denen Störungen der
Blutungs- und Gerinnungszeiten vorliegen. Die *prophylaktische Anwendung* ist überall da anzuwenden, wo infolge solcher Störungen bei
operativen Eingriffen mit Nachblutungen erfahrungsgemäß zu rechnen
ist. Für die Blutstillung genügen vielfach geringe Blutmengen. So
berichtet KRÜGER, daß er bei einer postoperativen Blutung nach Auf-
meißelung des Warzenfortsatzes bei einem 10jährigen Kinde mit 10 ccm
Blut einen vollen hämostyptischen Erfolg innerhalb 1 Stunde erzielt
habe. Meist dauert es eine Weile, bis die capilläre Blutung steht, in
anderen Fällen tritt prompter Erfolg ein, anderseits gibt es gelegentlich
auch Versager. Es kommt offenbar auf die Beschaffenheit des übertragenen Blutes an, ausschlaggebend ist der Thrombingehalt und ferner
ist wichtig, wie der Empfänger auf den Reiz reagiert, mag man nun
dabei die Wirkung auf die Blutgefäße oder die Anregung zur Erzeugung
gerinnungsfördernder Mittel in den Vordergrund stellen. Nach eigenen
Erfahrungen wie auch verschiedentlichen Mitteilungen scheint es für

die hämostyptische Wirkung weniger wichtig zu sein, ob das Blut nach direktem oder indirektem Verfahren übertragen wird. So berichtet DENECKE über prompte Blutstillung bei schwerer postoperativer Blutung am Unterlid nach Übertragung von defibriniertem Blut.

Die *hämostyptische Wirkung* der Bluttransfusion kommt besonders zur Geltung *bei Cholämie*, wo das Verfahren bei spontanen Blutungen und besonders dann am Platze ist, wenn bei oder nach operativen Eingriffen schwere Blutungen eintreten oder zu befürchten sind. Für den Chirurgen spielen die drei Formen des mechanischen Ikterus die Hauptrolle, die durch Okklusion, durch Kompression oder durch Verlegung der Gallenwege infolge von entzündlichen oder toxischen Veränderungen herbeigeführt werden. Die Rückstauung der Galle ins Blut führt zu einer Intoxikation durch die Cholsäuren und zu komplizierten Stoffwechselstörungen, in deren Folge es zur Verzögerung der Blutgerinnung kommt. Bei Choledochusverschluß tritt im Verlaufe von 3—4 Wochen eine starke Senkung des Thrombinspiegels ein, während sich der Fibrinogengehalt des Blutes nur wenig ändert. Der cholämische Organismus ist nicht befähigt, die für die Bildung des Fibrinfermentes notwendigen Substanzen schnell und reichlich zur Verfügung zu stellen. Dabei bleibt es zweifelhaft, ob die Entstehung des Thrombins in seinen Vorstufen gehemmt oder ob die Wirkung des gebildeten Thrombins verhindert wird (WILDEGANS). Die Prüfung der Gerinnungs- und Blutungszeiten sowie die quantitative Bestimmung des Thrombins nach WOHLGEMUTH bringen Hinweise auf die Gefahr der cholämischen Blutung. Es gibt indessen schwere Ikterusfälle, wo eine normale Gerinnungs- und Blutungszeit zu finden ist, und doch eine lebensgefährliche postoperative Blutung auftritt. Nach PETRÈN sterben 1—2% der Patienten mit Krankheiten der Gallenwege an cholämischen Blutungen. Die Parenchymschädigung der Leber führt zur Dysfunktion bis zu mehr oder weniger ausgesprochenem Funktionsausfall des Organes; der Leberinsuffizienz geht der Thrombinmangel parallel.

Daneben spielen noch andere Faktoren bei der Hämostypsis Cholämischer eine Rolle. Die entgiftende Wirkung des Serums auf die Gallensäuren ist aus den Untersuchungen von BAYER, LÜDKE, FENYVESSY und PONDER bekannt. Der adrenalinartige, vasoconstrictorische Effekt im Sinne FREUNDs wurde bereits früher hervorgehoben.

Die Bluttransfusion als Heilmittel bei postoperativen cholämischen Blutungen wurde zuerst von PENDL empfohlen und später als hervorragendes prophylaktisches und kuratives Hämostypticum allerseits anerkannt (BREITNER, DENK, KÜTTNER, OEHLECKER, WILDEGANS u. a.). SCHMIEDEN und HELLER empfehlen die Transfusion 1 Tag vor der Operation, in anderen Krankheitsfällen kann die Blutübertragung zweckmäßiger der Operation folgen, bei schwerem Ikterus prä- und postoperativ verabfolgt und nötigenfalls wiederholt werden. OEHLECKER hält im allgemeinen die Transfusion im Anschluß an die Operation für ausreichend. BÜRKLE-DE LA CAMP berichtet, daß an der LEXERschen Klinik die Bluttransfusion möglichst 24 Stunden vor dem Eingriff verabfolgt wird.

Was für die hämostyptische Wirkung der Transfusion im allgemeinen hervorgehoben wurde, gilt für die Prophylaxe und Stillung cholämischer Blutungen in gleicher Weise. Es genügen meist kleine Blutübertragungen, die in der Regel auf 200—300 ccm zu berechnen sind, falls nicht eine besondere Anzeige zum Ersatz verlorener größerer Blutmengen besteht. DOMANIG berichtet über zwölf Kranke mit Okklusionsikterus, von denen sechs im Anschluß an die Operation und sechs vorher mit dem Erfolge transfundiert wurden, daß in keinem Falle eine Hämorrhagie auftrat. Natürlich sind auch für die Stillung cholämischer Blutungen Grenzen gezogen. Wohl jeder Chirurg wird über Erfahrungen nach der Richtung verfügen, daß es nicht immer gelingt, mit Hilfe der Transfusion die cholämische Blutung zu beherrschen. In Ausnahmefällen ist der hämostyptische Effekt nur vorübergehend oder fehlt überhaupt. Es handelt sich dann in der Regel um schwere Leberschädigungen bei Krankheitsfällen, wo schwerer Ikterus über Wochen bestand. MELCHIOR berichtet ausdrücklich über zwei Krankheitsfälle, bei denen es auch durch wiederholte Transfusionen nicht gelang, die cholämische Blutungsneigung mit Erfolg zu bekämpfen. In einem Falle bestand der Ikterus bei Carcinoma papillae duodeni mehrere Monate, im anderen Falle bei Cholelithiasis 2 Monate. Die beiden Kranken wiesen einen schweren Leberschaden (biliäre Cirrhose) auf. Nach Möglichkeit wird man bei Cholämie, insbesondere bei der Aussicht, wiederholt eingreifen zu müssen, die percutane Transfusion gegenüber der operativen Freilegung der Vene bevorzugen.

BERCZELLER und SCHÖNBAUER haben empfohlen, die cholämische Blutungstendenz mit gruppenfremdem Blute zu bekämpfen. Sie benutzen Blut, dessen Erythrocyten vom Empfängerblut agglutiniert, bzw. hämolysiert werden und injizieren 5—10 ccm intravenös, um die normale Gerinnungszeit wieder herzustellen und auf diesem Wege auf die Blutungstendenz einzuwirken. 5 ccm derartigen Blutes werden ohne besondere Erscheinungen vertragen, nach 10 ccm treten Herzklopfen, Schwindelgefühl und Präkordialangst auf. Die Gerinnungszeit ging im allgemeinen auf die Hälfte bis auf ein Viertel des Ausgangspunktes zurück. Bei 14 einschlägigen, auf diese Weise behandelten Krankheitsfällen, darunter solchen mit Ikterus von 2—5 Monaten Dauer, zeigten sich keine postoperativen Nachblutungen.

Blutungszeit und Gerinnungszeit erweisen sich bei leichtem Ikterus und Gelbsucht von kurzer Dauer als normal (d. h. Blutungszeit bis 2 Minuten und Gerinnungszeit bis 5 Minuten). Gleichsinnige Veränderung von Blutungs- und Gerinnungszeit im Sinne der Verlängerung und Verkürzung fand ich bei 75% aller Kranken mit länger als 2½ Wochen bestehendem, stärkerem Ikterus. Bei solchen Kranken ist mit der Möglichkeit postoperativer cholämischer Blutungen zu rechnen und deswegen die prä- und postoperative Transfusion in der Regel angezeigt. Die Erfahrung, daß es sich bei der cholämischen Blutungsneigung weniger um die Folgen des Ikterus, sondern vielmehr um ein Symptom einer tiefgreifenden Leberschädigung handelt, legt den Gedanken nahe, außer durch die Transfusion, die im wesentlichen die hämorrhagische Diathese beeinflußt, auch die Leberfunktion günstig zu beeinflussen, zumal, wie MELCHIOR besonders hervorhebt, die Leberschädigung und die dadurch bedingte Pseudohämophilia hepatica (FRANK) die Phase der manifesten Gallenretention zu überdauern vermag. Für den Chirurgen kommt es darauf an, bei der Operation weiteren Schaden der bereits insuffizienten Leber zu verhüten und die hepatobiliäre Funktion wieder in Gang zu bringen. Diesem Zwecke dienen Vermeidung von Chloroform und Avertin, weil die glykogenarme Leberzelle gegenüber Giften wenig widerstandsfähig ist, und die Vermeidung längerer Unterernährung. BRUGSCH empfiehlt Fleischeiweiß im Nahrungsgemisch mit Kohlehydraten. Insulininjektionen sind nach BRUGSCH nur dann am Platze, wenn der Zuckergehalt höher als 100 mg/% liegt. Die Transfusion unterstützt insbesondere auch die wichtige entgiftende Funktion der Leber und ist deshalb bei Insuffizienz des Organes und Leberintoxikation vielfach in Gebrauch und zu empfehlen. CORNILS berichtet über einen schweren Ikterus bei Choledochusverschluß mit bedrohlichen Gehirnsymptomen, bei dem die Bluttransfusion im Stadium des zu erwartenden Todes noch einen völligen Umschwung und Besserung herbeiführte.

Für die Behandlung *der Hämophilie* wurde die Bluttransfusion von ENDERLEN und HOTZ empfohlen. Die verlangsamte Blutgerinnung beruht auch bei der Hämophilie nicht auf Fibrinmangel, vielmehr sind Störungen der Thrombinbildung für die Neigung zu Blutungen verantwortlich zu machen. Die Ansichten darüber, welche Stoffe fehlen oder in ungenügender Menge bereitgestellt werden, gehen noch auseinander. KLINGER und HOWELL beschuldigen den Mangel an Thrombogen (Prothrombin), MORAWITZ, NOLF, SAHLI führen das Fehlen von Thrombokinase (Zytotym) ins Treffen. MORAWITZ hält es für unwahrscheinlich, daß gerinnungshemmende Körper, Antithrombine, oder daß Anomalien der Blutzellen oder Blutplättchen eine Rolle spielen, sondern legt mehr Gewicht auf Eigentümlichkeiten des Plasmas, die die Thrombinbildung ungünstig beeinflussen. KLINGER führt die unzureichende Thrombinbildung auf den relativen Mangel an solchen höheren Eiweißabbauprodukten (Prothrombinen) zurück, die sonst zur schnellen Thrombinbildung führen. Als Ursache für das Auftreten spontaner Blutungen muß außer der Blutveränderung noch eine abnorme Durchlässigkeit der Gefäße angenommen werden (FEISSLY, FONIO, WÖHLISCH). Allerdings sind an den hämophilen Blutgefäßen weder gestörte Capillarreaktionen noch verminderte Wandfestigkeit nachzuweisen (SCHLÖSSMANN). Für SCHLÖSSMANN steht fest, daß der hämophile Defekt in den teils im Blutplasma, teils in den Blutzellen enthaltenen Muttersubstanzen des Thrombins liegt. Er nimmt gleichfalls eine verzögerte Abgabe dieser Substanzen an das kreisende Blut an. Der Anwendung der Bluttherapie bei hämophilen Blutungen liegt der Versuch SAHLIs zugrunde, der nachwies, daß das aus der Vene eines Hämophilen gewonnene Blut bei Zusatz der gleichen Menge normalen Blutes in 6½ Minuten völlig gerinnt, während die Koagulation des gleichen Blutes ohne Zusatz ½ Stunde in Anspruch nimmt. Die Therapie WEILs, der mit intravenösen Injektionen von frischem Serum, von Menschen-, Pferde- oder Kaninchenserum die Disposition Hämophiler bessern, bzw. heilen wollte, brachte weitere Erfahrungen. Beachtenswerten Erfolgen mit der Serumtherapie stehen völlige Versager gegenüber. Nach meinen Erfahrungen ist frisches Menschenserum wirksam, wenn es in genügender Menge (100—200 ccm) intravenös verabfolgt wird. Die intravenöse Injektion von frischem Serum wird man nur dann verwenden, wenn die Bluttransfusion sich nicht ausführen läßt. Auch KLINGER betrachtet die Serumtherapie nur als einen eventuellen Ersatz für die Blutübertragung. Von dieser kann man natürlich keine Heilung der Hämophilie, sondern nur eine, allerdings vielfach lebensrettende Blutstillung erwarten. In diesem Sinne hat die Transfusion bei der Behandlung hämophiler Blutungen, bei denen andere Mittel, insbesondere die Anwendung örtlicher Hämostyptica nicht ausreichen, allgemeine Anerkennung gefunden (BREITNER, CLAIRMONT, ENDERLEN, HABERLANDT, KIRSCHNER, KÜTTNER, OEHLECKER, SCHLÖSSMANN, SCHMIEDEN u. a.). Die Anwendung der Blutübertragung ist bei jeder schweren hämophilen Blutung dringend geboten. Es sollte kein Kranker an Verblutung zugrunde gehen, bei dem nicht der Versuch einer Blutstillung auf diesem Wege unternommen wurde. Unter Umständen sind wiederholte Blutübertragungen angezeigt, wenn neue Hämorrhagien eintreten. Versager sind dann die Ausnahme. BÜRKLE-DE LA CAMP und SPITZMÜLLER berichten über vereinzelte Mißerfolge. Fehlschläge erlebten auch NEUHOF-HIRSCHFELD und LEWISOHN. SINCLAIR empfiehlt vor unumgänglich notwendigen Eingriffen bei Hämophilen prophylaktische Vorbehandlung durch mehrere kleinere Blutübertragungen. Ähnlich äußern sich GRAHAM, WEIL, PETERSON, KUBANYI. Bei der Auswahl der Spender ist zu berücksichtigen, daß die Hämophilie zu den geschlechtsgebundenen, recessiven Erbkrankheiten gehört. Die Hämophilie wird nur beim männlichen Geschlecht beobachtet. Gesunde, die Hämophilie übertragende Frauen (Konduktoren) zeigen manchmal verzögerte Blutgerinnung, längere Menstruation u. a. Die Transfusion eines hämophilen Plasmas an einen andern Hämophilen hat keine Änderung der Gerinnungsfähigkeit zur Folge (FEISSLY). Als Spender sind im allgemeinen der Vater, bzw. solche Personen geeignet, die nicht blutsverwandt sind. Man darf indessen nicht annehmen, daß sämtliche männliche Glieder aus einer Bluterfamilie hämophil sind (MORAWITZ). Die Übertragung von Vollblut mit Hilfe der direkten Transfusionsverfahren steht an erster Stelle. Daneben sind auch die Citratmethode und die Verwendung defibrinierten Blutes in Gebrauch, die dann in ihr Recht treten, wenn aus äußeren Gründen die Vollbluttransfusion nicht durchführbar ist. Für den Erfolg der Blutstillung scheint es mir nicht von ausschlaggebender Bedeutung zu sein, welche der drei Methoden herangezogen werden. Die Citratbluttransfusion wird allerdings von einigen Autoren als weniger geeignet bezeichnet (MÖLLER, PERCY, OEHLECKER). Die Anschauung, daß das Citratblut die Gerinnungsfähigkeit des Empfängerblutes ungünstig beeinflussen könnte, ist unbegründet, weil das Natrium citricum teils schnell im Körper verbrannt, teils durch die Nieren ausgeschieden wird. Wie ich schon ausführte, ist für die Blutstillung der Thrombingehalt des überpflanzten Blutes, bzw. Serums maßgebend. In diesem Punkte unterscheiden sich Vollblut, mit Citrat versetztes und defibriniertes Blut nicht wesentlich.

Die Behandlung der Hämophilie durch die Transfusion ist rein symptomatisch. Die Blutstillung von Wunden ist prognostisch günstiger als die der spontanen oder durch Kontusionen hervorgerufenen Hämorrhagien.

Es ist zweckmäßig, der Venenpunktion gegenüber der Freilegung der Venen den Vorzug zu geben. H. F. O. HABERLANDT hält die Beimischung von Kochsalzlösung bei Hämophilie für unerwünscht und empfiehlt die PERCY-Methode für diese Krankheitsfälle.

Eine Beeinflussung der hämophilen Konstitution durch die Transfusion, etwa durch wiederholte kleine intravenöse Blutinjektionen ist bisher nicht erreicht worden. Die auf die Transfusion in dieser Richtung gesetzten Hoffnungen haben sich ebensowenig erfüllt, wie die Bestrebungen, durch Röntgenbestrahlung der Milz oder des Knochenmarks oder durch die Nateinabehandlung die Disposition Hämophiler zu ändern. Die Anwendung der Transfusion gestattet vorläufig nicht, in der Operationsindikation bei Blutern von der bisherigen Zurückhaltung abzuweichen. Nur WEIL glaubt, daß durch subcutane, monatlich wiederholte Verabfolgung von 10—20 ccm Normalserum bzw. Serum Blutsverwandter Blutungen bei Hämophilen verhütet werden können.

Die Transfusion ist bei allen hämorrhagischen Diathesen angezeigt, wo Anomalien der Blutzusammensetzung nachweisbar sind. Die *essentielle Thrombopenie* (Thrombopenische Purpura oder Morbus maculosus Werlhofii) betrifft im Gegensatz zur Hämophilie Männer und Frauen in gleicher Weise. Da diese Krankheit nicht selten mit der sporadischen Hämophilie verwechselt wird, sei das Wesen kurz erläutert. Bei der schleichend verlaufenden Krankheit, die im allgemeinen nicht vererbbar ist, steht die Neigung zu Haut- und Schleimhautblutungen (Nase, Zahnfleisch, Metrorrhagien, Hämaturie, Darmblutungen, vereinzelte oder multiple subcutane Hämatome) im Vordergrunde. Frank unterscheidet a) die intermittierende, b) die kontinuierliche, c) die unter dem Bilde der aplastischen Anämie auftretende Form und hält den Morbus maculosus Werlhofii für eine Krankheit des Knochenmarks, bei der die Mutterzellen der Blutplättchen, die Megakaryocyten zahlenmäßig vermindert oder nicht fähig sind, Thrombocyten zu produzieren. Kaznelson glaubt dagegen, daß für die Krankheitssymptome ein stark beschleunigter Untergang der Blutplättchen verantwortlich zu machen ist. Für die letztere Anschauung sprechen die guten Erfolge der Milzexstirpation. Die Diagnose ist nur auf Grund eines genauen Blutbefundes zu stellen, der eine hochgradige Verminderung der Plättchenzahl (unter 30000 gegenüber der normalen Ziffer von 760000 (Mann) und 682000 (Weib) in 1 cbmm (Ploessner) ergibt. Außerdem finden sich pathologische Thrombocyten, Riesenplättchen und Plättchen mit Pyknose der chromatischen Substanz (Morawitz). Als weitere Symptome sind die verlängerte Blutungszeit und das von Hayem beschriebene Fehlen der Kontraktilität des Gerinnsels anzuführen. Dabei ist die Gerinnungszeit ohne Abweichung von der Norm. In der Regel liegt eine Gefäßschädigung vor, die zu einer abnormen Durchlässigkeit einzelner Gefäßbezirke führt. In welcher Beziehung Plättchenmangel und unzureichende Gefäßwandabdichtung zueinander stehen, ist bisher noch unklar. Leschke und Wittkower sprechen von biologischen Korrelationen.

Sowohl bei der essentiellen Thrombopenie wie bei den symptomatischen Formen als Begleiterscheinung von manchen Infektionskrankheiten (Sepsis, Malaria, Syphilis, Typhus, Scarlatina u. a.) wird der günstige Einfluß der Bluttransfusion von einer großen Reihe von Autoren ausdrücklich hervorgehoben (Anschütz, Jagic, Morawitz, Oehlecker, Spitzmüller u. a.). Auch die Schoenlein-Henochsche *Purpura* in ihren schweren Formen bildet eine Erfolg versprechende Indikation. Diese Purpuraform beginnt wie eine Infektionskrankheit mit diffusen rheumatischen Schmerzen. Die subcutanen Blutungen bevorzugen die Streckseiten der Extremitäten, insbesondere die Unterschenkel. Außerdem finden sich nicht selten stärkere Magen- und Darmblutungen mit

Darmkoliken, Muskel-, Periost· und Gelenkergüssen. „Die essentielle Thrombopenie ist ein Zustand, die SCHOENLEIN-HENOCHsche Form eine erworbene Krankheit" (MORAWITZ).

Die günstige Beeinflussung der Thrombopenien ist wohl in erster Linie auf die Zufuhr großer Mengen von Blutplättchen zurückzuführen, welche für die Blutstillung von Bedeutung sind. JAGIC nimmt an, daß durch Zufuhr von Hormonen und durch den gesetzten Reiz auf das Knochenmark ein Ansteigen der Thrombocytenziffer herbeigeführt wird. Nach seinen Beobachtungen sistieren die Blutungen häufig schon vor dem Thrombocytenanstieg. Nach ENGEL wirkt die Transfusion nicht als alterative Therapie mit Reizwirkung auf die Megakaryocyten, sondern teils durch Substitution von R.K., teils im Sinne der Proteinkörperbehandlung durch parenterale Einverleibung großer Serummengen. KRASSO fand kurz nach der Transfusion Anstieg der Thrombocyten auf fast normale Werte und am dritten Tage danach bereits wieder eine niedrige Thrombocytenziffer, welche dem Befund vor dem therapeutischen Eingriff entsprach. Erst nach dem Abfall der Thrombocytenzahl kamen die Blutungen endgültig zum Stillstand. Nach KRASSOs Auffassung werden die eingebrachten Thrombocyten sofort ihrer physiologischen Aufgabe, der Verstopfung der Endothellücken, der Plättchenthrombusbildung zugeführt, und nun kann sich das thrombocytopoetische System erholen. Erst bei wiederhergestellter normaler Thrombocytenziffer fanden sich Riesenthrombocyten im Ausstrich.

Die Anwendung der Transfusion ist bei den schweren Formen der thrombopenischen Purpura, insbesondere bei akutem und foudroyantem Verlauf mit zweifelhafter Prognose geboten. Es empfiehlt sich, schon frühzeitig von der Transfusion Gebrauch zu machen, die sich auch zur Vorbereitung der Milzexstirpation sowie nach Splenektomie bestens bewährt hat (SCHAAK, HASELHORST). Die Transfusion ist schließlich auch dann am Platze, wenn nach der Splenektomie erneute Blutungen auftreten. So berichtet KRETSCHMAR über eine 5 Jahre nach der Milzexstirpation auftretende, schwere Hämorrhagie, die durch die Transfusion schnell gestillt werden konnte.

Auch kleine Blutmengen (40—50 ccm) wirken blutstillend, ihre Wirkung pflegt allerdings nicht lange anzuhalten. In der Regel wird eine größere Transfusion meist auch von dem Gesichtspunkt des Ersatzes größerer Blutdefekte notwendig sein.

Die Anzeige zur Bluttransfusion *bei allgemeinen Infektionen* und *Infektionskrankheiten* wird sehr verschieden beurteilt. Die ersten Versuche unternahmen in dieser Richtung COENEN und HABERLANDT, die bei Gasbrand möglichst nach Beseitigung des Infektionsherdes über Erfolge durch die Transfusion berichteten. Später ist die Transfusion dann bei den verschiedensten akuten und chronischen Allgemeininfektionen herangezogen worden.

Die baktericiden Kräfte des Blutes beruhen auf den mobilen Phagocyten (METSCHNIKOFF) (Leukocyten, Lymphocyten, Myelocyten), den Alexinen (BUCHNER) d. h. Eiweißkörpern im Blutplasma, welche die Infektionskeime schädigen, den Opsoninen (WRIGHT), Bakteriotropinen (NEUFELDT), Bakteriolysinen, Fermenten und Produkten endokriner Drüsen. Die Antistoffe sind, wie HEMPEL hervorhebt, äußerst labile Körper. Die Alexine sollen ihre baktericiden Fähigkeiten nur bei Körpertemperatur, die Bakteriolysine nur dann entfalten, wenn das Plasma unverdünnt ist. Der Ersatz der durch die Infektion verlorenen oder geschädigten Sauerstoffträger sowie die Stimulation der durch den Infekt beeinträchtigten Blutbildungsstätten kann von günstigem Einfluß sein, wenn die übertragene Blutmenge quantitativ gegenüber der Zahl der in der Blutbahn kreisenden Bakterien ausreicht. Erfolg und Mißerfolg hängen stets von den besonderen Verhältnissen ab. Gegenüber einem die allgemein belebende Wirkung der Bluttransfusion übersteigenden Immuneffekt äußern sich eine große Anzahl von Autoren sehr skeptisch (BUMM, HOTZ, ZELLER, COENEN, KÜTTNER, WILDEGANS u. a.).

Nach GREPPI und ROSSI treten bei infektiös-toxischen Prozessen schwere Stickstoffverluste auf, die den Effekt der Transfusion illusorisch machen können. Nur bei positiver Stickstoffbilanz ist ein Erfolg zu erwarten. Im Gegensatz zu den angeführten Erfahrungen stehen mannigfache Äußerungen namentlich der ausländischen Literatur, die die Zufuhr von Schutzkräften durch die Transfusion günstiger beurteilen (GRAHAM, MILLER, CRILE, FASANO, HÖST u. a.). Besonders in den letzten Jahren wurde von der Transfusion vielfach bei septischen Infektionen mannigfacher Art Gutes gesehen (BÜRKLE-DE LA CAMP, CLAIRMONT, JAGIC, GARRY u. a.). Natürlich ist die Frage propter hoc oder post hoc im Einzelfalle nicht immer mit Sicherheit zu entscheiden. Die bakteriologische Blutkultur, der Blustatus, insbesondere das weiße Blutbild und der klinische Allgemeinzustand dienen als Wertmesser des eintretenden oder ausbleibenden Erfolges. Die fortschreitende Infektion muß früh erkannt und der Blutbefund sachgemäß beurteilt werden. Nach BUZELLOs Angaben ist die Bakteriämie um so gefährlicher, je geringer dabei die absolute Leukocytenzahl und je stärker dabei die Linksverschiebung im neutrophilen weißen Blutbild ist, während der quantitative Nachweis spezifischer Antikörper im Blut, wenn überhaupt möglich, keinen Maßstab für die Schwere der eitrigen Infektion oder für den Grad der Abwehr darstellen soll. DOGLIOTTE hat bei schweren chirurgischen Infektionen die baktericiden Kräfte des Blutes nach PHILLIPP-RUGE bestimmt. Die baktericiden und phagocytären Eigenschaften des Blutes besserten sich, weniger deutlich der opsonische Index. Er führt den Erfolg auf die Hebung der allgemeinen cellulären und humoralen Aktivität des Körpers, insbesondere auf die günstige Beeinflussung des reticulo-endothelialen Apparates zurück. KALLIUS und MERTENSKÖTTER prüften an Kaninchen, die mit bekannten Toxinmengen in steigenden Dosen septisch gemacht wurden, den Einfluß großer Bluttransfusionen auf die Baktericide, den opsonischen Index u. a. und kamen dabei zu dem Schluß, daß entsprechend den klinischen Erfahrungen bei leichten und mittelschweren septischen Infektionen kleine, wiederholte Bluttransfusionen von Nutzen sind, während bei schweren, ausgesprochenen Sepsisfällen eine Bluttransfusion eher einen belastenden und schädlichen als nützlichen Eingriff darstellt.

MORITSCH und WITTMANN berichten über zwölf Heilungen bei 27 Krankheitsfällen von Sepsis. Diese Autoren sehen die Wirkung der Transfusion mehr in der allgemeinen Kräftigung des Patienten als in der Beeinflussung des septischen Prozesses. Bei zehn Kranken mit Gasbrand konnte keine Besserung erzielt werden.

Bei der Streptokokkensepsis sind große Dosen täglich oder wenigstens jeden zweiten Tag nützlich (BLAIN). Gonokokkensepsis wurde mehrfach geheilt (SCHERBER). Bei Sepsis mit Granulocytenschwund (Agranulocytose), ein Symptom, das auf schwerste Schädigung des Knochenmarks und der anderen leukopoetischen Organe hinweist, sind die Erfahrungen sehr wechselnd. HOCHE erwähnt einen mit Erfolg und Ausgang in Heilung, zwei ohne Besserung transfundierte Krankheitsfälle von Agranulocytose. JAGIC hält die Agranulocytose infolge bakterieller Infektionen (Staphylo-Strepto-Pneumokokken) für eine wichtige Indikation, weil es mit Hilfe der Transfusion möglich sei, auf den lokalen Herd und den Allgemeinzustand einzuwirken, sowie den Granulocytenschwund zu beseitigen. HARTWICH hebt besonders hervor, daß die Bluttransfusion jedesmal eine prompte Besserung im Krankheitsbilde der Agranulocytose gebracht hat. Die vier Beobachtungen zeigten Entfieberung, Rückgang der nekrotisierenden Rachenprozesse, Granulocytenanstieg und Ausgang in Heilung.

Anderen versagte die Transfusion bei Angina agranulocytica (PFAB, NATHER). Bei Sepsis mit völligem Fehlen der Thrombocyten erzielte SCHEMENSKY Erfolg.

Bei *chronischer Sepsis* sind die Ergebnisse der Transfusionsbehandlung befriedigender, diese ist besonders auch dann am Platze, wenn Kranke nach schweren Infektionen sich nicht recht erholen können.

Bei *Endocarditis lenta* mit Streptococcus viridans im Blut ist die Transfusion ohne Einfluß.

HÄNSCH und HARTMANN sahen bei 34 Krankheitsfällen von Typhus abdominalis mit der Citratmethode günstige Beeinflussung des Allgemeinbefindens, der Temperatur und der Blutung. Über gute Wirkung bei typhösen Darmblutungen berichten auch JOHANNSSON und FALTA.

Über Scharlach und Bluttransfusion äußert sich W. SCHULTZ. Bei der Mehrzahl der erwachsenen Menschen finden sich Scharlach-antistreptokokkentoxine im Blut. Als Spender sind besonders solche Personen geeignet, die bei Vornahme der DICKschen Reaktion negativ reagieren oder durch den Nachweis des Auslöschphänomens als Träger des Scharlachantistreptokokken-Antitoxins ermittelt werden können. Die Form der direkten Transfusion, bei der Spender und Empfänger nebeneinander gelagert werden, ist zu vermeiden. Vielmehr sind die Verfahren anzuwenden, welche eine räumliche Trennung der Kontrahenten ermöglichen. Wird defibriniertes Blut benutzt, so muß dieses mindestens 1 Stunde nach der Entnahme an der Luft stehen. Die Erfahrungen mit der Transfusion bei Scharlach sind noch gering, da die intravenöse Verwendung von normalem oder Rekonvaleszenten-Humanserum oder das subcutan oder intramuskulär zu verabreichende Pferdescharlach-Antistreptokokkenserum (DICK) in erster Linie in Betracht kommt. Die Bluttransfusion kann dann erwogen werden, wenn die Serumbehandlung zur Abwendung eines bedrohlichen Verlaufes der Krankheit nicht ausreichend erscheint.

Gelegentlich sind Erfolge bei Pneumokokkenperitonitis (JUST), Lippenfurunkel (TSUKADA), Erysipel (SCHAEFFER und ROTHMANN, BÜRKLE-DE LA CAMP) zu buchen. LEXER empfiehlt bei Erysipel-rezidiven Blutübertragung von Personen, die vor wenigen Wochen schwere Erysipele überstanden haben.

Die von Anämie nach Perniciosatyp begleitete Sprue wird durch die Transfusion gebessert (SCHOTTMÜLLER), auch LOW und COOKE sahen bei dieser Krankheit von der Transfusion Gutes, die auch bei Pellagra (OEHLECKER) und Schwarzwasserfieber (KÜTTNER, COENEN) versucht werden soll.

Im Kampfe gegen *die Tuberkulose* ist die Transfusion vielfach herangezogen worden. LEITNER behandelte die Tuberkulose der Lungen durch intragluteale Injektionen von Rekonvaleszentenblut, um spezifische Antikörper einzuverleiben und durch passive Immunisierung die Abwehrkräfte des Organismus zu heben. GAMBLE glaubt, daß bei Auswahl geeigneter Krankheitsfälle der Verlauf der Lungentuberkulose durch den roborierenden Einfluß günstiger gestaltet werden kann. Gelegentlich wurden bei multipler Tuberkulose mit Mischinfektion, bei Peritonitis tuberculosa und bei Tuberkulose der inneren weiblichen Geschlechtsorgane Besserungen erzielt (BERTOCCHIE, HASELHORST) und Blutstillung bei schwerer Hämoptoe erreicht.

Die Behandlung *maligner Diphtherie* mit Bluttransfusionen ist von BENEDICT versucht worden, der bei Kindern 4—500 ccm Citratblut übertrug. Nur die allerschwersten Krankheitsfälle wurden mit Transfusionen behandelt, außerdem erhielten die Kinder 10000—40000 A.E.-Diphtherieheilserum. Im ganzen wurden neun Kinder behandelt, von denen nur zwei starben. Die Besserung des Krankheitsbildes erfolgte meist erst im Laufe des zweiten bis dritten Tages. Die postdiphtherischen Lähmungen gingen in kurzer Zeit zurück oder traten erst 6 Wochen nach Beginn der Diphtherie auf. Die Wirkung der Transfusion bei Diphtherie wird auf die bessere Gewebsdurchblutung und auf die Zufuhr von Diphtherieschutzkörpern zurückgeführt, wie sie das Blut fast jedes Menschen enthält.

Bei allen Infektionen mit toxischen Symptomen wird man einen der Transfusion vorauszuschickenden Aderlaß in Erwägung ziehen, der eine Entlastung des Kreislaufes bringen und im Sinne der Entgiftung wirken kann.

Bei der *Colitis ulcerosa* sind mit der Bluttransfusion einige bemerkenswerte Erfolge erzielt worden. Aus den Mitteilungen von RACHWALSKY, STRAUSS, v. BERGMANN, DZIALOSZYNSKI u. a. geht hervor, daß die Colitis ulcerosa durch die Transfusion geheilt, zum mindesten aber wesentlich gebessert werden kann. Bei dieser schweren Krankheit wäre jede wesentliche Besserung schon als ein großer Gewinn anzusehen. Bei Rezidiven, die nicht ausbleiben, ist eine Wiederholung der Transfusion anzuraten. Die Wirkung der Transfusion wird teils als antibakterieller, bzw. antitoxischer Effekt, teils als Immunisierung und allgemeine Leistungssteigerung zu deuten sein. Ich konnte mich von einem wesentlichen Einfluß der Bluttransfusion auf die Colitis ulcerosa gravis nicht überzeugen und kann über Dauererfolge nicht berichten, glaube aber, daß die Transfusion durch Hebung des Allgemeinzustandes günstig wirkt und die Operation d. h. die Anlegung eines Anus praeter naturalis zur temporären Ausschaltung der Kotpassage vielfach erst ermöglicht. A. W. MEYER empfiehlt frühzeitig einen Anus praeter naturalis anzulegen, wenn die große Transfusion nicht bereits nach wenigen Tagen hilft.

KALK berichtet, daß er 5mal durch Erzeugung von Anaphylaxie nach wiederholten intramuskulären und intravenösen Pferdeseruminjektionen schlagartige Heilung erzielt habe. MORAWITZ, VAN DER REIS vermissen wirkliche, einwandfreie Dauererfolge nach Bluttransfusion bei Colitis ulcerosa.

Von der Benutzung *vaccinierter Spender* oder solcher Personen, welche die zu behandelnde Infektionskrankheit vor kurzem durchgemacht haben, war bereits die Rede. Als Blutspender zur Behandlung *der spinalen Kinderlähmung* (HEINE-MEDINsche Krankheit) eignen sich besonders im präparalytischen Stadium solche Personen, welche die Krankheit 2—3 Monate zuvor durchgemacht haben. SCHOTTMÜLLER der zwei mittelschwere Krankheitsfälle erfolgreich durch Transfusionen behandelte, empfiehlt nur im Notfalle auf Personen zurückzugreifen, bei denen die Krankheit länger als 4—6 Jahre zurückliegt. NATHER gibt den Rat, in den Krankheitsfällen, wo Rekonvaleszentenserum nicht aufzutreiben ist, Familienmitglieder ehemals Erkrankter als Spender heranzuziehen. AYCOTT, ANDERSEN und FROST glauben, daß auch im Serum Gesunder spezifische Antikörper vorhanden sein können. Im allgemeinen wird die Menge des zu übertragenden Blutes auf 500—600 ccm zu bemessen sein. Die Frühdiagnose der Poliomyelitis ist für die erfolgreiche Behandlung Vorbedingung.

Die *immunisierende Transfusion* mit vacciniertem Spender geht auf WRIGHT zurück. FRY behandelte schwere eitrige Allgemeininfektionen durch Blutübertragung von Spendern, die mehrere Wochen mit Streptokokken- und Staphylokokkenvaccinen vorbereitet waren. Von sechs Krankheitsfällen mit Streptokokkensepsis wurde ein Kranker am Leben erhalten. PERWITZSCHKY spritzte bei schweren Mittelohreiterungen mit septischen Erscheinungen mit Erfolg intramuskulär 10—20 ccm unverändertes Blut von Spendern, die tags zuvor 1—2 ccm polyvalentes Streptostaphylokokkenserum intravenös erhalten hatten. Bei diesen Versuchen bleibt es allerdings zweifelhaft, ob es sich um eitrige Blutinfektionen gehandelt hat, da bakteriologische Blutuntersuchungen nicht gemacht wurden, andererseits kann von aktiviertem Spenderblut nur dann gesprochen werden, wenn eine aktive Immunisierung durch Vaccination vorausgegangen ist.

OUDARD, GUICHARD und LE BOURGO empfehlen, dem Spender eine Milliarde Staphylokokken oder Streptokokken nach entsprechender Inaktivierung subcutan einzuverleiben. 6—10 Stunden nach der Vaccination wird dem Spender ½ l Blut zur Transfusion entnommen. Sie sahen 4mal bei foudroyant verlaufenden chirurgischen Infektionen davon guten Erfolg. PAUCHET gibt für die immunisierende Transfusion ähnliche Vorschriften. Er verabfolgt dem Spender 1 Stunde vor der Transfusion intravenös eine Vaccine, die 100 Millionen der vom Kranken gewonnenen Infektionserreger enthält und verabfolgt dem Empfänger dann 2—400 ccm Blut.

Die Herstellung der Autovaccine zur artspezifischen aktiven Immunisierung — und nur diese hat eine gewisse Aussicht auf Erfolg — erfordert meist einige Tage. Darin liegt die Schwierigkeit. Es ist vielfach nicht möglich, die Immunisierung des Spenders so schnell herbeizuführen, wie es der bedrohliche Verlauf der septischen Allgemeininfektion wünschenswert erscheinen läßt.

Die Herstellung der Autovaccine wird man in der Regel dem geschulten Bakteriologen überlassen. Fast immer finden sich bei den allgemeinen Blutinfektionen im Blut anärobe Keime in Mischung mit Saprophyten und pyogenen Eitererregern (BUZELLO).

Die polyvalenten Impfstoffe werden nach KOLLE-HETSCH meist von Agarkulturen, die in Bouillon suspendiert und bei 52—56⁰ C abgetötet sind, gewonnen, auf Sterilität und Unschädlichkeit im Tierversuch geprüft. Sie werden dann in abgestufter Stärke in Gläschen gefüllt. Die Menge der in 1 ccm enthaltenen Keime schwankt zwischen 25—500 Millionen. In der Regel wird die Behandlung mit ½—1 ccm (= 12—25 Millionen Keime) begonnen.

BUZELLO verabfolgte dem Spender 0,5 ccm Vaccine vom Kranken intravenös. Nach 15 Minuten wurden dem Spender 25 ccm Blut aus der Vena cubitalis entnommen und dem Empfänger intramuskulär verabfolgt. Das Verfahren wurde 2mal täglich wiederholt, nach 2—3 Tagen trat vielfach die Wendung zum Besseren ein. Bei intramuskulärer oder subcutaner Aktivierung des Spenders muß man 1 bzw. 6 Stunden mit der Blutentnahme warten.

Leider sind die *Erfolge* bei den *schweren Blutinfektionen bisher spärlich.* Die Bluttransfusion allein kann keine Sepsis heilen, weil sie die Ausschwemmung der Bakterien nicht verhindert, die Transfusion kann aber zur Vernichtung der in der Blutbahn zirkulierenden Keime und ihrer Stoffwechselprodukte beitragen. Voraussetzung für eine erfolgreiche Bluttherapie bei septischen Prozessen ist die frühzeitige Diagnose der progredienten Infektion, die rechtzeitige Versorgung und Verstopfung der Infektionsquelle, und die Anwendung der Transfusion schon in statu nascendi der Blutinfektion. Es ist nicht richtig, die Bluttransfusion bei schweren Infektionen als aussichtslos aufzugeben. Hin und wieder wird durch die Transfusion im Verein mit den anderen Behandlungsmethoden ein Kranker am Leben erhalten. Tägliche Übertragungen von kleinen Blutmengen, die bei Besserung in mehrtägigen Zwischenräumen fortgesetzt werden, scheinen am zweckmäßigsten zu sein.

Ein weiteres wichtiges Anwendungsgebiet für die Transfusion bilden *die Blutkrankheiten.*

Eine besondere Rolle hat die Transfusion bei der BIERMERschen *progressiven Anämie* gespielt. *Vor der Lebertherapie* kam die Transfusion in allen Krankheitsfällen zur Anwendung, wo mit den zur Verfügung stehenden Medikamenten und sonstigen Hilfsmitteln keine Besserung des Allgemeinzustandes und des Blutbefundes zu erreichen war. Ohne Zweifel hat die Transfusion die Kräfte der Kranken in vielen Fällen aufgefrischt und eine Verlängerung der Lebenszeit herbeigeführt. Allerdings muß das Verfahren schon zu einer Zeit herangezogen werden, wo der Organismus noch befähigt ist, das Fremdblut ohne wesentliche Reaktion aufzunehmen und auf den ausgeübten Reiz durch Reaktion der blutbildenden Organe zu antworten. Sind diese Voraussetzungen gegeben, so bleiben die Erfolge nicht aus, die in Hebung des Kräftezustandes, Besserung der Nahrungsaufnahme und Schwinden der mannigfachen Beschwerden erblickt werden (Schwindel, Ohrensausen, Schlaflosigkeit u. a.). Vielfach wurden gute Remissionen erzielt. Neben dem Zuwachs an Erythrocyten und Hämoglobin ist die Steigerung der Hämatopoese für die Besserung von Bedeutung. Die Regeneration setzt gewöhnlich in der zweiten bis dritten Woche nach der Transfusion ein. STAHL und BACHMANN berichten eingehend über die biologische Wirkung der Transfusion bei der perniziösen Anämie. Die Wirkung der Transfusion hält bisweilen Monate an. Meist müssen die Blutübertragungen von Zeit zu Zeit wiederholt werden, d. h. sobald wieder eine Verschlechterung zu konstatieren ist. In Ausnahmefällen sind außerordentlich zahlreiche Blutübertragungen zur Ausführung gelangt. So hat BECK bei einer Patientin 87 Transfusionen gemacht. POLAYES berichtet außerdem aus der Literatur, daß einmal 73, einmal 113 Transfusionen in 3 Jahren bei den gleichen Kranken verabfolgt wurden.

Wenn die Transfusion glatt verläuft, so bleibt jede Steigerung des Grundumsatzes und der N-Ausscheidung aus, andererseits kann der in einzelnen Fällen von perniziöser Anämie gesteigerte Grundumsatz zur Norm abfallen (BÜRGER und HUFSCHMIDT). OEHLECKER empfiehlt im allgemeinen große Blutmengen, 800 ccm und mehr, um eine intensive und gründliche Durchströmung des Knochenmarkes und eine vorübergehende Entlastung der Blutbereitungsstätten zu erzielen. *Seit der Anwendung der spezifischen Therapie* in Form von Leber und Leber- und Magenpräparaten sowie von Leberextraktinjektionen ist die Indikationsstellung wesentlich anders. Die Bluttransfusion kann in sehr schweren Fällen bei heruntergekommenen Kranken den Organismus zunächst über den toten Punkt hinwegführen und ihn erst in den Stand setzen, bei Einleitung der spezifischen Behandlung die eigenen Blutstätten wieder zu mobilisieren. Die Bluttransfusion ist deswegen sowohl vor Beginn der Lebertherapie ein hervorragendes Hilfsmittel, wie sie andererseits die innere Behandlung unterstützt oder bei refraktärem Verhalten des Kranken erneut die Möglichkeit gibt, die spezifische und medikamentöse Behandlung wiederum mit Erfolg durchzuführen.

JAGIC empfiehlt bei Erythrocytenwerten unter einer Million in 1 cbmm der spezifischen Behandlung eine oder mehrere Transfusionen vorauszuschicken, sonst könnte es geschehen, daß die Kranken die Auswirkung der inneren Behandlung nicht mehr erleben. Gerade bei der perniziösen Anämie entfaltet sich die Wirkung der Transfusion nicht selten im Sinne der Substitution wie der Stimulation. Allerdings gibt es eine Reihe von Kranken, die von vornherein oder nach wiederholten Transfusionen sich völlig refraktär verhalten. Wird nur eine Reizwirkung beabsichtigt, so genügen kleinere, häufig zu wiederholende Blutüberpflanzungen. Meist sind jedoch größere Transfusionen (d. h. solche von 600 ccm und mehr) als wirksamer anzusehen. Es ist wohl kein Zweifel, daß in den schweren Fällen die Transfusion der intramuskulären Injektion von frischem oder defibriniertem Blute durchaus überlegen ist. Dagegen soll nicht geleugnet werden, daß durch die Resorption solcher artefiziell herbeigeführter Blutergüsse gelegentlich ein Reiz ausgeübt werden kann, der die sonstige interne Therapie unterstützt. Wenn diese innere Behandlung nicht recht anschlägt oder versagt, dann ist die Transfusion am Platze, deren Bedeutung zur Zeit bei den vorgeschrittenen Krankheitsfällen liegt, in denen ein schnelles Eingreifen notwendig erscheint. Eine kritische Abwägung der einzelnen Faktoren, die zum Erfolge führen, sowie der natürlichen Neigung der vielgestaltigen Krankheit zu spontanen Besserungen ist natürlich stets geboten. So sah ich noch kürzlich bei einem alten Manne, der mit 15% Hämoglobin völlig apathisch und dem Sterben nahe den Tod herbeiwünschte, jede Behandlung ablehnte und auch zeitweise die Nahrungsaufnahme verweigerte, eine spontane, kaum für möglich gehaltene Remission eintreten, so daß er bei gutem Befinden und beträchtlich gehobenem Blutbefund aus dem Krankenhaus entlassen werden konnte.

Auch bei *der aplastischen Anämie* (EHRLICH), bzw. aregeneratorischen Anämie (PAPPENHEIM), die in der essentiellen Form allerdings viel seltener als die BIERMERsche Krankheit auftritt, ist die Transfusion am Platze. Es liegt im Wesen dieser hochgradigsten und bedrohlichsten aller Anämien, daß die Bluttransfusion nur die Aufgabe erfüllen kann, das Leben noch einige Zeit zu verlängern. Das Hauptmerkmal dieser Krankheit ist gerade die mangelhafte, bzw. fehlende Regenerationsfähigkeit des Knochenmarks, so daß schließlich überhaupt keine Erythrocyten mehr gebildet werden und im Knochenmark, das allmählich atrophiert, die Vorstufen der roten Blutkörperchen, die Normoblasten, nicht mehr nachweisbar sind. Die Transfusion vermag deswegen keinen Reiz auf die Blutbildungsstätten auszuüben. Gleichwohl sollte bei der Diagnose auf aplastische Anämie ein Transfusionsversuch unternommen werden, weil eine einwandfreie Diagnose nicht immer möglich ist. Solange noch funktionierendes Knochenmark vorhanden ist, besteht immerhin noch eine gewisse Aussicht auf Besserung. Ähnlich äußert sich JAGIC, der in der Transfusion das einzige Mittel sieht, um den Blutbefund und den Allgemeinzustand wenigstens vorübergehend zu heben. Auch HIRSCHFELD gibt den Rat, in solchen Krankheitsfällen immer wieder Versuche mit der Transfusion zu machen, da es während des Lebens nicht möglich ist, die Reaktionsfähigkeit des Knochenmarks mit Sicherheit auszuschließen.

Weit bessere Erfolge und Heilungen sind bei *den sekundären aplastischen Anämien* zu erreichen, wie sie im Verlauf von Malaria, Lues und Sepsis auftreten. Sekundäre Anämien mannigfacher Art bei kachektischen Zuständen, bei chronischen Infektionen und malignen Tumoren bilden ein vielfach dankbares Anwendungsgebiet, gleichviel, ob es sich um eine Hypoplasie der Blutbildungsstätten oder einen vermehrten Blutzerfall handelt.

Von der *Agranulocytose* (SCHULTZ, FRIEDEMANN) war bereits bei der Sepsis die Rede. Auch wenn diese Krankheit mit starker Leukopenie und hochgradigem Schwund der polymorphkernigen neutrophilen Leukocyten keine Begleiterscheinung schwerer Infektionen ist, sondern dabei Beziehungen zur Aleukie oder zu der aleukämischen akuten Lymphadenose bestehen, wie sie ZADEK vermutet, ist die Transfusionsbehandlung zu versuchen. JAGIC empfiehlt wiederholte Blutübertragungen in kurzen Zwischenräumen und hält die Agranulocytose für eine besonders wichtige Indikation. Die Transfusion soll dabei möglichst frühzeitig zur Anwendung kommen (OEHLECKER, REYE).

Für die *Leukämien* ist die Transfusion weniger bedeutungsvoll. Aus den Untersuchungen von BLAU geht zwar hervor, daß das weiße Blutbild nach Transfusionen meist beträchtliche Veränderungen erfährt und daß in manchen Fällen eine ausgesprochene lymphocytäre Reaktion einsetzt. Interessant ist auch der Versuch von MINOT und ISAACS, die das Blut einer lymphatisch-leukämischen Frau einer anderen transfundierten, welche an Lymphosarkom mit hochgradiger Lymphopenie litt. Die Untersuchungen ergaben, daß die infundierten Lymphocyten im Verlaufe von wenigen Stunden aus der Blutbahn verschwanden. Das Verhalten der weißen Blutkörperchen unter dem Einfluß des fremden Serums war bereits Seite 62 erwähnt. Klinisch ist ein Einfluß der Transfusion auf die Leukämie nicht zu erkennen (KÜTTNER, OEHLECKER, KUBANYI, V. BABAY, WILDEGANS u. a.). JAGIC beobachtete nach chronischer myeloischer Leukämie post transfusionem starke Fieberreaktion mit Verschlechterung des Allgemeinzustandes und sieht eher eine Kontraindikation in dieser Form der Leukämie, während er bei der *chronischen lymphatischen Leukämie* Besserung der schweren Anämien beobachtete. Die Transfusion bei der Leukämie ist nur dann berechtigt, wenn diese mit beträchtlicher Anämie einhergeht und letztere sich gegenüber Eisen-, Arsen- und Lebertherapie refraktär verhält. HIRSCHFELD sah bei leukämischen Anämien mit geringer oder fehlender Leukocytenvermehrung sowohl bei chronischem wie akutem Verlauf wesentliche Besserungen und empfiehlt das Verfahren gleichfalls bei akut Leukämischen, wenn diese wie häufig auch noch sehr anämisch sind. ROLLESTON berichtet über den schnellen Untergang der übertragenen roten Blutkörperchen bei myeloischer Leukämie und rät gleichwohl zu wiederholten Transfusionen.

Im ganzen sind die *myelopathischen Anämien* bei *Lymphomen, leukämischen* und *pseudoleukämischen Prozessen* nur *selten* durch *die*

Transfusion wesentlich zu beeinflussen. MORAWITZ und DENECKE halten ihre Anwendung bei Leukämien für völlig nutzlos.

Bei der *Lymphogranulomatose* mit anämischem Blutbild kann durch eine oder mehrfach wiederholte Transfusion eine längere Remission erreicht werden (JAGIC). Versuche bei hämolytischem Ikterus (PLACEO, OLIVIER) brachten keine eindeutigen Erfolge. WJISENBECJ berichtet über Heilung eines familiären Icterus gravis, auch unterstützte die Transfusion die Heilung des hämolytischen Ikterus nach Milzexstirpation.

Bei schweren Formen von *Chlorose* sind mitunter kleine wiederholte Transfusionen von Nutzen.

Die *Blutgiftanämien* sind für die Indikationsstellung verschieden zu bewerten. Es handelt sich vorwiegend um hämolytische Anämien, die im ganzen selten zur Beobachtung kommen. Ich erinnere an die durch *hämolytische* und *methämoglobinbildende* Gifte wie Anilin und seine Derivate, durch chlorsaures Kali, Nitrobenzol, Pyridin, Benzol u a. hervorgerufenen Formen. SCHOSSERER berichtet über die Anilinölvergiftung eines 18jährigen Mädchens durch 8—10 g Anilinöl (tentamen suicidii), die durch Transfusion von 400 ccm Blut geheilt wurde. Bei Vergiftungen mit Kalichlorium erzielte MAJANZ auch in hoffnungslos erscheinenden Krankheitsfällen nach Aderlaß von 3—500 ccm und nachfolgender großer Transfusion Heilungen, die von ihm auf den temporären Ersatz der ihrer Funktion verlustig gegangenen roten Blutkörperchen zurückgeführt werden. Hierher gehören die Bleianämie, die Graviditäts- und puerperalen Anämien, die sehr seltene hämolytische Anämie bei Syphilis, Malaria und Schwarzwasserfieber.

Bei *Vergiftungen* durch Leuchtgas, Kohlenoxyd, Kohlendioxyd, bei Morphium-, Hedonal-, sowie Pilzgiften sind die Erfolge der Transfusionsbehandlung wechselnd. Aderlaß und Blutersatz müssen frühzeitig herangezogen und evtl. mehrmals wiederholt werden. An die Stelle des vergiftenden Blutes soll gesundes treten. Nach meinen Erfahrungen sind die mit der Transfusion erzielten Erfolge bei den wirklich schweren derartigen Intoxikationen noch nicht befriedigend, obwohl eine Reihe von Autoren die Anwendung rühmen (JAGIC, SPITZMÜLLER, DZIALOCZYNSKI, PAUCHET, FORSGREN u. a.). v. VOITHENBERG hatte in einem Falle den Erfolg, daß der Bewußtlose während der Transfusion wegen Kohlenoxydvergiftung erwachte. Bei Kohlenoxydvergiftungen vereiteln Hirn- und Rückenmarksschädigungen vielfach den therapeutischen Effekt (OEHLECKER).

Bei ausgedehnten *Verbrennungen* gilt es, die Gewebszerfallstoffe zu beseitigen, den Ausfall der Hautatmung durch Zufuhr von Sauerstoffträgern zu ersetzen und die Verarmung des Blutes an Plasma auszugleichen. RIEHL hat über schwere Verbrennungen berichtet, die mit Hilfe von Aderlässen und Transfusionen länger am Leben erhalten wurden

als man erwarten konnte. Allerdings kam nur ein Kranker zur Heilung.
Spricht das klinische Bild nach der ersten Transfusion für einen Mangel
an Sauerstoffträgern, so soll eine zweite Transfusion folgen (JUST).
Günstige Erfolge erzielten ferner SCHÖNBAUER, JAGIC, SPITZMÜLLER u. a.
Im ganzen muß man jedoch sagen, daß der Einfluß der Transfusion
auf die Lebensrettung nach schwersten Verbrennungen nicht besonders
hoch eingeschätzt werden kann. Keinesfalls kann davon die Rede sein,
daß die Erfolge bei Verbrennungen überragend günstig sind. Gleichwohl ist die Anwendung der Transfusion geboten, solange kein besseres
Heilmittel zur Verfügung steht.

Die entgiftende Wirkung der Transfusion wurde besonders von
OEHLECKER betont und von DZIALOCZYNSKI mehrfach hervorgehoben.
Letzterer kombiniert in entgiftender Absicht beim Ileus die Entleerung
des Darmes mit Transfusion, will die schwere Toxinüberschwemmung
des Körpers bei der Pankreasnekrose vor und nach der Operation in
ähnlicher Weise bekämpfen und glaubt, daß die Anbahnung der Heilung
bei Colitis ulcerosa gleichfalls im Sinne der entgiftenden Transfusions-
wirkung aufzufassen sei, die sich auch bei diffuser eitriger Peritonitis
gelegentlich entfalten soll. Liegen Herzinsuffizienzerscheinungen vor, so
sind mehrere kleine Transfusionen (2—300 ccm) vorzuziehen.

Es gibt kaum eine Krankheit, wo nicht gelegentlich die Transfusion
zur Ausführung gelangte und ihre Anwendung empfohlen wurde,
meist im Sinne einer Hebung des Allgemeinzustandes und einer Steigerung
der Leistungsfähigkeit des Organismus. *Die Tumorkachexie* wird vielfach günstig beeinflußt und das Leben dieser Kranken verlängert.
Es gelingt nicht selten, derartige Kranke so weit zu kräftigen, daß sie
radikale oder palliative Eingriffe aushalten, deren Durchführung ohne
vorbereitende Transfusion unmöglich wäre.

Ich führe *bei jedem Krebskranken*, bei dem ein größerer Eingriff
beabsichtigt wird, vor und möglichst auch nach der Operation Transfusionen aus. Die Operationserfolge sind seit diesem Vorgehen zweifellos
besser geworden, insbesondere ist die Operationsmortalität herabgesetzt
worden. Allerdings muß berücksichtigt werden, daß schwer Kachektische
auch eine glatt verlaufene Transfusion nicht immer vertragen. Vorbedingung für den erstrebten Nutzen ist auch hier, daß der Organismus
noch zu einer gesteigerten Organfunktion und zu einer Besserung der
allgemeinen cellulären und humoralen Aktivität befähigt ist. BLAU
fand bei Carcinomkranken eine deutliche lymphocytäre Reaktion,
PLACO glaubt, daß bei Krebskachexie den transfundierten Erythrocyten ein längeres Leben beschieden sei.

Hin und wieder ist die Transfusion auch als unterstützender Faktor
bei der *Röntgentiefenbestrahlung bösartiger Tumoren herangezogen worden*.
Die Transfusion kann die Durchführung der Bestrahlung bei elenden

Menschen ermöglichen, besonders dann, wenn größere Blutverluste oder kleinere, chronische Tumorhämorrhagien vorausgegangen sind.

ARCHANGELSKY erzielte bei zwei Kranken mit sehr erheblichen Glaskörpertrübungen durch Transfusion von 4—500 ccm Blut von einem Spender gleicher Gruppe nach Aderlaß von 1—200 ccm eine ganz erhebliche Verringerung der Trübungen und eine Art Ausflockung mit wesentlicher Besserung des Sehvermögens. Der Autor sieht den Erfolg der Transfusion in der Kolloidoklase durch die Blutübertragung.

Bei *urologischen Krankheiten* ist die Transfusion des öfteren angezeigt. Blutersatz und Blutstillung folgen den gleichen Grundsätzen wie auch sonst in der Chirurgie. Schwere Nierenverletzungen, hochgradige Blasen- und Prostatablutungen, Hämorrhagien nach Nephrektomien, wie z. B. nach Exstirpation großer GRAVITZscher Tumoren, stehen an erster Stelle. ANDLER betont die Hämostypsis bei Blasenblutungen (Papillom, Carcinom). Infolge ihres gerinnungsbeschleunigenden Effektes ermöglicht die Transfusion die frühzeitige Cystoskopie, die vielfach infolge der intensiven Blutung unmöglich ist. BÜRKLE-DE LA CAMP rühmt ebenfalls die überraschende Blutstillung bei schweren Blasen- und Prostatablutungen, bei denen die Transfusion zur Vorbereitung und im Anschluß an die Operation Gutes leistet.

Zweifelhaft und nicht ohne Gefahren ist die Anwendung der Transfusion bei Urämie nach Aderlaß, wie sie von MARTIN, LESPINASSE, PAUCHET u. a. empfohlen wird. Ich halte jede erhebliche Nierenschädigung für eine Kontraindikation, weil die geschädigte Niere nach der Transfusion nicht selten zu weiteren Insuffizienzerscheinungen, zur Steigerung der Oligurie und zu Anurie führen kann. Auch geringe Grade von Hämolyse können durch Bildung von Hämoglobinzylindern in den Tubuli eine völlige, irreparable Drosselung der Nierensekretion verursachen. Jedenfalls kann die deplethorische Transfusion bei Urämie nur in besonderen Ausnahmefällen von Nutzen sein. Die Gefährlichkeit der Transfusion bei Urämie wurde auch von KÜTTNER betont, ebenso steht OEHLECKER der Blutübertragung bei Urämie sehr skeptisch gegenüber. DOYEN gab der Hoffnung Ausdruck, daß es glücken möchte, einen urämischen Kranken durch eine über 24—48 Stunden funktionierende Gefäßanastomose mit einem Gesunden durch Blutaustausch am Leben zu erhalten.

Die Bestrebungen, die Transfusion auch bei akuten Infektionen des uropoetischen Systems im Sinne der Steigerung bakterizider Kräfte anzuwenden (MARTIN, LESPINASSE), scheinen über das Stadium des Versuches noch nicht hinausgekommen zu sein.

Bei einer Sepsis, z. B. einer Kolibakteriämie bei Pyelitis, hält OEHLECKER die Transfusion von Blut für eine Vergeudung eines kostbaren Stoffes, empfiehlt dagegen ihre Anwendung bei den chronisch-anämischen Zuständen infolge Nierentuberkulose.

In der Frauenheilkunde und Geburtshilfe stand zunächst die Eigenblutreinfusion im Vordergrunde. Diese ist auch zur Zeit vielfach noch im Gebrauch und wird besonders bei der Ruptur der Bauchhöhlen- bzw. Eileiterschwangerschaft angewendet. Eine strikte Indikation für die intravenöse Reinfusion des ausgeschöpften Blutes besteht nur dann, wenn große Blutverluste eingetreten sind. FRANZ berichtete über eine lückenlose Reihe von 462 Extrauteringraviditäten, die nach eingetretener Ruptur durch die Operation ohne Bluttransfusion geheilt wurden. LATZKE sah von 600 derartigen Frauen nur drei an Verblutung sterben. HENKEL legt der Reinfusion keinen großen Wert bei, da er von 200 Frauen mit Graviditas tubaria rupta keine am Blutverlust sterben sah. Dazu kommt, daß sich das in die Bauchhöhle ergossene Blut verändert und zur Hämolyse neigt. Außerdem erfährt solches Blut eine je nach seiner Aufenthaltsdauer in der Bauchhöhle fortschreitende Einbuße seiner Sauerstoffkapazität und Veränderungen im Blutzucker- und Milchsäuregehalt sowie der glykolytischen Fermente (HEISSMEYER). Derartige Schädigungen werden zweifellos noch vergrößert, wenn das ausgeschöpfte Blut mit Natrium citricum-Lösung versetzt oder gar defibriniert wird.

Für die *Eigenblutreinfusionen* kommen nur frische Rupturen mit praktisch unverändertem Blut in Betracht, das nach Vorgeschichte und Operationsbefund als nicht toxisch und nicht infiziert zu betrachten ist. Leichte und mittelschwere Krankheitsfälle erfordern die Reinfusion nicht, die aber bei hochgradiger Anämie, kaum fühlbarem oder fehlendem Puls, bei Atemnot und Kollaps, also bei solchen Frauen geboten ist, die von dem Verblutungstode bedroht sind. Bei diesen Patientinnen leistet die Eigenblutreinfusion Gutes und ihre Anwendung ist unter den genannten Umständen zu empfehlen, zumal die Technik sich äußerst einfach gestaltet (Seite 96). Die Rekonvaleszenz wird verkürzt und die Erholung begünstigt. Ich gebe allerdings zu, daß das Blut eines gruppengleichen Spenders im allgemeinen dem ausgeschöpften Blut vorzuziehen ist.

Beim *Abortus incompletus* ist der Verblutungstod selten, kommt aber doch bisweilen vor, wie eigene Erfahrungen und mehrere Mitteilungen lehren. Für solcher Art gefährdete Frauen kann die rechtzeitige Transfusion lebensrettend wirken, sie ist ferner angezeigt bei schweren Anämien post abortum, die keine so große Seltenheit mehr sind. In der *Geburtshilfe* wird die Bedeutung der Transfusion dadurch eingeschränkt, daß die Frauen große Blutverluste relativ gut vertragen und daß intravenöse Infusionen der verschiedenen Lösungen in Verbindung mit hypophysären Hinterlappenpräparaten meist ausreichen. Ein wichtiges Anwendungsgebiet sieht HEIDLER in den alarmierenden Blutungen *bei Atonie* bzw. *Hypotonie des Uterus* in der Nachgeburtsperiode und post partum. Schon EDUARD MARTIN hat die Transfusion als sicheres Heilmittel bei Uterusatonie angeraten. HASELHORST ist ein überzeugter Anhänger dieser Behandlung, die als Reiz- und Ersatztherapie zu bewerten ist. *Uterusrupturen, Placenta praevia, vorzeitige Plancentarlösung* und *Cervixrisse* scheinen seltener Veranlassung zur Blutübertragung zu geben.

WEIBEL weist der Transfusion bei den bedrohlichen *funktionellen Uterusblutungen* eine hervorragende Bedeutung zu. Insbesondere wird die abundante juvenile Menstruationsblutung als wichtige Indikation angesehen (HEIDLER, HASELHORST, VOGT u. a.). MAURIZIO empfiehlt zum Zwecke der Stillung solcher Pubertätsblutungen kleine Transfusionen von 15 ccm Blut, die nötigenfalls mehrfach wiederholt werden müssen. Bei Frauen mit *schweren Uterusmyomblutungen*, die zu hochgradigen Anämien mit Hämoglobinwerten von 15% führen können, wirkt die Transfusion oft Wunder. Die styptische Wirkung und der Blutersatz beeinflussen den Allgemeinzustand äußerst günstig und ermöglichen vielfach erst die unvermeidliche Operation.

HASELHORST beschreibt die lebensrettende Wirkung der Transfusion bei Inversio uteri puerperalis.

CLAUBERG will eine größere Menge Schwangerenblutes (3—400 ccm) bei pathologischen Blutungen der Uterusschleimhaut infolge Follikelpersistenz im Ovarium verabfolgen. Es wird um so mehr Vorderlappenhormon zugeführt, je jünger die Schwangerschaft der Spenderin ist.

Auf den Vorschlag von HEYNEMANN ist die Transfusion mehrfach auch bei *Eklampsie* mit Kollaps und Vasomotorenschwäche angewendet worden (FREY, SANDERS). Die Transfusion wirkt entgiftend, wenn ihr ein Aderlaß vorausgeschickt wird (SEITZ, HEMPEL, SCHOLL u. a.). Nach OBOTA finden sich im normalen Serum und im Extrakt von der Placenta eklamptische Stoffe, die sich gegenseitig neutralisieren.

Neben guten Erfolgen bei Eklampsie nach Transfusion (BELL, PAUCHET u. a.) finden sich eine Reihe von Mißerfolgen (SEITZ, SCHOLTEN).

Bei *unstillbarem Schwangerschaftserbrechen* soll die Transfusion gleichfalls entgiftend wirken (HASELHORST, SCHMID u. a.). Meist sind kleinere Gaben von 200—250 ccm ausreichend. BÉCART, LOSEE, MILLER waren mit den Erfolgen sehr zufrieden. LINSER und A. MEYER injizierten 20 ccm Serum von gesunden Schwangeren und sahen Heilungen von Schwangerschaftstoxodermien, z. B. Herpes gravidarum, Impetigo herpetiformis. Von *den Schwangerschaftsanämien* war bereits Seite 120 die Rede. HEIDLER, REIST machten dabei mit der Blutüberpflanzung gute Erfahrungen. In Fällen von toxisch bedingten Anämien im Verlaufe der Schwangerschaft und im Wochenbett sowie bei allen Formen von Ikterus während der Gestation rät KLAFTEN zu äußerster Vorsicht mit der Bluttransfusion und hält nur gruppengleiche Spender während der Gestationsperiode für angebracht.

Als Blutspender dienen in den Frauenkliniken vielfach die Hausschwangeren. Schädigungen schwangerer Spenderinnen sind im allgemeinen nicht zu befürchten, es sind indessen Fälle bekannt geworden, in welchen nach der Blutentnahme der Fötus in utero abgestorben ist (SCHUMACHER), auch besteht die Gefahr der Schwangerschaftsanämie, deswegen ist im ganzen doch Vorsicht geboten.

Operative Blutverluste schwerer Grade werden zweckmäßig durch die Transfusion ersetzt, die wie in der Chirurgie auch zur Vorbereitung schwerwiegender Eingriffe, insbesondere der Krebsoperationen mehr und mehr benutzt werden sollte. SEITZ hat die Transfusion schließlich als unterstützende Therapie bei der Röntgen- und Radiumbehandlung des Uteruscarcinoms empfohlen.

Bei den *puerperalen eitrigen Allgemeininfektionen* nach der Geburt und nach Abort ist die Transfusion sehr häufig zur Anwendung gekommen. Ich habe mich auf diesem Gebiete vielfach der Transfusion bedient, kann aber nicht sagen, daß sich die Heilungsergebnisse der puerperalen Sepsis seit der Einführung der Transfusion wesentlich gebessert haben. Wiederholte kleine Transfusionen heben wohl den Allgemeinzustand, gelegentlich tritt einmal schnelle Entfieberung ein, die Schüttelfröste werden bisweilen seltener, aber der endgültige Erfolg ist meistens gering und Heilungen von Sepsis durch Transfusion sind seltene Ausnahmen. SEITZ brachte eine Frau mit schwerem Puerperalfieber, bei der Streptokokken im Blute nachgewiesen wurden, durch eine Transfusion von einer Spenderin, die kurz zuvor einen septischen Prozeß durchgemacht hatte, zur Heilung. In der Klinik DÖDERLEIN ist nach SCHOLTENs Bericht die Transfusion bei Sepsis wieder aufgegeben worden. BUMM senior, der eine Wirkung nur bei reiner Blutinfektion ohne lokale Eiterherde für möglich hielt, sah bei puerperaler Sepsis nach der Transfusion niemals eine anhaltende Besserung oder Heilung. HASELHORST erblickt bei schweren, hochfieberhaften, eitrigen Adnex- und Parametriumerkrankungen, bei Tuberkulose des Bauchfells und der inneren Genitalien in der Transfusion nur ein Reiz- und Kräftigungsmittel.

In *der Kinderheilkunde* ist die Auswahl des Spenders mit ganz besonderer Vorsicht vorzunehmen. Ansteckende Krankheiten müssen mit Sicherheit ausgeschlossen werden (Masern, Varicellen, Scharlach u. a.). Auch für die Übertragung des mütterlichen Blutes auf den Säugling bzw. das Kleinkind gelten die gleichen Regeln hinsichtlich der Bestimmung der Isohämagglutinine. Die Annahme, daß die Säuglinge im ersten Halbjahr unbedenklich Blut von ihrer Mutter empfangen können, ist durch die Erfahrung widerlegt. Neben der Blutgruppenprobe soll möglichst die gekreuzte Serum-Erythrocyten-Untersuchung und auch die biologische Belastungsprobe ausgeführt werden, ehe die Transfusion ihren Fortgang nimmt. Die besonderen Verhältnisse beim Säugling und Kinde sind durch die Arbeiten von OPITZ klargelegt worden. Die Blutmenge, die übertragen werden soll, muß im Einklang mit dem Alter und der Entwicklungsstufe des Kindes stehen. Über die Bestimmung der zu transfundierenden Blutmenge ist auf Seite 93 nachzulesen.

Bei Benutzung von Citratblut kann die Blutmenge, die transfundiert werden soll, um 10% höher bemessen werden. OPITZ hat meist $\frac{1}{4}$ bis $\frac{1}{5}$, in Ausnahmefällen $\frac{1}{3}$ der Gesamtblutmenge des Empfängers zugeführt. MOLL hält es für zweckmäßig, 30—40 ccm Blut pro 1 kg Körpergewicht bei Säuglingen zu übertragen.

Für den Kinderarzt stehen im Vordergrunde als Indikation die *alimentären Anämien*, bei denen die Transfusion im Sinne einer Entlastungstherapie zur Anwendung gelangt. Nach OPITZ soll transfundiert werden 1. wenn die Erythrocytenzahl nicht mehr als 1,5 Millionen pro Kubikmillimeter beträgt, 2. wenn die R.K.-Zahl zwar nicht extrem vermindert ist, aber gleichzeitig vorhandene Infekte Allgemeinbefinden und Blutstatus beeinträchtigt haben, 3. wenn die eingeschlagene Therapie erfolglos geblieben ist oder rezidivierende Infekte das Leben bedrohen.

Bei den *postinfektiösen Anämien* ist die Transfusion auch bei geringeren Graden der Anämie angezeigt, weil es hierbei darauf ankommt, die Widerstandskraft zu heben und den Organismus im Abwehrkampf gegen den Infekt zu stützen. OPITZ deutet die Wirkung der Transfusion in dem Sinne, daß durch die Zufuhr funktionstüchtiger und lebensfähiger R.K. das erythropoetische System entlastet, allmählich gekräftigt und in einen solchen Zustand versetzt wird, daß es auf Schädigungen irgendwelcher Art wieder in normaler Weise reagiert.

Gute Erfolge bei kindlichen Anämien wurden durch eine ganze Reihe von Autoren berichtet (SCHÖNBAUER, OPITZ, OCKEL, MOLL u. a.).

Über die Behandlung *septischer Allgemeininfektionen* im Kindesalter durch wiederholte Transfusionen liegen Mitteilungen von REINOLD und KRAMER, LUKACZ u. a. vor. CROSH-TORONTO spricht von 516 Transfusionen auf der Kinderabteilung, wobei es sich meist um Infektionen handelt. Bei infektiösen Prozessen, bei Intoxikationen und akuten Ernährungsstörungen sowie Verbrennungen wird vielfach der Transfusion ein Aderlaß vorausgeschickt (CROSH, ROBERTSON u. a.). Das Blut wird bei Säuglingen aus dem Sinus longitudinalis abgeleitet (in Mengen bis zu 100 ccm). Echte septische Krankheiten im Kindesalter wurden ferner noch von WIETHE und WALDAPFEL, SAMMIS, MILLER, PECKER, LAMARE und KRAMER erfolgreich durch die Transfusion beeinflußt.

Weitere Anzeigen sind bei unstillbaren, schweren Blutungen der *hämorrhagischen Diathesen* und Nabelblutungen Neugeborener gegeben.

Bei Melaena neonatorum ist die Transfusion vielfach als Erfolg gebucht (Küttner, Schmitt, Rolleston), die ferner auch bei der Leinerschen Erythrodermie (Schiff, Bayer), Colitis, Erysipel und Athrophie (Decompositio alimentaria) herangezogen wurde.

Außer bei den genannten eitrigen Allgemeininfektionen wurden auch bei örtlichen Infektionen wie Cystitiden, Cystopyelitiden gute Resultate erzielt.

Die Pyurien sind für Opitz, Jagic, Alabaster günstige Transfusionsbehandlungsobjekte.

Guéniot hat bei 20 Neugeborenen, insbesondere bei *debilen Frühgeburten* und debilen Sprößlingen Tuberkulöser Gebrauch von der Transfusion gemacht. Bei elf von diesen wirkte die Transfusion günstig auf Wachstum, Temperatur, asphyktische Anfälle und Nahrungsaufnahme. Indessen hat die Transfusion für die Behandlung von Frühgeburten keine Bedeutung erlangt.

Die *Vorbereitung heruntergekommener Kinder* zur *Operation*, die Vor- und Nachbehandlung solcher Säuglinge, die wegen *Pylorospasmus, Empyema pleurae, Osteomyelitis acuta* und *Hasenscharte* operiert werden müssen, bilden weitere Anwendungsgebiete. Schmitt sah lebensrettenden Einfluß der Transfusion bei schweren Erschöpfungszuständen *chronisch geschädigter Säuglinge* und gibt seine Erfahrungen an 20 intrasinuös transfundierten Säuglingen bekannt. Bei schwerenVerbrennungen wurde gelegentlich voller Erfolg erzielt (Schönbauer, Rothmann). Auch gegen postoperative Acidose soll die Blutübertragung prophylaktisch wirksam sein (Del Valle und Yodice).

Als *Injektionsstelle* ist am besten *beim kleinen Kinde eine Schädelvene* zu benutzen, die Transfusion in den Sinus longitudinalis bildet die Ausnahme. Die Schädelvenen kann man durch einen um den Kopf gelegten Gummischlauch besser hervortreten lassen. Bei älteren Kindern können die Armvenen punktiert oder freigelegt werden. Schönbauer benutzte die Vena jugularis oder Vena saphena. Gegen die Transfusion in die Vena jugularis hat sich mehrfach Widerspruch erhoben, weil es auf diesem Wege leicht zur Überlastung des rechten Herzens kommen kann (Opitz, Reiche).

Im allgemeinen kommt in der Kinderheilkunde nur *die Citratblutmethode* in Betracht.

Die *intravenöse Transfusion* wird nur dann durch die Transfusion in den Sinus longitudinalis ersetzt, wenn keine geeignete Vene zur Verfügung steht.

Wenn man die *Sinustransfusion* in Erwägung ziehen muß, so bleibt die Frage, ob dann nicht *die intraperitoneale Transfusion* vorzuziehen ist, die als weniger gefährlich zu gelten hat. Die intraperitoneale Methode tritt in ihr Recht, wenn die intravasale Transfusion auf Schwierigkeiten stößt oder sich als unmöglich erweist. Schon PONFICK hatte die intraperitoneale Applikation des Blutes vorgeschlagen, später haben SIPERSTEIN und SANSBY ihre Anwendung empfohlen. Diese Autoren halten die intraperitoneale Transfusion für gefahrlos.

Das Blut des Spenders wird dazu nach F. L. MEYER in $3\frac{1}{2}\%$ Natrium citricum-Lösung aufgefangen. Die Citratlösung soll 10% des Blutvolumens betragen. Außerdem kann auch defibriniertes Blut Verwendung finden, das vielfach bevorzugt wird. Auf Tuberkulose, Lues oder andere Infektionskrankheiten verdächtige Spender sind natürlich wie bei den intravenösen Verfahren auszuschließen. Vorproben auf Agglutination und Hämolyse erscheinen nicht erforderlich. Als Injektionsstelle kommt die übliche Bauchpunktionsstelle zwischen Nabel und Blase oder die Mittelbauchgegend drei Querfinger breit links vom Nabel in Betracht. Im allgemeinen wird das Blut mit einer 100 ccm-Rekordspritze verabfolgt und zwar in einer Menge bis zu $^{1}/_{3}$ der Gesamtblutmenge des Empfängers, die auf den 13. Teil des Körpergewichtes berechnet wird (HALBERTSAMA). Die Dosierung hängt von dem Zweck ab, der verfolgt wird. Bei Blutersatz wird man größere Mengen einspritzen. Will man einen Reiz setzen, so genügen erheblich kleinere Mengen.

Die *Resorption des Blutes* aus *der Bauchhöhle* kommt bereits nach einigen Stunden in Gang derart, daß die morphologischen Blutelemente in der Blutbahn nachweisbar sind. Die völlige Aufsaugung dauert meist einige Tage (siehe Seite 94). HIRSCHFELD und KENICHI SUMI kamen im Tierexperiment zu dem Ergebnis, daß in die Bauchhöhle injizierte R. K. sehr schnell auf dem Lymphwege in das Blut gelangen, in der Blutbahn aber sehr schnell durch Phagocytose zerstört werden.

Die intraperitoneale Transfusion steht in ihrem therapeutischen Effekt etwa zwischen intravenöser und intramuskulärer Blutübertragung. KÜHL glaubt, daß der gleiche Erfolg wie durch die intraperitoneale Infusion auch durch intramuskuläre Injektion erreicht werden kann.

Die durch die intraperitoneale Transfusion hervorgerufenen Reizerscheinungen wie Meteorismus, Temperatursteigerungen, motorische Unruhe schwinden in der Regel im Laufe von einigen Tagen und müssen vor einer Wiederholung der Transfusion völlig abgeklungen sein.

Als *Indikationen für die intraperitoneale Methode* gelten posthämorrhagische Anämie, hämorrhagische Diathese (hämophile, thrombopenische, septische Blutungen), Säuglingsanämien besonders alimentärer Ätiologie sowie postinfektiöse Anämien. Bei Erythrodermie, Verbrennungen und Toxikosen wollen amerikanische Autoren die Mortalität durch die intraperitoneale Methode gesenkt haben. COLE und MONTGOMERY, die über 237 intraperitoneale Transfusionen berichten,

halten dieses Verfahren gegenüber der intravenösen Transfusion für
überlegen. Die intravenöse Transfusion ist nach ihrer Meinung nur dann
angezeigt, wenn es sich um schnelle Auffüllung der durch akute Blutverluste hochgradig herabgesetzten Blutmenge handelt. Als Kontraindikationen gegen die intraperitoneale Methode gelten nur abdominelle
Krankheiten. F. L. MEYER hält die intraperitoneale Methode bei
schweren Anämien, bei hochgradigen Dekompensationen und bei der
Behandlung toxischer Zustände des Säuglings mit Exsikkose für angezeigt. Der Erfolg sei im allgemeinen der gleiche wie nach der intravasalen Transfusion. Unter Umständen muß die intraperitoneale Infusion mehrfach wiederholt werden. F. L. MEYER beschreibt einen
Todesfall infolge eitriger Peritonitis bei einem Kinde mit JAKSCH-
HAYEMscher Anämie und doppelseitiger Bronchopneumonie, in einem
anderen Falle kam es zu einer Darmverletzung (die Schleimhaut war
intakt geblieben).

Auch die *Dermatologie* hat sich die Bluttransfusion zunutze gemacht.
SCHERBER berichtet über die günstige Wirkung der Bluttransfusion bei
Impetigo herpetiformis gravidarum, wo die Blutübertragung heran-
zuziehen ist, wenn intravenöse Gaben von Schwangerenserum versagen.
Hartnäckiger, schwerer Pemphigus vulgaris, Dermatitis arsenicalis nach
Salvarsan, Golddermatitis nach Solganalbehandlung wurden sehr
günstig beeinflußt.

Kontraindikationen.

Die Bluttransfusion ist ein lebensgefährlicher Eingriff, wenn die
Voruntersuchungen nicht gewissenhaft vorgenommen und entsprechend
gewertet werden. Indessen ist nicht jeder Zwischenfall nach einer
Transfusion die Folge einer unzureichenden Blutuntersuchung. Die
Erfahrung lehrt, daß auch in solchen Krankheitsfällen, wo von seiten
der Blutindividualität keine Bedenken gegen die Ausführung der Blutübertragung bestehen, gewisse Regeln zu beachten sind. Ich unterscheide
absolute und relative Kontraindikationen, denn es ist keineswegs so, daß,
wie JAGIC noch kürzlich schreibt, die Bluttransfusionen so gut wie
keinerlei Gefahren mit sich bringen. Auch bei weitgehender Indikationsstellung gibt es eine Reihe von Krankheiten, bei denen ein *Cavete
transfusionem* nur allzu berechtigt ist. Absolut *kontraindiziert* ist die
Bluttransfusion bei allen organischen *Herzleiden*, bei denen eine Dekompensation besteht oder sich zu entwickeln droht. Bei diesen besteht
die Gefahr einer Überbelastung von Herz und Kreislauf, die dann von
katastrophaler Wirkung sein kann, wenn eine Myocarditis vorliegt. Die
akute Herzdilatation bzw. die daraus resultierende Herzinsuffizienz kann
sehr schnell zum Verhängnis werden, besonders dann, wenn die Zufuhr
des Blutes verhältnismäßig schnell erfolgt. Besonders gefährdet sind

Kranke mit Myocarditis nach Diphtherie, vor allem Laryngodiphtherie (LANDON). BIESENBERGER schildert einen Fall, wo bei einer Frau mit Myelitis medullae spinalis und perniziöser Anämie, die außerdem eine Insuffizienz und Stenose der Mitralklappen aufwies, $\frac{1}{2}$ Stunde post transfusionem der Tod eintrat, weil die große Belastung durch die Blut-überpflanzung zu einem plötzlichen Erlahmen der Herzmuskulatur führte. WITTS erwähnt weitere sechs Todesfälle, die auf akute Herz-dilatation bezogen werden. Besonders das schnell und in zu großer Masse eingeführte Blutquantum ist bei valvulären und muskulären Herzschäden eine ernste Gefahr.

In *der Gravidität* ist Vorsicht geboten. ESCH beschreibt die Folgen einer Bluttransfusion bei einer im 10. Monat Schwangeren, die an perniziöser Anämie litt. Die Überleitung von defibriniertem Blut führte zu starken Reaktionen, in deren Folge das Kind in utero sofort und die Mutter 4 Tage danach starb.

Bei Pneumonie und *starker Bronchitis* kann post transfusionem durch die allzu große Belastung des kleinen Kreislaufes Lungenödem eintreten, während bei Lungenabscessen und Pleuraempyemen eine derartige Gefahr nicht zu bestehen scheint (BÜRKLE-DE LA CAMP und JAGIC).

Eine strikte Kontraindikation sind die mit Oligurie bzw. Anurie einhergehenden *Nierenkrankheiten*, insbesondere die drohende oder bereits manifeste Urämie, weil auch geringe Grade von Hämoglobin-ämie, wie sie nach jeder Transfusion auftreten können, durch Hämo-globininfarkte und Verlegung der Tubuli durch Hämoglobinzylinder bzw. Schollen die Drosselung der Nierensekretion verstärken und damit den lebensbedrohlichen Zustand verschlechtern, bzw. die Anurie zur irreparablen Störung machen können. Akute und chronische Nephritis sowie Nephrosen sind von der Transfusionsbehandlung in der Regel auszuschließen.

Bei den *Krankheiten des weißen Blutapparates* bringt die Transfusion eher Mißerfolge als Vorteile. Ich halte ihre Anwendung dabei im all-gemeinen für kontraindiciert, sofern nicht besondere Verhältnisse vor-liegen (siehe S. 119), weil in der Regel das Leiden im Anschluß an die auf die Transfusion folgenden, meist erheblichen Reaktionen rapide fortschreitet. Ähnliche Beobachtungen machten NATHER und JAGIC. Eine weitere Gegenanzeige ist eine bereits bestehende *arterielle* bzw. *venöse Thrombose* oder *Thrombophlebitis*, weil die Transfusion die Aus-breitung der Thrombose begünstigt und die Gefahr der Embolie ver-größert. Auch dann, wenn die Diagnose *Fettembolie* gestellt wird, sollte man die Transfusion unterlassen, weil die Transfusion dabei nichts leistet und den bedrohlichen Zustand noch verschlimmert. So berichten MORITSCH und WITTMANN über acht Fälle von Fettembolie, die nach der Transfusion alle tödlich ausgingen. Sind eine größere Anzahl von Lungencapillaren durch Fett verlegt, so bestehen Atemstörungen, es kommt zu Lungenödem und capillaren Blutungen. Es ist auch möglich, daß die Fettembolie die Entwicklung entzündlicher Prozesse in den Lungen begünstigt. Das sind Gründe genug, um die Transfusion bei Fettembolie zu perhorreszieren, anderseits ist auch nicht recht verständlich, in welcher Weise die cerebrale Form der Fettembolie durch die Transfusion gebessert werden soll.

Hochgradige Arterosklerose gebietet Vorsicht.

Sehr elende, *kachektische Personen* vertragen die Transfusion schlecht (CLAIRMONT). Bei diesen genügt manchmal der Anstoß durch die Transfusion, um den Organismus ins Wanken zu bringen und das Lebenslicht zu löschen, ohne daß sich besondere pathologisch-anatomische Befunde ergeben und ohne daß Störungen durch Agglutination und Hämolyse eingetreten wären. Bei solchen Personen empfiehlt sich Zurückhaltung mit der Bluttransfusion, vor allem ist die Überpflanzung von größeren Blutmengen zu vermeiden oder wenigstens mit großer Vorsicht zur Ausführung zu bringen, wenn man nicht Überraschungen erleben will. *Bei der Beurteilung eintretender Zwischenfälle und Komplikationen soll der Gedanke des Arztes nicht fasziniert nur auf Schäden fahnden, die durch die Blutindividualität hervorgerufen werden, sondern bei der Aufklärung auch alle sonstigen Störungen des vitalen Gleichgewichtes berücksichtigen.*

Die Komplikationen und Todesfälle.

Die *Komplikationen und Todesfälle* bedürfen einer kurzen gesonderten Besprechung. In allzu großem Vertrauen auf die Sicherheit der Blutproben ist die Zahl der Transfusionen in den letzten Jahren außerordentlich gestiegen. Leider sind in nicht unbeträchtlicher Zahl schwere Zwischenfälle eingetreten. Auf 1000 Transfusionen entfallen 1—2 Todesfälle, die dem Verfahren zur Last gelegt werden müssen. Über die Ursache solcher Zwischen- und Todesfälle gehen die Anschauungen noch vielfach auseinander. Unerwünschte Komplikationen können durch Embolie von Luft und Gerinnseln, durch Infektion und durch biologische Reaktionen entstehen. Die Gefahr der Thrombose und Embolie ist allerdings bei einwandfreier Technik und bei Benutzung eines geeigneten Apparates offenbar gering, desgleichen ist die Luftembolie als Todesursache in keinem der mitgeteilten einschlägigen Krankheitsfälle erwähnt. Allerdings sind genauere Berichte, die insbesondere die Sektionsbefunde nach Transfusiontod wiedergeben, sehr rar, andererseits muß berücksichtigt werden, daß nicht alle ungünstigen Ausgänge auf das Schuldkonto der Transfusion zu setzen sind. Es darf nicht übersehen werden, daß es sich in den Krankheitsfällen, in denen

Blut transfundiert wird, meist um lebensbedrohliche Krankheiten mit ernsten Komplikationen handelt, bei denen auch die Transfusion bisweilen einen tödlichen Verlauf nicht mehr aufhalten kann. KÜMMEL jun. weist auf die durch die präoperative Bluttransfusion erhöhte Emboliegefahr hin. Eine kritische Betrachtung der Transfusionskatastrophen, wie sie in der Literatur niedergelegt sind (WILDEGANS, Dtsch. med. Wschr. Nr 48, 1930) zeigt einmal vermeidbare Fehler und zum anderen solche Gefahrenquellen, die nicht mit absoluter Sicherheit zu bannen sind. Zu der ersten Abteilung gehören mannigfache *Mißverständnisse, unglückliche Zufälle,* wie z. B. die Verwechslung der Spender bei zwei hintereinander angesetzten Transfusionen, ferner die fehlerhaften Gruppenbestimmungen, die auf Irrtümer bei der Anstellung der Blutproben zurückgeführt werden (CLAIRMONT, JUST, FORSHMANN, OEHLECKER). Diese Art von Fehlbestimmungen lassen sich vermeiden, wenn neben der Gruppenprobe nach Möglichkeit die kreuzweise Untersuchung von Erythrocyten und Serum bei Spender und Empfänger vorgenommen wird. Außerdem empfiehlt es sich stets, daß der Transfusor unmittelbar vor der Transfusion noch eine Kontrollprobe anstellt oder sie vor seinen Augen ausführen läßt. Die Sicherheit der Untersuchung wird noch erhöht, wenn das Spenderserum in Reaktion zu Testblutkörperchen gesetzt wird. Diese der Transfusion unmittelbar vorausgehenden klinischen Untersuchungen sind deswegen notwendig, weil man sich sonst der Gefahr aussetzt, daß z. B. die Ausweise der Blutspender ausgetauscht werden. MORITSCH und WITTMANN schreiben, daß die Spender in Wien, welche sich meist in wirtschaftlicher Not befinden, vielfach Krankheiten verheimlichen, um auf jeden Fall als Spender gegen Entgelt auftreten zu können. In anderen Krankheitsfällen führte das Vertrauen auf die Haltbarkeit der im allgemeinen hochwertigen agglutinierenden Sera der Fabriken zu folgenschweren Schlüssen. Die Teströhrchen dürfen keine *Verunreinigungen* enthalten und nicht der Sonne ausgesetzt werden, sonst werden sie vor Ablauf des angegebenen Termins unbrauchbar. Das gleiche tritt ein, wenn die Röhrchen Alkalien enthalten oder wenn das Glas zu alkalisch ausgefallen ist (FORSHMANN). Vor dieser Gefahr schützt die serologische Kontrolle und die kreuzweise angestellte Parallelprobe. Von der *Pseudoagglutination,* der *Kälteagglutination,* dem THOMSENschen *Phänomen,* der *Autoagglutination* war bereits im Kapitel II, S. 13—15 die Rede. Diese Erscheinungen müssen als Erklärung für manche Störungen herangezogen werden, die nach Lage der Blutuntersuchung nicht zu erwarten waren. SACHS betont die Differenzen des physiko-chemischen Charakters, die in der Kolloidstruktur vorhanden sind, und die gerade bei schweren Krankheitsprozessen auftreten können. Nach SACHS kann der Zustand eintreten, daß bei der Mischung Blut zwar gleicher biochemischer, aber sehr verschiedener physikalischer Beschaffenheit aufeinander trifft, dadurch würden dann intravasale kolloidale Erschütterungen herbeigeführt.

Mannigfache Erfahrungen haben gelehrt, daß *die Verwendung von sogenannten Universalspendern* Hämolyse herbeiführen kann (BOLLER, LLOYD, KRAFT, WICHS und LAMPE, CHANDRA u. a.). Gefährdet durch das Universalspenderblut sind besonders Personen, deren Blutbildungsapparat geschädigt ist und ferner, wie CLAIRMONT betonte, sehr heruntergekommene und namentlich kachektische Menschen. Indessen haben sich *auch bei Gruppengleichheit schwere Zwischen-* und Todesfälle ereignet (BLAIN, CURTIS, LEMKE, METZLER, HERZOG und HAHN, WICHS, LEE, BRUSKIN, COPHER usw.). *Abweichungen vom Gruppenschema,* sogenannte defekte Typen können für manche derartige Ereignisse verantwortlich gemacht werden. Gerade die Todesfälle bei Gruppengleichheit veranlassen die Frage, *ob* denn *Agglutination und Hämolyse die einzige Ursache* für *die Transfusionskatastrophen sind.* Die Hauptgefahr liegt zweifellos auf diesem Gebiete, aber andererseits steht für mich fest, daß mit der Gruppenprobe und kreuzweisen direkten Auswertung vorläufig noch nicht alle Möglichkeiten der zu erwartenden oder ausbleibenden Blutreaktionen vorausbestimmbar sind. MORITSCH sieht die Ursache für die verschiedenen Reaktionen nach Bluttransfusion mehr in einer Lipoid-, als Proteinwirkung, weil der gruppenspezifische Anteil der R.K. an die Lipoide gebunden sei.

Bei sehr ausgebluteten Menschen sollen *nach Möglichkeit Massenbluttransfusionen vermieden werden,* weil in diesen Fällen das Spenderblut keine genügende Verdünnung im Empfänger erfährt. HALTER führt die Entstehung von Hämolyse und Tod im urämischen Koma (O→A) auf die herabgesetzte Blutmenge der Empfängerin und den abnorm hohen Agglutinationstiter des Spenders zurück. Vorsicht ist stets geboten, wenn mehr als $^1/_5$—$^1/_6$ der Gesamtblutmenge des Empfängers übertragen wird.

Die eigentlichen Todesursachen liegen darin, daß es durch Zerstörung und Elimination der artfremden Substanzen zu *Insuffizienzerscheinungen an Nieren, Leber, Herz und Gefäßen kommt. An erster Stelle steht als Todesursache die Urämie.* Das lehren die zahlreichen Beobachtungen von tödlicher Anurie post transfusionem (BANCROFT, WITTS, LINDAU, HALTER, IRSIGLER, HEIM, LEMKE, PRIBRAM). BANCROFT erwähnt acht Fälle von Anurie oder extremer Oligurie, von denen sechs tödlich endeten. Die Drosselung der Nierensekretion ist die Folge von Hämoglobininfarkten und Verstopfung der Tubuli durch Hämoglobinzylinder bzw. Schollen. Außerdem zeigt sich meist eine starke parenchymatöse Schädigung der Nieren. LEMKE fand außerdem starke regressive Veränderungen an den Epithelien. BANCROFT führt die Nierenkomplikationen auf die Verstopfung der Nierencapillaren durch agglutinierte

R.K. zurück. Vielfach finden sich mehr oder weniger ausgedehnte Blutungen in den serösen Häuten und Schleimhäuten. Lemke fand zahlreiche punktförmige Pleura- und Endokardblutungen. Haberer erwähnt 2 mal Nebennierenblutungen, die der Obduzent als Transfusionsfolge anzusehen geneigt war. Bisweilen ist der Hirnquerschnitt dicht mit stecknadelkopfgroßen Blutungsherden durchsetzt (Heim). Bürkle-de la Camp konstatierte 5 mal blutigseröse Ergüsse in den Pleurahöhlen. Die verschiedenen Anzeichen hämorrhagischer Diathese und Diapedesisblutungen sprechen für mitspielende toxische Faktoren. Dafür sprechen auch die Obduktionsbefunde, wo bei der Leichenöffnung kleine oder auch ausgedehnte Nekrosen im Leberparenchym gefunden wurden (Lindau, Lemke, Bancroft).

Andererseits sind auch Sektionsbefunde von Personen erhoben, bei denen der Tod unmittelbar im Anschluß an die Transfusion eingetreten war und bei denen die makroskopische Organbesichtigung keine krankhaften Veränderungen zeigte, die als Transfusionsfolgen zu deuten gewesen wären. Auffallend ist ferner, daß die Todesfälle bei Blutkrankheiten und Sepsis häufiger sind als infolge von Transfusionen nach akuter Blutung, auch scheint trotz gegenteiliger Behauptungen die Mortalität nach Verwendung von Citratblut größer zu sein, als nach den sogenannten direkten Verfahren, deren verschiedene Methoden sich in bezug auf tödliche Folgen im wesentlichen gleich verhalten.

Die mit hochgradiger Oligurie oder Anurie einhergehende schwere Nierenschädigung ist stets ein lebensbedrohlicher Zustand, der vielfach tödlich endet. Curtis berichtet über eine hochgradige Oligurie bei einer 30jährigen Frau, wo im Anschluß an die wegen Myomblutung vorgenommene Citratbluttransfusion 4 Tage lang nur wenige Unzen Harn entleert wurden, dann aber die Genesung eintrat. Bancroft konnte eine 9 Tage dauernde, fast vollkommene Anurie durch doppelseitige Decapsulation beheben, während bei Berand nach dem gleichen Eingriff an der rechten Niere mit Nephrostomie die Nierensekretion nur vorübergehend gebessert wurde. Witts nimmt an, daß das Ausfallen des Hämoglobins in die Nierenkanälchen nur bei stark saurem und konzentriertem Harn auftritt, während es bei alkalischem Urin zu Hämoglobinurie, aber nicht zu einer Drosselung der Harnwege durch Hämoglobinschollen kommt. Danach müßte man bei der Transfusion für eine alkalische Harnreaktion sorgen. Seltener erfolgte der Tod unter Erscheinungen des Lungenödems (Carrington).

Zeller glaubt, daß auch die Blutplättchen bei den Todesfällen nach indirekten Blutübertragungen eine Rolle spielen.

Kuczynski berichtet über eine embolische Verstopfung der Lungenarterien und -capillaren als Folge von Hämagglutination und Thrombenbildung. Allerdings bestand bei dem Kriegsverletzten ein Gasbrand, so daß die Thrombenbildung auch auf Bakteriengifte zurückgeführt werden könnte.

Überblickt man die Komplikationen und Todesfälle, so *muß man zugestehen, daß die gebräuchlichen Hilfsmittel und Vorproben nicht völlig vor den Gefahren der Bluttransfusion schützen.* Die Gruppenbestimmung und ihre richtige Wertung allein reicht nicht aus, um einen guten Verlauf der Transfusion zu gewährleisten. Hervorgehoben werden muß, daß die, welche sich nicht nur auf die Gruppendiagnose stützen, sondern stets auch außerdem die gekreuzte Blutuntersuchung vor der Transfusion zu Rate ziehen, keine schweren Erscheinungen beobachtet haben, die auf Agglutination und Hämolyse zurückzuführen wären (DZIALOSCZYNSKI, WILDEGANS). Auf diese Weise wird die individuelle Unverträglichkeit noch am ersten und sichersten ermittelt.

Nach RUEDEL sind die Gruppen Aβ und AB O vornehmlich an den Zwischenfällen beteiligt. Ähnliche Beobachtungen liegen von BRINES, BLAIN, WEISS u. a. vor.

Die Testserumuntersuchung stellt bestenfalls nur die Receptoreneigenschaften fest, die sich nachweisen lassen, während die Abweichungen vom Gruppenschema dem Untersucher entgehen können. Die vorherige Bestimmung des Agglutinationstiters bei Spender und Empfänger wird weitere Sicherheit geben. Aber auch dann werden Zwischenfälle nicht ganz ausbleiben, weil in dem sonstigen Zustande des Kranken bisweilen noch ungelöste Rätsel liegen, die alles vorher Bestimmte und alle reiflichen Überlegungen über den Haufen werfen, weil die Voraussetzungen des Untersuchers nicht zutreffen. Es ist keineswegs so, wie RUEDEL noch neuerdings meint, daß es sich in jedem Zwischenfall um eine fehlerhafte Untersuchung gehandelt hat. Vielmehr muß man sagen, daß die bisherigen Untersuchungsmethoden nicht ausreichen, alle Umstände vorher genau zu beurteilen. Es bleiben wie bei jedem, auch dem kleinsten chirurgischen Eingriff gewisse Unabwägbarkeiten, deren Tragweite im Einzelfalle nicht vorauszusehen sind. Die Lebensgefahr ist nach jedem Eingriff, im allgemeinen auch nach der Blutübertragung um so größer, je schwerer die schon vorher vorhandene körperliche Schädigung war. Erythrocytenzahl, Hämoglobinwerte, Blutmenge von Spender und Empfänger, Idiosynkrasien, die Kolloidalität der Blutflüssigkeiten, die miteinander in Reaktion treten, und der ungeheure Reiz, der durch die Transfusion auf den Körper ausgeübt wird, müssen berücksichtigt werden. Die Umstimmung, die in der Mehrzahl der Krankheitsfälle segensreich wirkt, kann auch gelegentlich dazu führen, daß die eintretende Reaktion dem geschwächten Organismus einen Stoß versetzt, der nicht überwunden wird, sondern das schwankende Gebäude zum Einsturz bringt.

Die Gefahr *der Anaphylaxie bei wiederholten Transfusionen* wird sehr verschieden beurteilt. Schon frühzeitig ist auf diese Gefahr hingewiesen worden, es sind aber immer wieder Zweifel aufgetaucht, ob und inwieweit durch die Anaphylaxie Komplikationen und lebensbedrohliche Zustände bei wiederholten Transfusionen entstehen können. WOLFE beschreibt bei einer 41jährigen Frau, der in 2 Tagen Abstand 2mal 350 ccm Citratblut verabfolgt wurden, vorübergehende anaphylaktische Reaktionen mit Cyanose, Dyspnoe und bronchospastischen Erscheinungen. Der Anfall dauerte 16 Stunden. MEADE berichtet über schwere Reaktionen nach der zweiten Transfusion, zu der nach einem Intervall von 27 Tagen derselbe Spender benutzt wurde. Die Reaktion trat nach Injektion von 2 ccm Blut auf und äußerte sich in Ödemen des Gesichtes, Atemnot, Schmerzen im Rücken, Cyanose und Pulsschwäche. Es trat schließlich Erholung ein. THALHEIMER erlebte in einem Falle bei einer zweiten Transfusion vom gleichen Spender, dessen Blut beim ersten Male genau untersucht war, Hämoglobinurie und Kollaps. Er führte das Ereignis auf die Bildung von Hämolysinen zurück, die durch die erste Transfusion veranlaßt wurde.

LINSER erklärte ausgedehnte Hautnekrosen an allen Druckstellen des Körpers, die schließlich zum Tode führten, als Folgen wiederholter Transfusionen. GYÖRGY und WITEBSKY sahen Anaphylaxie, die sie auf die Bildung von Serum-Iso-Antikörpern nach wiederholten Transfusionen zurückführten. Einem 8jährigen Kinde waren wegen unstillbarer Blutungen bei Melaena, Hämatemesis und Milzvenenthrombose mehrfach Citratbluttransfusionen meist von 200 ccm gemacht worden (Kind und Spender Gruppe O). Nach einer Transfusion vom Vater, der bereits 20 Tage zuvor gespendet hatte, kam es zu einem lebensbedrohlichen anaphylaktischen Shock. Spätere mehrfache Transfusionen von der Mutter verliefen ohne Störungen. Bei einer dritten Injektion väterlichen Blutes kam es bei Anstellung der biologischen Vorprobe wiederum zu Cyanose, Übelkeit und Kreuzschmerzen. Die Injektionen von kleineren Mengen väterlichen Serums unter die Haut des Knaben führten zu starken örtlichen Reaktionen, die bei Injektion mütterlichen Blutes ausblieben. Der Nachweis von Agglutininen und Präcipitinen beim Kinde gegen das väterliche Eiweiß ließ sich nicht durchführen, dagegen war es auf dem Wege der Komplementbindung möglich, im Blute des Empfängers Antikörper gegen das Spenderserum aufzuspüren. Im allgemeinen nahm man bisher an, daß die anaphylaktischen Störungen in Form der Frühreaktion nur dann auftreten, wenn die zweite Transfusion der ersten 2—8 Wochen folgt.

TRAUM berichtet neuerdings über schwere anaphylaktische Erscheinungen bei einem 29jährigen Hämophilen, bei dem mehrere Transfusionen von Geschwistern und anderen Verwandten 1½ Jahre zurücklagen. Bei einer erneuten Transfusion von einer Schwester, die schon Blut gegeben hatte und der gleichen Gruppe A wie der Empfänger angehörte, kam es nach Überleitung von 300 ccm Blut zu Kollaps, urticariaähnlichem, großfleckigem Exanthem und über 3 Stunden anhaltender Benommenheit. Eine 3 Tage später von einer anderen Schwester vorgenommene Blutübertragung ging glatt vonstatten.

LINSER glaubt, daß die Gefahr für die Wiederholung der Transfusion nach 6—10 Tagen am größten ist, und ist der Ansicht, daß die Menge der Isoagglutinine im Blute des Empfängers nach der Blutübertragung zunimmt und zu dem angegebenen Termin ihren Höhepunkt erreicht.

Solchen Mitteilungen steht nun die Tatsache gegenüber, daß eine Reihe von Autoren, die sich besonders mit den Fragen der Transfusion beschäftigt haben und über eine große Erfahrung verfügen, derartige anaphylaktische Reaktionen bei wiederholter Benutzung nicht gesehen haben. Ich habe keine Krankheitsfälle beobachtet, wo ich die eingetretene Reaktion auf die vom gleichen Spender wiederholte Transfusion beziehen mußte. BECK betont, daß er immer mit besonderer Ruhe an die Transfusion herangegangen sei, wenn er von dem gleichen Spender bereits früher auf den gleichen Empfänger Blut übertragen hätte. BECK glaubt, daß solche Methoden, bei denen das Blut durch die Art der Übertragung längere Zeit extravasalen Einflüssen ausgesetzt und denaturiert wird, Eiweißveränderungen im Blute herbeiführen und Eiweißreaktionen auslösen können. OEHLECKER hat gleichfalls bei wiederholter Transfusion unter Benutzung des gleichen Spenders niemals Störungen erlebt. Nach seinen Untersuchungen bilden sich bei wiederholter Blutübertragung vom gleichen Menschen keine Antiagglutinine und Antihämolysine. BREITNER hat gegen die wiederholte Verwendung desselben Spenders nichts einzuwenden. Indessen sind, wie berichtet, eine Reihe von Beobachtungen gemacht worden, die gewisse Bedenken gegen die Wiederverwendung eines Spenders aufkommen lassen. Die Anaphylaxiegefahr scheint besonders bei der perniziösen Anämie zu bestehen oder ist wenigstens relativ oft dabei beobachtet worden, weil bei dieser Krankheit vor der Lebertherapie Serienblutübertragungen an der Tagesordnung waren. BÖTTNER, der einen Todesfall bei wiederholter Transfusion wegen perniziöser Anämie erlebte, konnte im Tierexperiment beim Meerschweinchen durch wiederholte intravenöse Blutinjektionen keine Anaphylaxie erzeugen.

MORITSCH und HOCHE fanden im Anschluß an die Bluttransfusion besonders nach Benutzung gruppengleicher Spender ein Ansteigen des Agglutiningehaltes im Serum.

Nach meiner Ansicht ist der anaphylaktische Shock als Reaktion gegen die wiederholte Verabfolgung von körperfremdem Bluteiweiß aufzufassen. Diese Eiweißüberempfindlichkeitsreaktionen können, wie bereits S. 64 ausgeführt, bedrohliche Erscheinungen machen, klingen aber gewöhnlich nach Fieber, urtikariellen Hautausschlägen, Lidödemen, Atemnot, Erbrechen und Pulsschwankungen bald ab. Es handelt sich dabei um unerwünschte Reaktionen, die aber sehr selten lebensbedrohlich verlaufen. Auf einem andern Blatte stehen die Krankheitsfälle, die bei wiederholter Transfusion unter Benutzung des gleichen Spenders die Symptome der Hämolyse aufweisen. Diese Art von Hämolyse kann auf gleicher Stufe stehen wie die bald stärkere bald schwächere Reaktion des mit Ziegenblut vorbehandelten Ziegenbockes gegenüber dem Spender. Es sei nochmals erinnert an die Versuche von EHRLICH und MORGENSTERN, die Ziegen mit den Erythrocyten anderer Ziegen immunisierten und Isolysine nachwiesen, welche nur gegen das Blut bestimmter Ziegen wirksam waren. Praktisch scheint allerdings für den Menschen die Bildung von Isoantikörpern gegen die Blutkörpercheneigenschaften A und B keine Rolle zu spielen. Mit den Blutkörpercheneigenschaften M, N und evtl. P scheint es sich anders zu verhalten. Es ist jedenfalls damit zu rechnen, daß ein Spender, welcher diese neuen Faktoren besitzt, nach wiederholter Einspritzurg seines Blutes in den gleichen Empfänger die Bildung von Antikörpern gegen M, N oder P veranlaßt (TRAUM, SCHIFF). Es ist fraglich, ob die Gefahr durch das Auftreten spezifischer Immunantikörper praktisch von größerer Bedeutung ist. Solange diese Frage noch nicht genügend geklärt ist, wird man mit Schädigungen durch etwaige Immunantikörper rechnen müssen. Will man unliebsame Komplikationen vermeiden, so *empfiehlt es sich bei wiederholten Transfusionen vom gleichen Spender stets neben der Gruppenprobe auch die gekreuzte Agglutinationsprobe zwischen Erythrocyten und Serum vom Spender und Empfänger anzustellen.* Wenn man diesen Grundsatz berücksichtigt und danach handelt, so kann man bei der Bluttransfusion die Faktoren M und N praktisch außer acht lassen. Man wird jedoch gut daran tun, wenn man bei der kritischen Untersuchung und Aufklärung schwerer Komplikationen sich an die Blutkörpereigenschaften M und N erinnert und die serologische Prüfung nach dieser Richtung vornimmt, bzw. durch einen auf diesem Gebiete erfahrenen Serologen ausführen läßt.

Die Mehrzahl schwerer Komplikationen und Todesfälle ist ohne Zweifel auf ungenügende Vorproben oder deren irrtümliche Bewertung, auf unrichtige Indikationsstellung oder Fehler in der Technik zurückzuführen.

Auch bei der Eigenblutreinfusion des aus serösen Höhlen, besonders aus der Bauchhöhle ausgeschöpften Blutes sind des öfteren schädliche Folgen eingetreten. Die Infektionsgefahr, das Eindringen von Luft und Gerinnseln in den Kreislauf sind zu vermeiden. Schwerer zu beurteilen ist die Frage, ob das zur Infusion bestimmte Blut nach Einführung in die Gefäßbahn in stärkerem Grade der Hämolyse anheimfallen wird, weil es sich nicht mit Sicherheit beantworten läßt, wie lange Zeit sich das Blut in der Bauchhöhle lebensfähig erhält. Der kürzere oder längere Aufenthalt in der serösen Höhle, die Mischung mit dem Transsudat des Bauchfells und autolytische Vorgänge können die Hämolyse des Blutes vorbereiten oder herbeiführen. Dazu kommen dann noch die mechanischen Schädigungen durch das Ausschöpfen, Durchseihen und die Verdünnung des Blutes durch Kochsalz-, Citratlösung oder anderes. Nach den Feststellungen von FILATOW wird das Blut bei der spontanen Defibrinierung in der Bauchhöhle nicht toxisch. Im Blute, das sich weniger als 16 Stunden in der Bauchhöhle befunden hatte, konnte keine Hämolyse nachgewiesen werden, während nach 24 Stunden das Plasma intensiv rosa gefärbt war. Je länger sich das Blut in der Bauchhöhle befunden hatte, um so mehr nahm das Plasma auf Kosten des Volumens der Formenelemente zu (FILATOW).

Es besteht bei der Eigenblutreinfusion die Gefahr, daß bereits hämolysiertes oder solchermaßen geschädigtes Blut verabfolgt wird, daß es sehr bald im Kreislauf der Hämolyse verfällt. Dadurch können Störungen entstehen, die sich um so schwerer auswirken, je hochgradiger die Anämie ist. Um diesen vorzubeugen, hat ROSENO empfohlen, auch bei der Reinfusion von Eigenblut die biologische Vorprobe anzustellen und nach intravenöser Verabfolgung von 20 ccm Eigenblut erst einige Minuten zu beobachten, ehe die Infusion ihren Fortgang nimmt. Treten Reaktionserscheinungen auf, so ist das Eigenblut nicht zu verwenden, sondern lieber ein Blutspender heranzuziehen. Im allgemeinen wird es zweckmäßig sein, nur ganz frisches Höhlenblut zu verwenden. Denn es besteht außer der Hämolyse die Gefahr, daß das Blut toxisch, d. h. für den Empfänger unverträglich wird. Das Blut kann, wie schon ZIMMERMANN auseinandersetzte, absterben, zerfallen oder durch Bildung von Fermenten giftig werden und dementsprechend wirken. Bei Berücksichtigung der von LICHTENSTEIN erhobenen Forderungen: ,,Das Blut soll frisch, nicht infiziert, nicht toxisch d. h. unzersetzt sein" — sind die Gefahren der Eigenblutreinfusion bei einwandfreier Technik relativ gering. Todesfälle sind vorgekommen. Bei kritischer Nachprüfung der schweren Komplikationen muß man aber sagen, daß vielfach gegen die Voraussetzungen verstoßen wurde, die eine erfolgreiche Durchführung des Verfahrens im allgemeinen verbürgen. Wenn man die zweifelhafte Indikationsstellung, insbesondere die Verwendung infizierten Blutes, die Benutzung zweifellos zersetzten Blutes oder seine unzweckmäßige Behandlung gebührend als vermeidbare Fehler oder als ,,Kinderkrankheiten" des Verfahrens in Rechnung stellt, so bleiben nur wenige Todesfälle, die der Eigenblutreinfusion als solcher zur Last gelegt werden müssen. Ich habe zweimal Kranke trotz der Reinfusion an akuter Anämie verloren. Ähnliches berichten MILLER, MOONS, SCHWEITZER, BUMM, HEMPEL u. a. 150 weitere Reinfusionen von mir verliefen ohne wesentliche Störungen. Fieber, Schüttelfrost, Erbrechen, Unruhe und Hämoglobinurie wurden in etwa 3% der Fälle beobachtet. Nach einer Zusammenstellung von FILATOW ist in 538 Fällen von Reinfusionen bei Extrauteringraviditäten 4 mal die Todesursache in der Reinfusion zu suchen (Hämoglobinurie, Anurie). Wer wie ich von der Methode vielfach überraschende Erfolge im Kampf gegen die Anämie gesehen hat, wird die Eigenblutreinfusion in schweren Fällen gerne heranziehen, sich aber auch von Fall zu Fall die Frage vorlegen, ob die Transfusion mit vollwertigem Blut nicht noch bessere Aussicht für die Erhaltung eines fliehenden Lebens gewährleistet. *Bei der Verwendung von Leberblut* nach Verletzungen ergibt sich die Frage, ob die Galle, die sich aus den verletzten Lebergallengängen dem Blute beimischt, die Hämolyse begünstigen kann. Die Antwort muß positiv lauten und es wird zweckmäßig sein, vor der Reinfusion die Untersuchung des Leberblutes auf Hämolyse vorzunehmen (FILATOW) oder besser der Vollbluttransfusion den Vorzug zu geben.

Die Abwendung der Gefahren der Bluttransfusion liegt in der Hauptsache in der Prophylaxe, die sich zu erstrecken hat auf Anzeige und Auswahl.

Ist es erst einmal zur Hämolyse gekommen, so stehen im allgemeinen nur symptomatische Mittel zur Verfügung. HARTMANN, KORDENAT und SMITHIES haben Adrenalininjektionen empfohlen, BLATTER und DODDS die Verabfolgung alkalischer Diuretika. Sonst sind noch Diuretika, Aderlaß und Infusionen von Kochsalz- und Traubenzuckerlösungen in Gebrauch. Durchschlagende Erfolge sind bei keinem dieser Mittel bekannt geworden.

Eine regelrecht verlaufende Blutübertragung soll ohne irgendwelche störende Reaktionen verlaufen. Fieber, Schüttelfrost, Schweißausbruch, Erbrechen, Urtikaria, Herpes, Kreuzschmerzen oder gar Atemnot, Gelbsucht, Hämoglobinurie sind stets als ernste Folgen zu werten, die Oligurie, Anurie, Lungenödem und Koma ankündigen können. Sind auch nur die geringsten Zeichen dafür zu erkennen, daß eine Unverträglichkeit des zugeführten Blutes vorliegt, so muß die Transfusion sofort abgebrochen werden. Injektionen von Calcium (SANDOZ) und Hypophysinpräparate sind für die Abwehr der Shockerscheinungen bisweilen am Platze.

HESSE und FILATOW bestreiten neuerdings, daß die *Entstehung der Anurie* durch mechanische Verlegung der Harnkanälchen hervorgerufen wird. Diese Autoren nehmen an, daß die Oligurie bzw. Anurie bei Hämolyse auf einem Spasmus der Nierenarterien beruht, der zentral ausgelöst wird. Es sollen die nach Hämolyse im Blute kreisenden artfremden Eiweißstoffe die in der Regio subthalamica liegenden vegetativen Zentren reizen. Die Folge davon sei der Spasmus der Visceral-, einschließlich der Nierenarterien. Der Hämoglobinausfall in die Niere nach der Hämolyse sei nicht die Ursache der Anurie, sondern tritt infolge der Niereninsuffizienz ein. Die Verfasser stützen ihre Ansicht auf experimentelle Untersuchungen, die sich auf Blutdruckmessungen, Nierenvolumenkurven mittels onkographischer Methoden und Einverleibung von hämolysiertem Blut mit und ohne Denervation der Nieren beziehen. Von Interesse ist die Feststellung, daß die erneute gruppengleiche oder gruppenverträgliche Bluttransfusion imstande sein soll, den Nierenspasmus nach Hämolyse sofort und dauernd zu lösen. Die genannten Autoren empfehlen bei lebensbedrohlicher Hämolyse sofort eine Übertragung von verträglichem Blut zur Abwendung des Todes vorzunehmen. Für diesen Zweck soll man konserviertes Blut der Gruppe O, A und B vorrätig halten, damit die Hilfe sofort einsetzen kann. Erfahrungen am Kranken liegen nicht vor, bisher handelt es sich auch nur „um Ausblicke auf die Möglichkeit der Behandlung des hämolytischen Shockes bei der Bluttransfusion". Es bleibt abzuwarten, ob die Deutung der Versuchsergebnisse richtig ist, und ob die Vorschläge bei praktischer Durchführung den erstrebten Erfolg herbeiführen. Die Äußerungen stehen in diametralem Gegensatz zu den bisherigen Anschauungen.

Die von BANCROFT vorgeschlagene Nierendekapsulation ist bei Anurie ratsam, wenn auch die Erfolge damit wechselnd sind. Kranke, die an Nephritis oder Nephrose leiden, sind mit besonderer Vorsicht bei der Blutübertragung zu beobachten oder bei schweren Störungen nur ausnahmsweise mit Transfusion zu behandeln. BRINES bezieht in drei Fällen den Transfusionstod auf eine vorausgegangene Nephritis. Ähnlich äußert sich WEISS. RÜDEL betrachtet Empfänger mit Nierenschädigungen als „Gefährdete".

Die akute Herzdilatation ist am besten durch möglichst langsame Infusion zu vermeiden. Wenn Komplikationen von seiten des Herzens und der Gefäße vorliegen, so wird man in 3—5 Minuten nicht mehr als 100 ccm Blut überleiten. Bei den ersten Zeichen einer Herzüberlastung empfiehlt CRILE den Kopf tief zu lagern, um dem Gehirn Blut zuzuführen. Außerdem ist bei akuter Herzdilatation rhythmische Thoraxkompression zur Abwendung der Insuffizienzerscheinungen am Platze. Massenbluttransfusionen von mehr als 1000 ccm sind im allgemeinen nicht zweckmäßig, in der Regel genügen 500—800 ccm Blut auch bei großen Blutverlusten, für die Blutstillung sind geringere Mengen meist ausreichend.

Bei zu großer Blutzufuhr kommt es nach KATSCH zu Erscheinungen der Hochdruckstauung. Das Herz erlahmt, besonders dann, wenn es schon vorher geschädigt war. Die besonders reichliche Verabfolgung eines an sich schon unverträglichen Blutes muß dann von besonders deletärer Wirkung sein.

Eine akute Kreislaufüberlastung beobachtete NATHER dann, wenn die Transfusion im Anschluß an eine größere Mahlzeit vorgenommen wurde. Er erklärt die Symptome der vorübergehenden Plethora durch eine kompensatorische Erweiterung der Splanchnicusgefäße, welche den Überschuß des Blutes in sich aufnehmen.

Bei Blutungen, z. B. nach Magenresektionen, die auf die Transfusion hin nicht zum Stillstand kommen, muß die Quelle der Blutung aufgesucht und verstopft werden, ehe so große Blutmengen wie z. B. von POPPER übergeleitet werden, der $2\frac{1}{2}$ l Blut verabfolgte. Ich halte es im allgemeinen nicht für richtig, bei akuter Oligämie zuviel Blut zu infundieren, da bei hochgradig herabgesetzter Blutmenge des Empfängers evtl. Gefahren durch die hämolytischen Eigenschaften des Spenderplasma entstehen können. Auf Seite 41 sind die Gründe für diese Anschauung genauer angeführt.

Von verschiedenen Seiten ist versucht worden, das *Gesamtblut des Spenders in seiner Gerinnungsfähigkeit herabzusetzen*, um so die Gefahr der Thrombose und Embolie zu bannen. Nach dem Vorschlag von MASON erhält der Spender 0,3—0,35 g Hirusol (Heparin-Howell) intravenös. Im Anschluß daran kann die Bluttransfusion ohne Spritzenwechsel vorgenommen werden. Schädigungen durch Hirusol sollen nicht eintreten, da dieser Stoff weder körper- noch blutfremd ist. Gerinnungszeit des Empfängers sowie Blutungszeit des Spenders und Empfängers bleiben unbeeinflußt (BOSHAMER). In ähnlicher Weise ist Germanin-Bayer benutzt worden, das durch Bindung des Fibrinogens und Thrombins gerinnungshemmend wirkt und zu einer künstlichen Hämophilie führt. Mit Hilfe dieses Präparates können im Tierversuch unbegrenzte Mengen Blutes leicht ausgetauscht werden. Ich habe vor Jahren Versuche in gleicher Richtung mit Hirudin, dem von FRANZ rein dargestellten Blutegelextrakt gemacht. 20 ccm Blut werden durch 1 mg Hirudin ungerinnbar. Praktisch haben alle diese Bemühungen keine Bedeutung erlangt, weil bei richtiger Technik die Thrombose- und Emboliegefahr nach der Transfusion kaum in Betracht kommt und weil deswegen eingreifende Einwirkungen auf den Organismus des Spenders nicht erforderlich sind.

Die Methode von DE FRENEL, wonach jedem zu transfundierenden Blut Glukose beigemischt wird, erübrigt sich aus den gleichen Gründen.

Die gefährlichste und schwerste Komplikation der Bluttransfusion ist und bleibt die Hämolyse. Diese Gefahr kann durch sorgfältige Vorbereitung der Bluttransfusion, strenge Indikationsstellung und gutausgebildete Technik weitgehend abgewendet werden.

Die subcutanen und *intramuskulären Einspritzungen von Blut* gehören strenggenommen nicht zur Bluttransfusion, sind aber bei der Indikationsstellung zur Transfusion vielfach in Erwägung zu ziehen.

Tierblutinjektionen als Heilmittel sind besonders von BIER vielfach verwendet und häufig in ihrer Bedeutung gewürdigt. Die Zersetzung des fremdartigen Blutes bildet nach BIERs Ausführungen einen hochgradigen Reiz, der den Organismus zu erhöhter Tätigkeit anregt, sich am sinnfälligsten in Fieber und Entzündung äußert. Neuerdings ist das Tierblut von BIER zur Behandlung des Morbus Basedow begeistert empfohlen worden. Die intravenöse Gabe von $\frac{1}{2}$—1 ccm Tierblut wurde zugunsten der intramuskulären Injektion aufgegeben, weil die intravenöse Applikation das Basedow-Herz zu sehr belastet. Das frische Tierblut ist schwer zu beschaffen und die sterile Gewinnung auf dem Schlachthofe mit einigen Schwierigkeiten verbunden, deswegen wurde von BIER lackfarbengemachtes Tierblut benutzt, das von der Promonta-Gesellschaft in Hamburg unter dem Namen Solvitren hergestellt wird. Solvitren ist nach BIERs Mitteilung dem frischen defibrinierten Blute fast ebenbürtig, diesem sogar vorzuziehen, weil es geringere Reaktionen auslöst. Es werden zunächst 5—10 ccm Hammelblut in den oberen äußeren Quadranten der Gesäßmuskulatur eingespritzt. 2 Tage Bettruhe genügen. 8 Tage nach der ersten Injektion folgt die zweite von 5—10 ccm Rinderblut in die symmetrische Stelle auf der anderen Seite. Die dritte Injektion erfolgt nicht vor Ablauf von 3 Wochen. Meist genügen 2—3 Injektionen, die abwechselnd mit Hammel- und Rinderblut ausgeführt werden, um eine Anaphylaxiereaktion zu vermeiden. Im Höchstfalle werden sechs Spritzen gegeben. BIER berichtete auf dem deutschen Chirurgenkongreß 1931 über 221 Basedowkranke, bei denen die Besserung so augenfällig war, daß der Vortragende die operative Behandlung des Morbus Basedow nur noch in Ausnahmefällen vorzunehmen brauchte. Kontraindiziert ist die Tierblutbehandlung des Morbus Basedow bei starker Gewichtsabnahme und dekompensatorischen Herzstörungen. Nachuntersuchungen von anderer Seite in größerem Maßstabe liegen bisher nicht vor.

Die *subcutane Blutinjektion* geht auf ZIEMSSEN (1887) zurück, der zunächst defibriniertes Blut, später Vollblut (200—300 ccm) verwendete, das von verschiedenen Einstichstellen aus in der Subcutis deponiert wurde, um einen Reiz auf die blutbildenden Organe auszuüben. Solche Injektionen sind sehr schmerzhaft. Blutproben auf Agglutination und Hämolyse erübrigen sich dabei, dagegen gelten für die Auswahl des Spenders bezüglich vorliegender Infektionskrankheiten wie Syphilis Malaria u. a. die gleichen strengen Vorschriften. Die subcutane Injektion wurde durch *die intramuskuläre Einspritzung von Blut* verdrängt, welche sehr viel weniger schmerzhaft ist. In der Regel werden 10—30 ccm

Blut aus der Vene des Spenders entnommen und sofort intramuskulär, meistens in die Gesäßgegend, appliziert. Gegebenenfalls werden diese Einspritzungen ein oder mehrmals wiederholt. Von einer Injektionsstelle aus können nicht mehr als 50 ccm deponiert werden. Absceßbildung scheint selten danach beobachtet zu sein. Die intramuskuläre Injektion von Vollblut, mit Natrium citricum-Lösung versetzten oder defibrinierten Blutes, die früher eine erhebliche Rolle bei der Behandlung chronischer Anämien spielte und besonders bei der perniziösen Anämie viel verwendet wurde, nimmt zur Zeit nur noch einen bescheidenen Platz in der Therapie ein. Ihre Wirkung, von BIER als Reiztherapie, von WEICHHARD als Protoplasmaaktivierung, von BECHTHOLD als Kolloidtherapie gedeutet, fällt in das große Gebiet der parenteralen Eiweißbehandlung. Bei hämorrhagischen Diathesen sind derartige Blutinjektionen nicht angebracht, weil die Verletzung kleiner Gefäße größere Blutungen nach sich ziehen könnte.

Die Eigenbluttherapie wird in der Weise geübt, daß dem Kranken sein eigenes Blut entnommen und entweder unverändert, physikalisch oder physiko-chemisch verändert parenteral wieder eingespritzt wird. Dabei kann das Blut im ganzen verabfolgt oder es können Bestandteile davon injiziert werden.

Unverändertes, defibriniertes, hämolysiertes und gefrorenes Eigenblut sowie Eigenserum sind in Gebrauch.

Die *örtliche Eigenblutinfiltration* ist bei der Behandlung schwerer fortschreitender pyogener Prozesse des Gesichtes von LAEWEN empfohlen, der sich über Wirkungsweise und Verwendung der Methode vielfach äußerte. Es sollen durch die Blutumspritzung einmal rein mechanisch ein körpereigener Wall um den Infektionsherd geschaffen, zum andern durch die gesetzte Schranke der Resorption von Bakterien und Toxinen Grenzen gesetzt werden. Die Blutumspritzung soll die Entzündung hemmen und außerdem unspezifisch aktivierende Wirkung entfalten. Im allgemeinen wird der blutumspritzte Bezirk von den pyogenen Keimen nicht infiziert. Die lückenlose Abriegelung des Entzündungsherdes allein genügt in der Regel nicht, den fortschreitenden schweren Entzündungsprozeß zum Stillstand und zur Heilung zu bringen, vielmehr muß der Blutinfiltration die Incision folgen. Die lokale bactericide Wirkung des Eigenblutdepots und zwar sowohl des Serums, der Leukocyten sowie Thrombocyten und die leukotoxische Komponente unterstützen im Verein mit der temporären Unterbindung der arteriellen Zufuhr auf dem Wege der venösen Stase und vermehrten Toxinausschwemmung (aus der Incisionswunde) den Heilungsvorgang. LAEWEN betont als Vorzug des Verfahrens die Schmerzstillung bei Gesichtsfurunkeln und Karbunkeln, bei Schweißdrüsenabscessen und Röntgengeschwüren. Die Menge des einzuspritzenden Blutes ist von der Ausdehnung und Lokalisation des Entzündungsherdes abhängig. KLAPP berichtet über gute Erfolge. GOLJANITZKI benutzt statt Eigenblut eine Mischung von Kochsalzlösung und hämolysiertem Blut.

Die *Eigenbluttherapie als Allgemeinbehandlung,* wie sie von VOR-SCHÜTZ und TENKHOFF vorgeschlagen wurde, erstrebt vor allem eine omnicelluläre, unspezifische Reizwirkung des Blutes als Proteinkörper und daneben auch eine spezifische Wirkung als Antitoxin. Diese Allgemeinbehandlung kann in Form der intravenösen, intramuskulären, subcutanen und intracutanen Injektion durchgeführt werden. Im allgemeinen werden 40—50 ccm unverändertes Eigenblut verabfolgt. Wenn ein stärkerer Reiz ausgeübt werden soll, kann auch defibriniertes Blut in kleineren Dosen Verwendung finden.

Die Wirkungsweise der Eigenblutbehandlung ist umstritten. Es bleibt die merkwürdige Erscheinung zu erklären, warum das aus dem Kreislauf entnommene Blut erst nach dem Verlassen des Gefäßsystems und anschließender Reinjektion eine Heilwirkung ausübt. Das Blut verändert sich außerhalb der Blutgefäße morphologisch und chemisch sehr schnell. VORSCHÜTZ sieht die günstige Wirkung des Eigenblutes darin, daß der durch das Blut gesetzte Reiz über das vegetative Nervensystem an der erkrankten Zelle angreift, deren Heilung durch den spezifischen Immunisierungsprozeß noch verstärkt wird. Außerdem entsteht eine Vermehrung der Globuline, auf Kosten der Albumine im Blut. Dem Eigenblut wird vielfach ein wichtiger therapeutischer Einfluß insbesondere *bei postoperativen Lungenkomplikationen* zugeschrieben (HOFFHEINZ, THIES). Es sollen frühzeitig 30—50 ccm unveränderten Blutes intramuskulär verabfolgt werden. HOFFHEINZ sah danach Erfolge, wie sie sonst keine Behandlungsmethode erzielt. ACHELIS will nur eine vorbeugende Wirkung bei postoperativer Bronchitis anerkennen. Nach P. KOENIG beeinflussen Eigenbluteinspritzungen postoperative Lungenkomplikationen nicht wesentlich, die Blutentnahme wirkt höchstens entlastend. SCHAAK (Leningrad) sah einige Male die Lungenentzündung jäh in Heilung übergehen. THIES führt die Eigenblutinjektion auch so aus, daß er das bei steriler Operation gewonnene Blut in Mengen von 10—50 g mit 200 ccm Kochsalzlösung verdünnt und sofort nach der Operation subcutan injiziert. THIES will durch solche Blutreinjektionen alle etwaigen postoperativen Infektionen bekämpfen und so auch Pneumonien verhüten. Ich halte Transpulmin und Solvochin bei postoperativen Pneumonien für wirksamer.

Als weiteres Indikationsgebiet gelten *infektiöse Prozesse, die akute Arthritis, insbesondere die gonorrhoische,* bei der das Fieber schnell gesenkt und eine prompte Schmerzstillung vielfach erreicht wird.

Auch das funktionelle Endresultat wird danach als gut bezeichnet. Das Erysipeloid scheint im ganzen noch günstiger auf wiederholte intramuskuläre Injektionen zu reagieren (RICHTER, LINHART).

Die Eigenblutbehandlung von Furunkeln, Furunkulose, Karbunkeln, Phlegmonen, Schweißdrüsenabscessen wird vielfach als erfolgreich gebucht. Allerdings muß betont werden, daß neben der Eigenbluttherapie fast stets auch chirurgische Maßnahmen getroffen wurden, denen offenbar doch der Hauptanteil bei der Heilung zugesprochen werden muß.

Angina, Tetanus, eitrige Mastitis, Prostatitis u. a. waren Gegenstand der Eigenbluttherapie. Die Erfahrungen dabei sind sehr widerspruchsvoll und umstritten. Das gleiche gilt auch für die pyogenen Allgemeininfektionen, die ACHELIS für das gegebene Anwendungsgebiet hält in dem Sinne, daß durch die Vermehrung der Globuline eine zeitweise Entgiftung des Organismus erreicht wird, andere wie KIRSCHNER verhalten sich völlig ablehnend.

Bei Epididymitis gonorrhoica, sowie akut und chronisch entzündlichen Krankheiten der weiblichen Genitalien haben die Eigenblutinjektionen sich nicht bewährt.

THIES hebt die gute Wirkung bei schweren, sich lang hinziehenden genitalen Blutungen junger Mädchen hervor, und empfiehlt für die Fälle, wo Eigenblut versagt, Fremdblutinjektionen von älteren Frauen, die das Klimakterium überschritten haben.

Wichtiger erscheint mir die Verwendung des Eigenblutes zum Zwecke der Blutstillung. Jedes traumatische Hämatom (MELCHIOR, BUDDE, KÜRTEN), sowie reinjiziertes Blut (LOVE) verkürzen die Gerinnungszeit des Blutes und senken die Blutungszeit.

Magenulcusblutungen wurden gut durch mehrfache Injektionen von 10 ccm Eigenblut gestillt (HARTTUNG, RAUSCH). Bei hämophilen Blutungen, Pubertäts- und Klimax-Hämorrhagien, sowie bei solchen auf urologischem Gebiete kam es vielfach zur Entfaltung dieser hämostyptischen Wirkung.

VOELCKER verabfolgte 3 Tage vor der Operation 20 ccm Eigenblut intramuskulär und glaubt auf diese Weise bei Magenresektionen und ausgedehnten Strumektomien die Neigung zur Thrombose, postoperativen Blutungen sowie die operative Shockwirkung herabzusetzen.

Die Eigenblutinjektion BIERs zwischen die Fragmente zur Anregung der Knochenbruchheilung hat sich sehr bewährt. STORM VON LEEUWEN benutzte das Eigenblut im Sinne der Desensibilisierungstherapie (2mal wöchentlich 5—10 ccm subcutan oder intramuskulär über mehrere Wochen durchgeführt). So sind Urticaria, QUINKEsches Ödem, Asthma, Heuschnupfen günstig beeinflußt worden.

Bei *wiederholten Eigenblutinjektionen besteht* zweifellos *die Gefahr anaphylaktischer Reaktionen.* Es liegen eine ganze Reihe entsprechender Beobachtungen vor, wo Erytheme, Urticaria, Gelenkschmerzen und Purpura (MONTIER, RACHEZ) aufgetreten sind. Ganz abgesehen von den Allgemeinerscheinungen, die nach der intravenösen Applikation von körpereignem, defibriniertem Blute in gleicher Weise wie nach körperfremdem beunruhigend wirken können.

Zusammenfassend kann ich mit HOFFHEINZ sagen, *daß von der Eigenblutreinjektion reichlich viel erwartet wird*, viel mehr als das Verfahren zu leisten vermag, das schließlich nur ein Hilfsmittel im Heilplan verschiedener Krankheiten darstellt. Der natürliche Ablauf der meisten genannten Krankheiten wird durch die Eigenbluttherapie wohl nicht wesentlich beeinflußt, wenn auch eine Steigerung natürlicher Heilkräfte in geeigneten Krankheitsfällen nicht völlig in Abrede gestellt werden kann. Wer parenterale Eiweißbehandlung treibt, wird das Eigenblut in erster Linie berücksichtigen.

Zusammenfassung.

Als Vorproben sind außer der Gruppenbestimmung die kreuzweise direkte Untersuchung von Empfängererythrocyten und Spenderserum, sowie umgekehrt von Spendererythrocyten und Serum des Empfängers erforderlich. Wird diese kreuzweise Probe so vorgenommen, wie auf Seite 38 beschrieben ist, so wird gleichzeitig ein Urteil über den Agglutinationstiter der Sera gewonnen. Zwischen dem Agglutinationstiter von Spender und Empfänger sollen nach Möglichkeit keine großen Unterschiede bestehen. Wenn diese Reagensglasmethode benutzt wird, dann erübrigt sich die Agglutinationsbestimmung, wie sie KUBANYI im übrigen nach dem gleichen Verdünnungsprinzip für den Blut- bzw. Serumtropfen beschrieb.

Im allgemeinen sind gruppengleiche Spender anderen vorzuziehen. Die biologische Vorprobe hat sich weiter bewährt.

Auf dem Gebiete der Organisation der Blutspender ist noch erhebliche Arbeit zu leisten, wenn man fordert, daß für jede Stadt ein Spenderdienst in Tätigkeit tritt, der in der Lage ist, zu jeder Zeit und für jeden Ort einen geeigneten Blutspender bereitzustellen.

Von den zahlreichen Transfusionsmethoden ist die jeweilig die beste, die warmes, lebensfähiges Blut in ausreichender, meßbarer Menge und ohne Schädigung von Empfänger und Spender überleitet.

Im allgemeinen schützen die genannten Hilfsmittel vor den Hauptgefahren der Bluttransfusion und gewährleisten einen reaktionslosen Ablauf bei dem Empfänger. Je geringer die Transfusionsreaktionen sind, um so bessere Existenzbedingungen finden die übertragenen Erythrocyten, deren Lebensdauer von ihrem Alter abhängt, durchschnittlich aber auf 2—3 Wochen zu berechnen ist; um so bessere Aussichten bestehen, daß alle mit der Transfusion verbundenen Effekte erreicht werden: Flüssigkeitsersatz und Auffüllung der Gefäße durch Plasma bei großen Blutdefekten, Zufuhr von Sauerstoffträgern, Übertragung von Gerinnungs- bzw. Blutstillungsfaktoren, allgemeine Leistungs- und Resistenzsteigerung, Anregung der blutbildenden Organe, Umstimmung des Organismus im Sinne der Hebung des Allgemeinzustandes, Entgiftung des Körpers bei Überschwemmung mit Toxinen und Steigerung der Widerstandsfähigkeit gegen Allgemeininfektionen.

Die Verwendung von Vollblut steht gegenüber dem Citratblut an erster Stelle, während die Überleitung von defibriniertem Blute nur noch ganz ausnahmsweise zur Anwendung gelangt und besser ganz unterbleibt.

Die Eigenblutreinfusion hat sich vielfach bewährt, steht aber an Sicherheit der Wirkung hinter der Vollbluttransfusion an Bedeutung zurück.

Stark ausgeblutete Menschen und solche mit anderen sekundären und primären Anämien, bei denen die Gesamtblutmenge erheblich reduziert ist, sind gegenüber Universalspenderblut oder auch gegenüber gruppengleichem Blut bei starken Unterschieden betreffs der Agglutinationstiter als gefährdet anzusehen. Das Plasma des Spenders kann dann agglutinierend wirken, wenn es im Empfänger keine genügende Verdünnung erfährt.

Der Möglichkeit der Syphilisübertragung muß in jedem Falle besondere Beachtung geschenkt werden. Neben der Wassermannreaktion ist noch die KAHNsche Probe anzustellen.

Bei wiederholter Transfusion unter Benutzung des gleichen Spenders besteht die Gefahr von anaphylaktischen Reaktionen bzw. die Möglichkeit, daß eine Hämolyse eintritt. Bei der Erklärung dieser Zwischenfälle spielen die Blutkörpereigenschaften M oder N oder beide Faktoren eine Rolle, die anscheinend bei allen Menschen von Geburt an vorkommen. Diese Faktoren bzw. noch andere weniger bekannte Blutkörpercheneigenschaften können als Antigene wirken und die Bildung von Antikörpern auslösen, welche bei einer mehrfachen Blutübertragung verhängnisvoll werden können. Die kreuzweise ausgeführte Agglutinationsprobe schützt vor diesen Gefahren, weil sie anzeigt, ob und in welchem Grade derartige Antikörper aufgetreten sind. Die Ausführung des M- und N-Nachweises, der nur mit Hilfe von Anti-M- und Anti-N-Seren geführt wird, und zur Zeit im allgemeinen noch dem Serologen überlassen bleibt, erübrigt sich dann.

Im allgemeinen muß der Arzt, welcher die Transfusion ausführt, die theoretischen Grundlagen genau beherrschen, mit der Ausführung der Vorproben vertraut sein. Er muß Fehlbestimmungen deuten und ihre Ursachen aufzuklären vermögen. Sind diese Vorbedingungen erfüllt, dann lassen sich schwere Zwischenfälle und katastrophale Folgen wohl fast immer vermeiden. Nicht jeder Zwischenfall nach einer Transfusion ist die Folge einer unzureichenden Blutuntersuchung. Neben der Blutindividualität ist eine strenge Indikationsstellung sowie Beachtung der Gegenanzeigen für den Erfolg der Bluttransfusion von größter Bedeutung. Fast jedes Fach der Medizin kann Nutzen aus der Anwendung der Bluttransfusion ziehen. Der Wiederersatz in großen Mengen verlorenen Blutes, die Bekämpfung des Shocks infolge von Blutverlust, die Vorbereitung von Anämischen, insbesondere von Krebskranken zur Operation, und die Stillung von Blutungen, die mechanisch nicht zu beherrschen sind, sind Anzeigen, die vorzugsweise den Chirurgen angehen. Bei allgemeinen Blutinfektionen und einigen Infektionskrankheiten ist neben der einfachen Transfusion die immunisierende Transfusion mit vacciniertem Spender frühzeitig in Erwägung zu ziehen. Ein ausgedehntes Verwendungsgebiet für die Transfusion bilden die Blutkrankheiten, die Blutgiftanämien und die Vergiftungen. Bei schweren Verbrennungen kann das Verfahren von Nutzen sein, bei Colitis ulcerosa gravis die operative Behandlung ermöglichen.

In der Urologie tritt die hämostyptische Wirkung in den Vordergrund. In der Gynäkologie und Geburtshilfe sind bedrohliche funktionelle Uterusblutungen, besonders solche der Pubertät, Uterusmyomblutungen, große Blutverluste, Hämorrhagien bei Atonie des Uterus und schwere puerperale Infektionen als besondere Indikationen hervorzuheben. In der Geburtshilfe wird die Bedeutung der Transfusion dadurch eingeschränkt, daß die Frauen Blutverluste relativ gut vertragen und daß intravenöse Infusionen vielfach ausreichen. Bei der Graviditas extrauterina rupta mit hochgradiger Anämie ist das Blut eines gruppengleichen Spenders dem ausgeschöpften Eigenblute vorzuziehen.

Beim Säugling und Kleinkinde muß die zu übertragende Blutmenge im Einklang mit dem Alter und der Entwicklungsstufe des Kindes stehen. Für den Kinderarzt gelten die alimentären und postinfektiösen Anämien, septische Allgemeininfektionen, hämorrhagische Diathesen, akute Ernährungsstörungen und Verbrennungen als wichtige Anzeigen. Die Vorbereitung heruntergekommener Kinder zur Operation durch Transfusion z. B. bei Pylorospasmus kommt in Betracht.

In der Kinderheilkunde ist die intravasale Citratblutmethode, unter Benutzung einer Kopfvene beim Säugling, den anderen Verfahren vorzuziehen. Die intraperitoneale Blutübertragung ist ungefährlicher als die Sinustransfusion, die nur ausnahmsweise zur Ausführung gelangen sollte.

Die Bluttransfusion ist kontraindiziert bei Herzleiden mit Dekompensation, bei Myocarditis, bei Pneumonie und starker Bronchitis, bei allen mit Anurie bzw. Oligurie einhergehenden Nierenkrankheiten, bei akuter und chronischer Nephritis, bei Nephrose und bei den Krankheiten des weißen Blutapparates. Bei ausgedehnter Arteriosklerose, bei arterieller oder venöser Thrombose, Thrombophlebitis, Fettembolie und hochgradiger Kachexie ist große Zurückhaltung mit der Transfusion geboten, desgleichen in der Gravidität.

Bei der Aufklärung von Zwischenfällen sollen nicht nur die Störungen, die durch die Blutindividualität hervorgerufen wurden, sondern auch die körperlichen Schäden, insbesondere die Grundkrankheit, genügend bewertet werden.

Literaturverzeichnis.

ANDLER: Hämostypsis durch Transfusion kleiner Blutmengen, Zbl. Chir. **1926**, 1299—1303. — ASHBY, W.: The determination of the length of transfused blood corpuscles in man, J. of exper. Med. **29**, 267—81 (1919). — ASHBY: The present status of the question of the length of life of the unagglutinable transfused red blood corpuscles, Arch. int. Med. **34**, Nr 1430, 481 (1924).

v. BAKAY: Über die praktische Anwendung der Bluttransfusion, Ther. Gegenw. **1929**, 105—08. — BANCROFT: Anuria following transfusion, Ann. Surg. **81**, 733—38 (1925). — BECK: Die Methodik der Bluttransfusion und die Vermeidung ihrer Gefahren, Erg. inn. Med. **30**, 150—220 (1926). — BEHNE und LIEBER: Die durch Isoagglutinine und Isolysine bedingten Gefahren der Menschenbluttransfusion und die Möglichkeit ihrer Vermeidung, Mitt. Grenzgeb. Med. u. Chir. **33**, 291—325 (1921). — BENEDICKT: Die Behandlung maligner Diphtherie mit Bluttransfusion, Klin. Wschr. **1932**, Nr 37. — BERAUD: Les accidents de la transfusion du sang, ·Soc. de méd. mil. franc. 1923. — BERNSTEIN: Blutgruppenvererbung, Klin. Wschr. **1931**, 1496—97. — BIER: Die Transfusion von Blut, insbesondere von fremdartigem Blut und ihre Verwendbarkeit zu Heilzwecken von neuen Gesichtspunkten betrachtet, Münch. med. Wschr. **1901**, 569—72. — BIESENBERGER: Tod infolge Bluttransfusion, Wien. klin. Wschr. **1928**, 923—24. — BLAIN: Impressions resulting from three thousand transfusions of unmodified blood, Ann. Surg. **89**, 917—22 (1929). — BLAU: Leukocytenbefunde und Bluttransfusion, Wien. klin. Wschr. **1931**, 847—50. — BOETTNER: Experimentelle und klinische Untersuchungen zur Frage: Bluttransfusion, Citratblut und Anaphylaxie, Dtsch. med. Wschr. **1924**, 599—600. — BOITEL: Untersuchungen über die hämostatische Wirkung der Bluttransfusion, Arch. klin. Chir. **132**, 420—69 (1924). — BOLLER: Hämolyse nach einer Transfusion von Universalspenderblut auf einen Empfänger der Gruppe II, Klin. Wschr. **1929**, 404—06. — BRAHN und SCHIFF: Das chemische Verhalten der serologischen Gruppenstoffe A und B, ihr Vorkommen und ihr Nachweis in Körperflüssigkeiten, Klin. Wschr. **1929**, 1523—25. — BRANDENBURG: Untersuchungen an gewerbsmäßigen Blutspendern, Med. Klin. **19**, 1301—02 (1923). — BREITNER: Die Bluttransfusion, Wien: Julius Springer 1926. — BREHM: Syphilisübertragung durch Transfusion, J. amer. med. Assoc. **81**, 535. — BRINES: The transfusion of unmodified Blood. Experience in nearly 2500 cases, Arch. Surg. **16**, 1080—88 (1928). — BRINES: Fatal post-transfusion reactions, J. amer. med. Assoc. **94**, 1114—16 (1930). — BÜRKLE-DE LA CAMP: Beitrag zur Frage der schädlichen Folgen der Bluttransfusionen, Arch. klin. Chir. **146**, 363—74 (1927). — BÜRKLE-DE LA CAMP: Vereinfachte Bluttransfusionsröhre aus „Athrombit" (Saugverfahren), Zbl. Chir. **1931**, 854—57. — BÜRKLE-DE LA CAMP im Handbuch der Blutgruppenkunde S. 263, München: Lehmanns Verlag 1932.

CARRINGTON und LEE: Total anaphylaxis following blood transfusion, Ann. Surg 78, 1 (1923). — CLAIRMONT und MUELLER: Die Bluttransfusion in ihrer heutigen Ausführung, Dtsch. med. Wschr. 1926, 914—20. — CLAUBERG: Bluttransfusion einer größeren Menge Schwangerenblutes usw., Zbl. Gynäk. 1933, Nr 1. — CLEMENS: Eine neue Blutagglutinationsprobe und ein neuer Bluttransfusionsapparat, Dtsch. med. Wschr. 53, 567—68 (1927). — COENEN: Die lebensrettende Wirkung der vitalen Bluttransfusion im Felde auf Grund von elf Fällen, Münch. med. Wschr. 1918, 1—6. — CORNILS: Über Hämolyse bei Bluttransfusion, Arch. klin. Chir. 141, 577—612 (1926).

DOMANY: Bluttransfusion bei Cholämie, Zbl. Chir. 1931, Nr 19. — DZIALOSZYNSKI: Bluttransfusion im Sinne der Entgiftung, Med. Klin. 1930 I, 11—14.

EDEN: Die Bedeutung der gruppenweisen Hämagglutination für die freie Transplantation und über die Veränderung der Agglutinationsgruppen durch Medikamente, Narkose und Röntgenbestrahlung, Dtsch. med. Wschr. 1922, 85—87. — EISLER und KOVÁCS: Über die Verwendung von getrocknetem Menschenserum (Trockenhämotest) zur Blutgruppenbestimmung, Münch. med. Wschr. 1930, 709—10. — ENDERLEN: Zur Behandlung der Hämophilie, Münch. med. Wschr. 1910, Nr 24. — ENGEL, H.: Beitrag zur Wirkungsweise der Bluttransfusion bei der thrombopenischen Purpura, Med. Klin. 1928, 888—91. — ENGEL, W.: Über eine einfache Bluttransfusionsmethode, Klin. Wschr. 1929, 2050—51. — ESCH: Ein Beitrag zu den Gefahren der Bluttransfusion in der Geburtshilfe, Zbl. Gynäk. 1920, 32132.

FILATOW: Beiträge zur Reinfusion des in die Körperhöhlen ergossenen Blutes, Arch. klin. Chir. 15, 1 (1928). — FELDMANN: Übertragung von Syphilis durch Transfusion, Rev. franc. Dermat. 1928, Nr 6. — FLAUM: Zu den Gefahren der Bluttransfusion, Wien. klin. Wschr. 1929, 589—90. — FORSSMAN: Zur Kontrolle der Isohämagglutinierenden Sera, Klin. Wschr. 1931, 24—25. — FREUND: Die theoretischen Grundlagen der Bluttransfusion, Klin. Wschr. 1922, 1218—19 u. 1272—74.

GOERL: Zur Frage der Bluttransfusion und der Lebensdauer transfundierter Erythrocyten, Dtsch. Arch. klin. Med. 151, 311—17 (1926). — GYOERGY: Die Anwendung der Bluttransfusion im Kindesalter bei verschiedenen Erkrankungen, Jb. Kinderheilk. 128, 420—27 (1930).

HABERLANDT: Die direkte Bluttransfusion bei Gasbazillensepsis, Dtsch. med. Wschr. 1920, Nr 7. — HABERLANDT: Erfahrungen über 80 Bluttransfusionen beim Menschen, Dtsch. Z. Chir. 145, 382—97 (1918). — HALBERTSMA: Über die Dosierung des Blutes bei Bluttransfusion, Nederl. Tijdschr. Geneesk. 1922, Nr 12. — HALTER: Tödlicher Zwischenfall nach Bluttransfusion, Wien. klin. Wschr. 1930, 236—38. — HASELHORST: Bluttransfusion in der Gynäkologie und Geburtshilfe, Dtsch. med. Wschr. 1928, 1160—61. — HASELHORST: Lebensrettende Wirkung zweimaliger Bluttransfusion bei einer kompletten Inversio uteri puerperalis, Zbl. Gynäk. 1927, 910—13. — HEIM: Zwei Todesfälle nach Blutüberleitungen, Zbl. Gynäk. 1925, Nr 2, 96—104. — HEMPEL: Bluttransfusionen in der Chirurgie, Bruns' Beitr. 132, H. 1, 7—92 (1924). — HEMPEL: Über die Bedingungen der Entstehung der Bluttransfusionsschädigungen, Münch. med. Wschr. 1925, 2046—48. — HERCOG und HAHN: Hämolyse nach Transfusion von Blut der gleichen Gruppe, Klin. Wschr. 1929, 985—86. — HESSE und FILATOW:

Fehler und Gefahren bei Bluttransfusionen, Zbl. Chir. **1932**, Nr 36. — HEUSSER: Zur Bluttransfusion, Bruns' Beitr. **140**, H. 3. — HIRSZFELD: Die Bluttransfusion als Heilfaktor, Abh. Stoffw. u. Verdgskrkh. **12** (1932). — HOFFHEINZ: Die Eigenbluttherapie in der Chirurgie, Erg. Chir. **22**, 162—221 (1929).

IRSIGLER: Urämie nach Bluttransfusion, Zbl. Chir. **1931**, 1682—89. JAGIĆ: Therapie der Blutkrankheiten, Münch. med. Wschr. **1932**, Nr 14. — JAGIĆ: Bluttransfusion bei inneren Krankheiten, Wien. klin. Wschr. **1932**, Nr. 49—53. — JERVELL: Untersuchungen über die Lebensdauer der transfundierten roten Blutkörperchen beim Menschen, Acta path. scand. (Kobenh.) **1**, H. 2, 155—85; H. 3, 201—44 (1924). — JÜNGLING: Bluttransfusion von Vene zu Vene mittels der dreiläufigen Spritze „Rotanda", Zbl. Chir. **1925**, 2475—78.

KALLIUS: Experimentelle Untersuchungen über die Wirkung des Serums bei der vitalen Bluttransfusion, Dtsch. Z. Chir. **212**, 289—307 (1928). — KATSCH: Die Bedeutung der Bluttransfusion für die Innere Medizin, Münch. med. Wschr. **1927**, 1567. — KIRSCHNER und RAUCH: Umfrage über Anwendung und Nutzen der Bluttransfusion, Med. Klin. **1923**, 860. — KLAFTEN: Die Todesfälle nach Bluttransfusion, Dtsch. med. Wschr. **1931 I**, 498. — KRASSO: Über den Wert und die Wirkungsweise der Bluttransfusion bei der thrombopenischen Purpura, Wien. Arch. inn. Med. **14**, 377—404 (1927). — KUBANYI: Die Bluttransfusion, Wien u. Berlin: Urban u. Schwartzenberg 1928. — KUCZYNSKI: Über einen Todesfall nach Bluttransfusion, Münch. med. Wschr. **1918**, 485—87. — KUEHL: Schicksal und Wirkung transfundierten Blutes, Erg. inn. Med. **1928**, Nr 34, 302—41. — KUETTNER: Über Bluttransfusion, Klin. Wschr. **1924**, 952—953. — KUETTNER: Arch. klin. Chir. **133**, 360—79 (1924).

LAMPERT: Die physikalische Seite des Blutgerinnungsproblems und ihre praktische Bedeutung, Leipzig: Thieme 1931. — LANDOIS: Die Bluttransfusion 1875. — LANDSTEINER: Über Agglutinationserscheinungen normalen menschlichen Blutes, Wien. klin. Wschr. **14**, 1132—34 (1901). — LANDSTEINER: Zur Frage der Gruppenbestimmung bei Transfusionen, Klin. Wschr. **1928**, 112—13. — LANDSTEINER: Die Blutgruppen und ihre praktische Anwendung, besonders für Bluttransfusion, Forschgn u. Fortschr. **1931**, 311—12. — LAQUA und LIEBIG: Die Bluttransfusion, Erg. Chir. Sammelref. **18**, 63—238 (1925). — LATTES: Methoden zur Bestimmung der Individualität des Blutes, Abderhaldens Handb. biolog. Arbeitsmethoden 1927, Abtlg. 13, Teil 2, S. 665—678. — LAUBENHEIMER: Über die Eigenschaften M, N der R.K. des Menschen, Med. Klin. **1933**, 6. — LEE: Ann. Surg. **77**, 761 (1923). — LEVY and GINSBURG: Syphilis transmitted by transfusion, Amer. J. Syph. **11**, Nr 3 (1927). — LINSER: Über Hautnekrosen nach Bluttransfusion, Arch. f. Dermat. **131**, 99—103 (1921). — LOSEE: On the Blood transfusion, Amer. r. J. med. **1919**, Sci. Nr. 11.

MANDELSTAMM: Zur Frage der Wahl eines geeigneten Spenders bei der Bluttransfusion; eine neue einfache Methode zur Hämagglutininprüfung, Dtsch. med. Wschr. **1925**, 1157—58. — MAURIZIO: Hämatologische Untersuchungen und Therapie der Pubertätsmetrorrhagie durch Blutüberpflanzungen oder kleine Transfusionen, Zbl. Gynäk. **1930**, 1748—55. — MELCHIOR: Über die Grenzen der Wirksamkeit hämostyptischer Bluttransfusion bei Cholämie, Zbl. Chir. **1931**, 9—11. — MERKE: Bluttransfusion, Zbl. Chir. **1928**, 96. — METZLER: Zur Frage der Vorproben zur Bluttransfusion, Dtsch. Z. Chir. **195**, 99—103 (1926). — MEYER, A. W. und JOSEPH: Bluttransfusion bei Colitis ulcerosa, Med. Welt **1931**, Nr. 19. — MINDER: Über die Wirkung der Transfusion nach Aderlaß beim Prostatiker, Verh. dtsch. Ges. Urol. **1929**, 90—108. — MOLDAWSKY: Über das Schicksal und die Bedeutung der Erythrocyten des Transfusionsblutes im Organismus des Blutempfängers, Jb. Kinderheilk. **118**, H. 3/4, 215—23 (1927). — MORITSCH: Bluttransfusion, Zbl. Chir. **1928**, 97. — MORITSCH und HOCHE: Die Antikörpersteigerung als Wirkung der Bluttransfusion, Mitt. Grenzgeb. Med. u. Chir. **40**, 80—84 (1926/27). — MORITSCH und WITTMANN: 10 Jahre Bluttransfusion, Dtsch. Z. Chir. **1932**, 236, 669.

NATHER und OCHSNER: Erfahrungen mit der Bluttransfusion nach PERCY, Arch. klin. Chir. **132**, 420—69 (1924). — NEUBAUER und LAMPERT: Ein neuer Bluttransfusionsapparat, Münch. med. Wschr. **1930**, 582—86.

OEHLECKER: Bluttransfusion, Erg. Med. **9**, 577—633. — OEHLECKER: Indikation zur Bluttransfusion, Chirurg **1929**, 577—804. — OEHLECKER: Erfolge der Bluttransfusionsbehandlung, Fortschr. Ther. **15**, 457—62 (1931); Med. Welt **1931**, 592. — OPITZ: Wirkungsweise und Anwendung der Bluttransfusion bei Kindern, Dtsch med. Wschr. **1924**, 1248—49. — OPITZ: Die Bedeutung der Bluttransfusion für die Pädiatrie, Ther. Gegenw., N. F. **28**, H. 5, 205—08 (1926). — OTTENBERG und KALISKI: Accidents in transfusion, J. amer. med. Assoc. **61**, 2138—40 (1913).

PAUCHET-BÉCART: Transfusion du sang, Paris: Doin & Cie. 1930. —. PLEHN: Über große Bluttransfusionen, Berl. klin. Wschr. **1914**, 1862, 1892.

REINOLD u. KRAMER: Über Behandlung septischer Allgemeininfektionen im Kindesalter durch kontinuierliche Bluttransfusionen, Klin. Wschr. **1927**, 305—09. — RIEHL: Die Therapie schwerer Verbrennungen durch Bluttransfusion, Zbl. ges. Chir. **1927**, 73—74. — ROBERTSON: Transfusion with preserved red blood cells, Brit. med. J. **1918 I**, 691—95. — RUEDEL: Kontraindikationen und Zwischenfälle bei der Bluttransfusion, Klin. Wschr. **1932**, Nr 13. RUEDEL: Zbl. Chir. **1932**, Nr 43.

SACHS: Blutgruppenforschung und Transfusion, Klin. Wschr. **1927**, 2021. — Münch. med. Wschr. **1927**, 1567. — SCHERBER: Die Anwendung der Bluttransfusion in der Dermatologie, Wien. klin. Wschr. **1932**, Nr 49—53. — SCHIFF: Die Technik der Blutgruppenuntersuchung, Berlin: Julius Springer 1932. — SCHIFF: Übertragung von Syphilis durch Bluttransfusion, Med. Welt **1931**, 592. — SCHNITZLER: Übertragung von latenter Malaria tertiana durch Bluttransfusion, Zbl. Chir. **56**, 1438—42 (1929). — SCHOENE: Sicherungen für den Spender bei der Bluttransfusion, Dtsch. Z. Chir. **227**, 448—85 (1930). — SCHOLTEN: Infusion und Bluttransfusion, Prakt. Erg. Geburtsh. **1922**, H. 1. — SCHOTTMUELLER: Bluttransfusion bei Poliomyelitis, Dtsch. med. Wschr. **1933**, Nr 2. — SCHULTZ: Bleibt artgleiches Blut bei der Transfusion erhalten ?, Arch. klin. Med. **84**, 552—57 (1905). — SCHULTZ, W.: Die Bedeutung der Serotherapie des Scharlachs mit Einschluß der Bluttransfusion, Münch. med. Wschr. **1931**, Nr 26. — SCHULTZ: Über Bluttransfusion beim Menschen unter Berücksichtigung biologischer Vorprüfung, Berl. klin. Wschr. **1910**, 1407—09, 1457—60. — SEITZ: Über Bluttransfusionen in der Frauenheilkunde, Münch. med. Wschr. **1927**, 1232—33. — SIPERSTEIN und SANSBY: The intraperitoneal transfusion of citratedblood, Proc. Soc. exper. Biol. a. Med. **20**, Nr 2, 111—12 (1922). — SPILLMANN u. MOREL, Un cas de syphilis veineuse d'emblée, Bull. Soc. franç. Dermat.

1926, No 6. — STAHL u. BACHMANN: Zur biologischen Wirkung der Bluttransfusion, besonders bei der perniziösen Anämie, Z. klin. Med. **104,** 637—50 (1926). — STEFFAN: Handbuch der Blutgruppenkunde, München: Lehmanns, Verlag 1932. — STEGEMANN: Blutstillung durch Bluttransfusion, Arch. klin. Chir. **122,** 759—81 (1923). — STICH: Blutung, Blutstillung und Blutungsverhütung, Arch. klin. Chir. **162,** 279—324 (1930). — STRAUSS: Bluttransfusionen zur Behandlung der Colitis gravis, Dtsch. med. Wschr. **1931,** Nr 5.

TAKEO-TORII: Experimentelles und Klinisches über die Bluttransfusion, Mitt. Med. Fak. Fukuoka (Japan) **1923.** — THOMSEN: Hämolyse und Transfusion von Universalspenderblut, Münch. med. Wschr. **1929,** 873—74. — TRAUM: Bedeutung der Untergruppen für die Bluttransfusion, Münch. med. Wschr. **1929,** 1229. — TRAUM: Zur Frage der Anaphylaxie nach Bluttransfusion, Dtsch. Z. Chir. **237** (1932).

UNGER: A new method of syringe transfusion, J. amer. med. Assoc. **64,** 582—84 (1915).

VOITHENBERG: Bluttransfusion bei Gasvergiftung, Dtsch. med. Wschr. **1929,** 830.

WEDERHAKE: Überpflanzung (Transfusion) von Blut, Münch. med. Wschr. **1917,** Feldärztl. Beil. 1471—73. — WIEMER u. DERRA: Zur Statistik und Transfusionsbehandlung der perniziösen Anämie, Med. Klin. **1928,** 174—78. — WILDEGANS: Experimentelle und klinische Untersuchungen bei Cholämie, Arch. klin. Chir. **142,** 698—722. — WILDEGANS: Die Bluttransfusion im Dienste der Chirurgie, Dtsch. med. Wschr. **1925,** 2081—83. — WILDEGANS: Blutstillung durch Transfusion, Arch. klin. Chir. **136,** 627—651 (1925). —WILDEGANS: Die Lebensdauer direkt transfundierter Erythrocyten, Klin. Wschr. **1926,** 936—939. — WILDEGANS: Die Lebensdauer direkt transfundierter Erythrocyten, Arch. klin. Chir. **139,** 135—190 (1926). — WILDEGANS: Die Grundlagen der Bluttransfusion, Z. ärztl. Fortbildg **1927,** 661—666. — WILDEGANS: Über die Bluttransfusion, Med. u. Film **11,** 84—85 (1927). — WILDEGANS: Über die Technik der Blutgruppenforschung, Z. ärztl. Fortbildg **1928,** 655—659. — WILDEGANS: Die Todesfälle nach Bluttransfusion, Dtsch. med. Wschr. **1930,** 2031—34. — WILDEGANS: Die Bedeutung der Blutgruppenforschung für das Recht, Jber. Jurist. Ges. **1928.** — WILDEGANS, Können durch die Bluttransfusion Charakterveränderungen herbeigeführt werden? Z. ärztl. Fortbildg **1931,** Nr 5. — WILDEGANS: Einfache Ausführung des Aderlasses, Z. ärztl. Fortbildg **1932,** Nr 7.

ZELLER: Spielen die Blutplättchen bei den Todesfällen nach der indirekten Blutübertragung eine Rolle? Dtsch. med. Wschr. **1921,** 1590. — ZIELKE: Technisch einfache Bluttransfusion, Klin. Wschr. **1931,** 647—48. — ZIMMERMANN: Bluttransfusion und Reinfusion in der Frauenheilkunde, Dtsch. med. Wschr. **1923,** 1262—64.

Sachverzeichnis.

Carl Ritter G. m. b. H., Wiesbaden.